¡UN DOCTOR POR FAVOR!

Por qué se necesitan más médicos

hispanos en los Estados Unidos:

de las estadísticas a la realidad

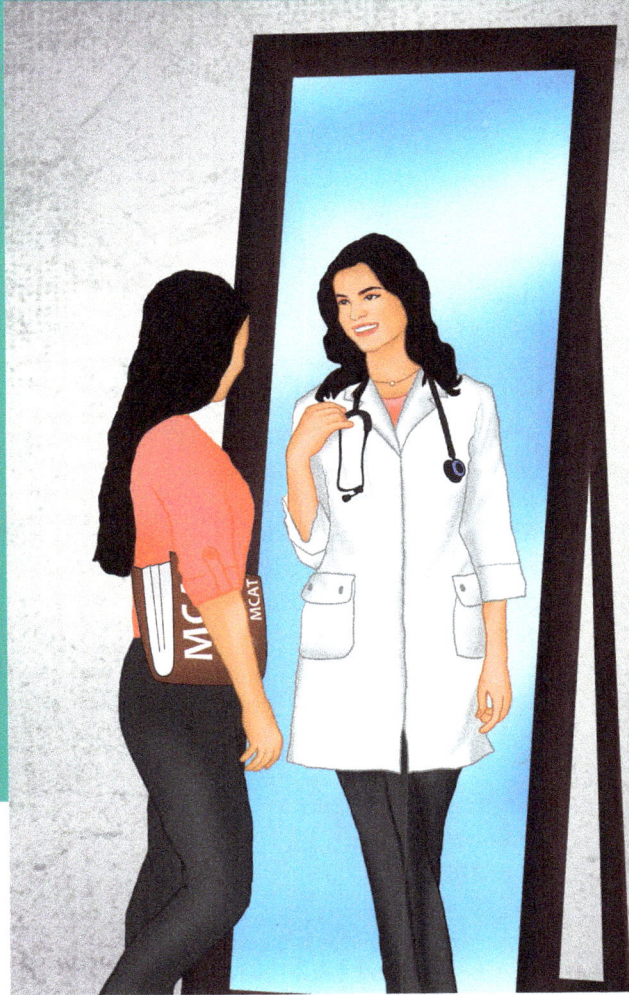

3

Primera edición en Español
Septiembre 15, 2020
ISBN: 978-1-7351728-4-2

Las opiniones expresadas en este libro
son las de la autora y no representan
necesariamente las de ninguno de sus
empleadores anteriores o actuales.
La autora no recibió ningún tipo
de financiamiento externo para la
publicación de este libro.

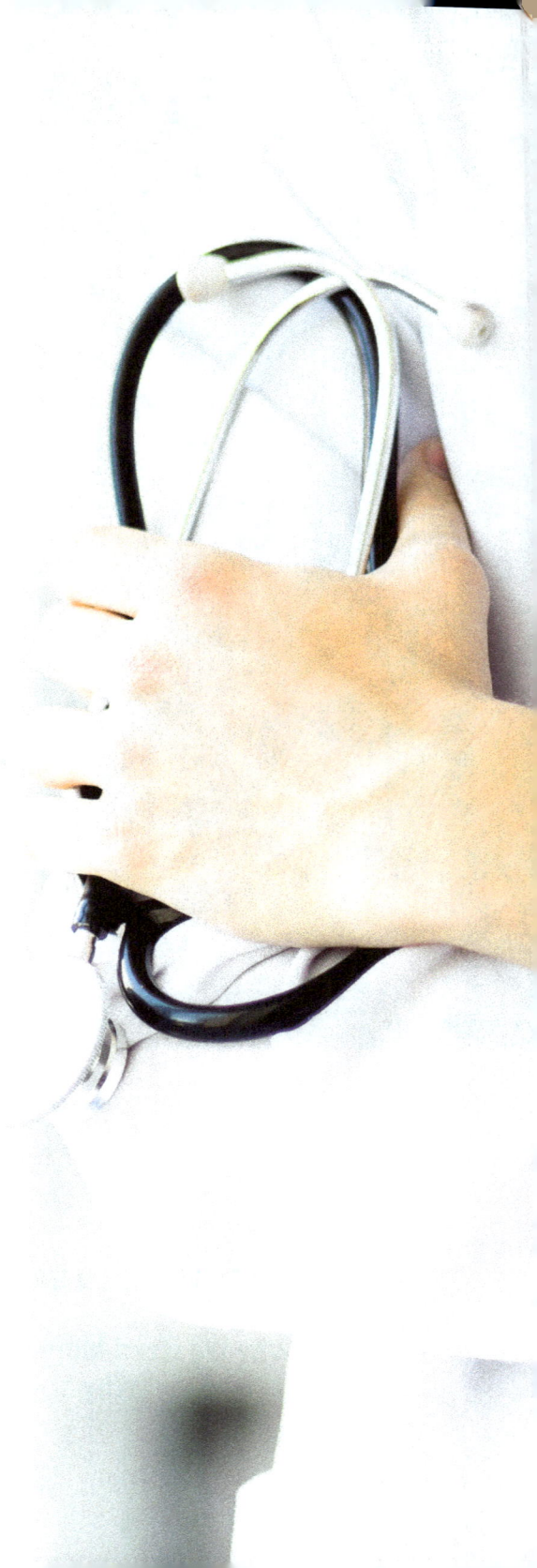

A mi padre, que derrotó la pobreza y la desigualdad para convertirse

en un médico que ha salvado muchas vidas y moldeado la mía.

A mi madre, quien ha sido un modelo de fortaleza y dedicación,

así como la presencia más constante de apoyo en mi vida.

A mi esposo, quien es mi roca, mi compañero y mi mayor seguidor.

Siempre me recuerda que puedo alcanzar las estrellas.

A mi hermana, que siempre está ahí para mí y que ha educado a la

próxima generación de médicos ecuatorianos.

A todos aquellos que me dijeron que ser médico y científico sería

demasiado difícil, que tomaría demasiado tiempo o que sería imposible,

pero principalmente a aquellos que dijeron: ¡Sí, puedes!

A todos los hispanos en los Estados Unidos que sueñan con convertirse en

médicos y que lo lograrán.

A aquellos que se miran al espejo y se ven a sí mismos como parte de la

próxima generación de médicos hispanos en los EE.UU.

CONTENIDO

SECCIÓN CUATRO: HISTORIAS DE MÉDICOS Y CIENTÍFICOS HISPANOS EN LOS ESTADOS UNIDOS

CONCLUSIONES

APENDICE

GLOSARIO

LISTA DE FIGURAS

REFERENCIAS

PREFACIO

Imagina que estás en la sala de emergencias de un hospital en un país extranjero y tienes dolor de estómago muy intenso y fiebre. ¿Fue algo que comiste? ¿O es algo más serio? El médico está tratando de ayudar pero no habla tu idioma y no entiende ni una palabra. Además estás tan adolorido que hasta hablar te cuesta. El familiar que está contigo tampoco habla el idioma del médico y está demasiado nervioso como para poder ayudar. El médico concluye que se trata de una intoxicación alimentaria y te envía de regreso a tu hotel con analgésicos, un antibiótico e instrucciones para regresar si los síntomas persisten. Pasas las siguientes 24 horas sintiéndote cada vez peor hasta que el dolor se vuelve tan insoportable que decides volver al hospital. Afortunadamente, esta vez hay una enfermera que habla tu idioma. Después de realizar algunas pruebas, te trasladan rápidamente al quirófano. Tienes apendicitis y esperar otro minuto podría hacer la diferencia entre la vida y la muerte.

Ahora imagina que esa persona es tu hijo o hija, tu madre o tu padre, tu hermana o hermano, tu esposo o esposa, tu mejor amigo o tu vecino. Imagina que esto sucedió hoy, que el idioma que tú y tu ser querido hablan es español, que mientras ambos corren a la sala de emergencias, él o ella grita: "¡Un doctor, por favor!". Ahora imagina que el país extranjero es tu hogar, los Estados Unidos de América. O no lo imagines; simplemente revisa las estadísticas. Las situaciones en las que las personas con un bajo nivel de inglés no pueden comunicarse con proveedores de atención médica ocurren todos los días en un país donde la diversidad de la población no coincide con la diversidad de la fuerza laboral de atención médica.

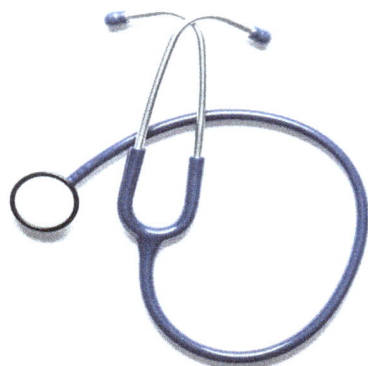

El internet está lleno de historias [1-4] como la de Gricelda, una niña de 13 años cuyos padres hispanohablantes la llevaron al hospital debido a un fuerte dolor abdominal. Fue diagnosticada con gastritis y enviada a casa, solo para morir de un apéndice perforado un par de días después. O Willie, un atleta de 18 años que fue diagnosticado con una sobredosis de drogas debido a la interpretación incorrecta de la palabra intoxicado (que en Inglés significa estar afectado por alcohol o drogas hasta el punto de perder el control mental o físico) y terminó tetrapléjico porque en realidad tenía una hemorragia cerebral. O la Sra. Jiménez, que sufrió un daño cerebral irreversible mientras su hija trataba de traducir por teléfono para el médico de la sala de emergencias. O el niño de 7 años que fue llevado por sus padres de habla hispana a un pediatra durante semanas hasta entrar en insuficiencia multiorgánica antes de que se reconociera que en lugar de una infección, el diagnóstico era enfermedad de Kawasaki. [4, 5]

Muchos dirán que estos casos altamente publicitados son raros, que están en los medios porque fueron trágicos, y que enfocarse en ellos es no reconocer los miles de pacientes de habla hispana que reciben atención cultural y lingüísticamente apropiada en los Estados Unidos.

A esas personas les digo que nuestro objetivo como nación debería ser evitar estos trágicos errores de comunicación por completo. Nadie, independientemente de su raza u origen étnico, debería morir o recibir atención inapropiada debido a su incapacidad para comunicarse con su proveedor de atención médica. Cada uno de estos casos representa una vida humana que podría haberse salvado: una hermana, un hermano, un amigo, un padre, una madre, una vida que significaba todo para sus seres queridos.

A esas personas les pido que consideren el hecho de que todos los días, debido a la incapacidad de comunicarse adecuadamente, cientos de personas experimentan situaciones que, incluso si no amenazan su vida, afectan profundamente su bienestar físico y emocional, su calidad de vida.

Se ha dicho que "los detalles pintan el cuadro". Estas historias individuales son importantes porque nos permiten poner caras a las estadísticas. Nos permiten pasar de números a nivel nacional a historias que personas reales como usted y yo experimentamos todos los días.

Los pacientes que tienen dificultades para comunicarse con sus proveedores de atención médica son menos capaces de seguir instrucciones de alta en inglés, son menos adherentes al tratamiento porque no entienden la importancia de tomar sus medicamentos según las indicaciones y tienden a regresar menos para una visitas de seguimiento sabiendo que no serán comprendidos. Estos pacientes se sienten irrespetados e impotentes. Sobra decir que esta brecha en comunicación también afecta profundamente la capacidad de los médicos en ejercicio, que no pueden hablar tantos idiomas como los que hablan los pacientes que atienden, y por lo tanto no pueden satisfacer necesidades médicas tan bien como quisieran.

La población hispana es la minoría más grande y de más rápido crecimiento en los Estados Unidos. [6] Aparte del inglés, el español es el idioma más frecuentemente hablado. De hecho, aproximadamente 40 millones de residentes estadounidenses mayores de 5 años hablan español en casa y más de 16 millones de hogares dicen que su inglés "no es muy bueno". Estos números probablemente subestiman la realidad, porque muchos inmigrantes y residentes de habla hispana no participan en el censo y por lo tanto, no se cuentan. [7-10]

Para empeorar las cosas, nuestro complejo sistema de salud es difícil de navegar incluso para hablantes nativos de inglés. Además, los hispanos tienen los niveles más bajos de alfabetización en salud.

He pasado casi toda mi vida adulta en ciencia y medicina en diferentes capacidades en los Estados Unidos, y rara vez he trabajado con otro médico hispano. No cabe duda de que la composición racial de la fuerza laboral de médicos de la nación difiere del de la población general y se han escrito numerosos artículos y libros sobre este tema. Sin embargo, a pesar de que la información es abundante, también es increíblemente dispersa, difícil de encontrar y muy difícil de interpretar, particularmente para los que no somos expertos en estos temas.
Este libro es un intento de comprender por qué hay tanta falta de diversidad en la fuerza laboral de la salud, qué tan temprano en la vida comienzan las disparidades, cómo la falta de diversidad afecta el estado de salud de los hispanos,

y si el problema puede resolverse con más educación sobre atención cultural y lingüísticamente competente entre los médicos de todas las razas y etnias. Este libro es simplemente un esfuerzo por compartir lo que he aprendido. Al abordar algunas de estas preguntas de manera simple y clara, espero ampliar nuestra comprensión de este problema para que podamos encontrar soluciones.

Empiezo el libro describiendo las características demográficas actuales de la población hispana en los Estados Unidos. No soy demógrafo, sociólogo o estadista. Por lo tanto, podrán acusarme de simplificar demasiado. Sin embargo, incluso una comprensión general de los datos ayuda a aumentar nuestro conocimiento sobre el estado actual de la población hispana en términos de logros educativos y estado de salud. Además, mi objetivo es ir "más allá de los números" y ayudar a los lectores a reconocer que los proveedores de atención médica cultural y lingüísticamente competentes pueden hacer la diferencia en los resultados de salud de la población hispana en los Estados Unidos.

A medida que avanzamos por los diferentes capítulos, comparto la historia de una muchacha llamada Ana María, que fue la principal inspiración para decidir escribir este libro. Ana María no es un personaje ficticio sino una persona real que conocí en línea y cuyo nombre he modificado para respetar su privacidad. Quería aprender más sobre los jóvenes hispanos interesados en carreras en medicina en los EE. UU. y comencé a leer sus comentarios en redes sociales. Cuando leí la publicación de Ana María diciendo que su consejero de la escuela le había dicho que ella no era "material universitario", casi me eché a llorar de rabia e indignación al saber que un consejero pueda decirle algo así a una joven con tan grandes aspiraciones. Poco después de comenzar a escribir este libro, leí el libro de Michelle Obama, Becoming. En su libro, ella describe exactamente la misma experiencia cuando cuenta que su consejero escolar le dijo que ella "no era material para Princeton". Leer ese párrafo me hizo darme cuenta de que este es un problema común y desde entonces he escuchado lo mismo muchas veces. Decidí compartir la historia de Ana María para ayudar a darles vida y significado a los números y estadísticas presentados a lo largo del libro.

A pesar de muchos datos aleccionadores, este libro no presenta una imagen sombría del estado de salud o educación de los hispanos. Por el contrario, mi investigación reveló una verdad maravillosa: hemos hecho un progreso notable.

Si bien la población hispana va a la zaga de otras razas y etnias en la mayoría de las medidas, al observar los datos a lo largo del tiempo, el número de hispanos que obtienen un título de licenciatura se ha duplicado en la última década, muchos más hispanos van a la universidad y el número de hispanos en la escuela de medicina es más alto que nunca. El futuro es prometedor y ¡si se puede! llegar a un punto en el que al menos haya tantos hispanos en atención médica como individuos de cualquier otra raza o etnia.

Por último, pero no menos importante, la parte del libro de la que estoy más orgullosa y agradecida celebra las contribuciones de médicos hispanos enfocados en retribuir a la comunidad hispana en los Estados Unidos. Creo firmemente que nuestra responsabilidad moral como hispanos exitosos es servir como mentores. Siempre estaré agradecida con estos médicos por su disposición a compartir sus historias conmigo y a través de mí con todos ustedes. Si eres un joven Hispano, espero que leer sobre ellos te anime a verte a ti mismo/a como uno de los muchos médicos y héroes hispanos de las próximas generaciones. Espero sinceramente que leer sobre ellos te haga darte cuenta de que aunque el trayecto es largo y difícil, si perseveras y crees en la importancia de retribuir, ¡Sí, se puede!

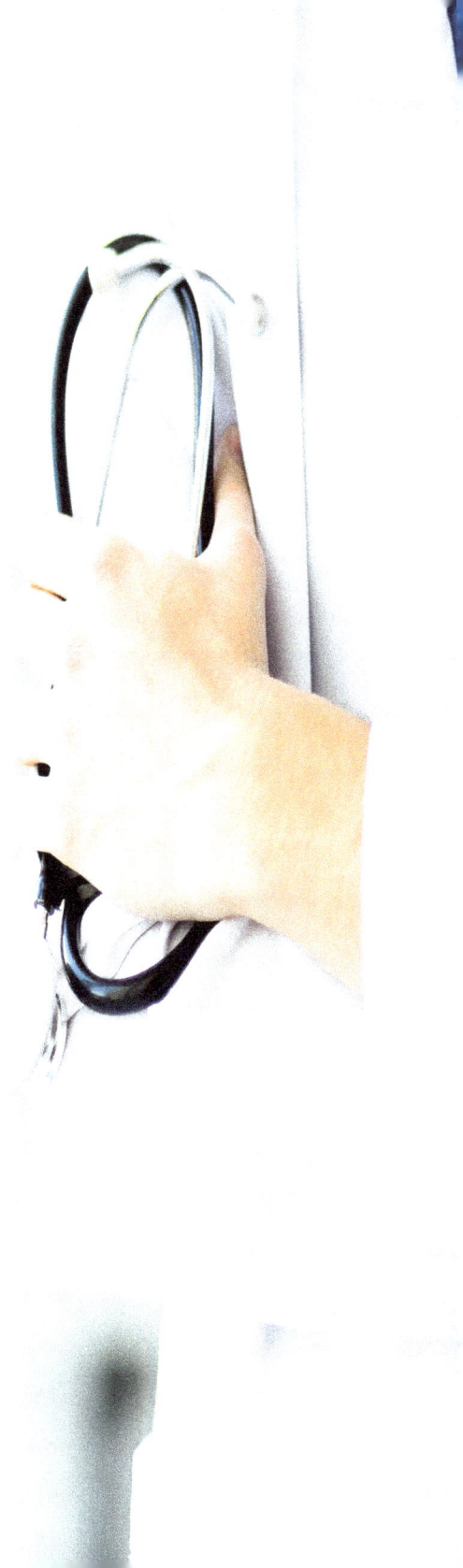

¿Por qué escoger este libro?

Muchos autores han escrito sobre este tema, pero la información está dirigida a educadores, investigadores y políticos. No pude identificar libros para el público en general que recopilaran toda la información y la presentaran de manera detallada pero clara. Tan pronto como me embarqué en el proyecto de escribir este libro me di cuenta que a menos que uno sea demógrafo o estadista, es increíblemente difícil interpretar la gran cantidad de datos disponibles. Esto explica por qué yo, junto con la mayoría de las personas hispanas y no hispanas con las que hablé durante el curso de la redacción de este libro, no tenía conocimiento de muchos datos clave. Por ejemplo, la mayoría de las personas con las que hablé no sabían cómo se cuenta a los hispanos en el censo, para qué se utilizan los datos del censo, cuántos hispanos viven en los EE. UU. y qué porcentaje de ellos son médicos. La mayoría no podía articular las razones detrás de la escasez de médicos hispanos en los EE. UU., atribuyéndolo todo casi exclusivamente al alto costo de la escuela de medicina, y la mayoría no conocían el significado de términos como "competencia cultural" o "determinantes de salud."

A menos que los hispanos comprendan quiénes somos, cuántos somos, qué nos une y cuáles son nuestras necesidades, no solo como individuos sino como grupo; será difícil luchar contra la desigualdad. A menos que comprendamos la relevancia de nuestros números y participemos en el censo, ¿cómo podemos esperar que se satisfagan nuestras necesidades? Como comunidad, compartimos la responsabilidad de abordar el tema de la desigualdad con el gobierno y otras instituciones públicas y privadas.

¿Cómo usar este libro?

Las necesidades de atención médica de una población no pueden medirse o satisfacerse sin conocer el tamaño y las características de esa población. Por lo tanto, no es posible defender una mayor diversidad en la medicina sin definir y describir la población hispana. Es por eso que elegí presentar primero los números y luego ir más allá de los números para hablar sobre las necesidades.

Como se muestra a continuación, el libro está dividido en tres secciones con dos capítulos por sección. Cada par de capítulos resume los datos demográficos relevantes para cada tema y es seguido por una descripción de lo que significa esa información "más allá de los números". La sección final contiene las historias personales de médicos hispanos que practican en los EE. UU.

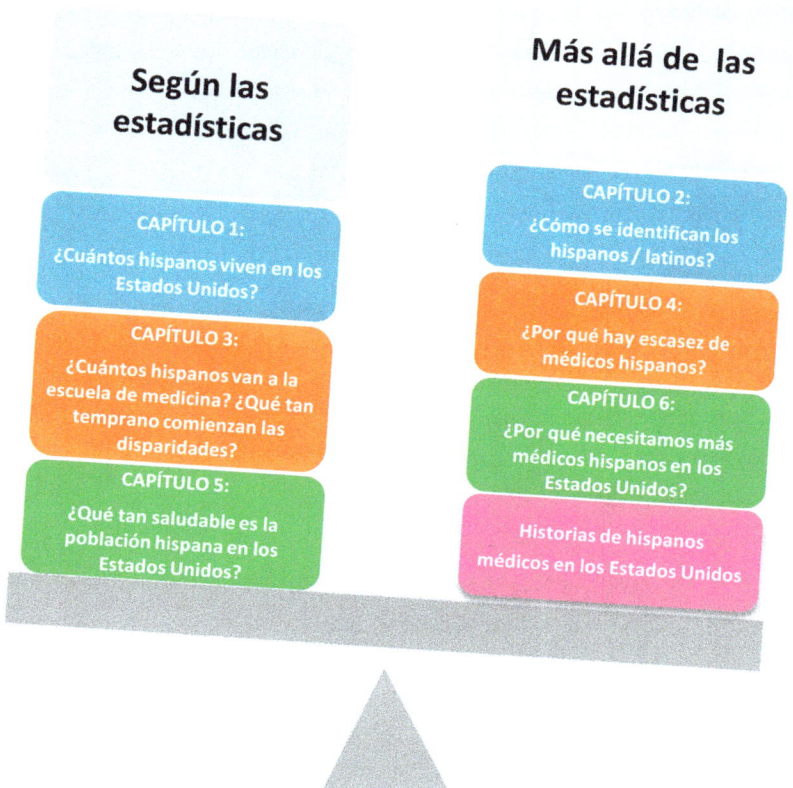

Según las estadísticas

CAPÍTULO 1:
¿Cuántos hispanos viven en los Estados Unidos?

CAPÍTULO 3:
¿Cuántos hispanos van a la escuela de medicina? ¿Qué tan temprano comienzan las disparidades?

CAPÍTULO 5:
¿Qué tan saludable es la población hispana en los Estados Unidos?

Más allá de las estadísticas

CAPÍTULO 2:
¿Cómo se identifican los hispanos / latinos?

CAPÍTULO 4:
¿Por qué hay escasez de médicos hispanos?

CAPÍTULO 6:
¿Por qué necesitamos más médicos hispanos en los Estados Unidos?

Historias de hispanos médicos en los Estados Unidos

Recursos adicionales

Infográficos: todas las secciones que se refieren a datos estadísticos se han complementado con más de 50 gráficos e ilustraciones para facilitar la comprensión de la información. Para acceder rápidamente a los gráficos, simplemente ve a la lista de figuras al final del libro.

Referencias: Este libro contiene más de 300 referencias. La versión electrónica del libro contiene enlaces directos a las publicaciones originales para aquellos interesados en aprender más sobre cualquiera de los temas.

Glosario: Uno de los aspectos más difíciles al leer datos demográficos es la terminología. Por esa razón, he incluido un glosario con definiciones de términos comúnmente utilizados.

La historia de Ana María: Cada sección del libro es introducida con parte de la historia de Ana María. Incluso si no lee la información dentro de cada capítulo, te recomiendo que leas su historia y la compartas con otras personas interesadas en ayudar a la comunidad hispana a prosperar. Recuérdale a Ana María y a todos los demás estudiantes como ella que no escuchen a los que dicen que es muy difícil o que no lo van a lograr. Nuestra respuesta siempre debe ser "¡Sí, podemos!" "¡Sí se puede!"

Recursos en línea: si estás interesado en obtener más información sobre cualquiera de los temas descritos en este libro, en la sección "recursos en línea" al final de cada capítulo encontrarás enlaces a numerosos sitios web. Ten en cuenta que no todos los sitios están disponibles en español.

Conclusiones clave: si no tienes tiempo para leer todo el libro, o solamente estás interesado en las conclusiones clave de cada capítulo, simplemente ve a la sección de conclusiones clave al final de cada capítulo que resume todo el capítulo en pocos puntos.

IDENTIDAD HISPANA/ LATINA

"Lo que hace a alguien estadounidense no es solamente sangre o nacimiento, sino lealtad a nuestros principios de fundación y fe en la idea de que cualquiera, no importa de donde venga, puede escribir el próximo capítulo de nuestra historia".

—Presidente Barack Obama

LA HISTORIA DE ANA MARIA

Conocí a Ana María en línea. En su primera publicación en las redes sociales, compartió una conversación que tuvo con su consejero de la escuela secundaria.

Ana María recuerda: "Llegué quince minutos tarde a mi reunión con mi consejero. Llamé cortésmente a la puerta y el consejero me invitó a entrar:

"'¡Llegas tarde, Ana María! ", Dijo el consejero. "Te das cuenta de que soy una persona ocupada que necesita ver a otros estudiantes, ¿verdad?"

"Me disculpé, explicando: 'Mi hermana está en el hospital y necesitaba ayuda. Como sabe, mis padres no hablan inglés y alguien tuvo que explicarle al médico lo que le sucedió a mi hermana después de que se le pasó la segunda inyección de insulina anoche. Mis padres no pueden pagarla. Nos hicieron esperar a un médico durante mucho tiempo".

"Está bien, está bien", respondió el consejero. "¿Qué puedo hacer por ti?"

"Mis manos comenzaron a temblar. Había pasado las últimas semanas pensando en lo que haría después de graduarme, y aunque había escuchado un millón de veces de mi padre que no tenían suficiente dinero para la universidad, siempre había soñado con ser médico. Quería ayudar a personas como mi hermana Sofía, a quien le diagnosticaron diabetes cuando tenía solo seis años. Realmente derramé mis sentimientos frente al consejero.

Él me interrumpió y habló sin rodeos. 'Ana María, perdóname que te interrumpa. No es que quiera destruir tus sueños, pero seamos realistas, honestamente no creo que seas material universitario. La universidad es costosa y con tus calificaciones, no estoy seguro de que puedas obtener ayuda financiera'. El consejero hizo una pausa y luego continuó: '...sin mencionar tu complicada situación en casa. ¿Cuántas veces has llegado tarde o faltado a la escuela porque estabas cuidando a tus hermanos menores? La verdad no estoy seguro de que sea posible Ana María. Lo siento.'

"Me levanté de esa silla sintiendo el peso del mundo sobre mis hombros. Salí corriendo de la oficina sollozando. Recuerdo la tristeza que sentí ese día y lo tonta que me sentía por haber pensado que el consejero me iba a dar una solución milagrosa. Tenía un hermano de 5 años esperándome después de la escuela, y un departamento que limpiar antes de que Sofía regresara a casa del hospital con mis papás. Mi mamá tenía dos trabajos para ayudar a mi papá, que trabaja en construcción, a pagar las facturas del hospital de mi hermana que se estaban acumulando. Sentí que esta lucha no tendría fin".

Lamentablemente, Ana María representa a miles de jóvenes hispanos a quienes se les dice que seguir una carrera en medicina ni siquiera es una opción para ellos.

CAPITULO 1

LA POBLACIÓN HISPANA EN NÚMEROS

Contando a los hispanos en los EE.UU.

"... una comunidad de diversidad ilimitada conectada por una etnia - prueba de que la identidad está lejos de ser superficial. Los latinos no encajan en una caja censal, un estereotipo o un molde. Los latinos rompen el molde."

- Iniciativa <u>Latinos Break the Mold</u> del Hufftinglon Post

La terminología: Hispano, Latino, Latina, Latinx

El término "Latino" puede entenderse como la abreviatura de la palabra española "latinoamericano". Rara vez se usa fuera de los Estados Unidos, donde se prefiere el gentilicio correspondiente al país de origen, por ejemplo: mexicano, ecuatoriano, colombiano, etc.

Los diccionarios definen a una persona latina como un nativo o habitante de América Latina (América del Sur, América Central o México), o una persona de origen latinoamericano que vive en los Estados Unidos. [11]

El adjetivo femenino Latina se hizo frecuente en la década de los setenta cuando los movimientos feministas presionaron por el reconocimiento de género entre los latinos en los Estados Unidos. Más recientemente, la alternativa de género neutral Latinx, que se introdujo en el diccionario Merriam-Webster en 2018, ha ganado popularidad en los medios. [12]

El término "hispano" se asocia típicamente al uso del idioma español. La palabra surgió durante los años 1500 y se define como "de, o relacionada con las personas, el habla o la cultura de España". [13]

En el uso contemporáneo, algunas de las definiciones oficiales del término hispano incluyen:

1. Alguien "relacionado con España o con países de habla hispana, especialmente los de América Central y del Sur." [11]
2. Alguien que es "de, se relaciona, o es una persona de ascendencia latinoamericana y especialmente de origen cubano, mexicano o puertorriqueño que vive en los Estados Unidos." [13]
3. Alguien que "viene originalmente de un área donde se habla español y especialmente de América Latina." [14]

Los términos hispano y latino a menudo se usan indistintamente. Aunque ambos términos se usan para personas que viven en los Estados Unidos, la distinción clave entre ellos según la mayoría de las definiciones es la asociación del adjetivo hispano con el uso del idioma español y latino con el uso de idiomas románicos que se originan del latín, así también como con el origen geográfico de la persona o su ascendencia. De hecho, el término latino incluye a personas de Brasil donde el portugués es el idioma oficial.

Como veremos en la siguiente sección, la Oficina del Censo de EE. UU. utiliza tres términos en el cuestionario del censo: origen hispano / latino / español.

La controversia

La decisión sobre la mejor terminología que se utilizaría para contar con precisión a las personas y para distribuir recursos de manera adecuada despertó mucha controversia entre los miembros de un comité asesor establecido durante la administración de Nixon. [15] El comité, que incluía mexicanos, puertorriqueños, cubanos y miembros de otras razas y etnias, [16-18] eligió el término "hispano" en lugar de "latino".

"Espero que mi hija sea consciente de que la idea de latino / hispano se originó en un esfuerzo por trabajar por la justicia social y la inclusión política. Aunque somos una comunidad diversa, muchos aún luchan con desventajas, discriminación y poca representación." - Cristina Mora, Making Hispanics: how activists, bureaucrats, and media constructed a new American

Los opositores al uso de cualquiera de los términos dicen que una palabra no puede capturar la naturaleza multidimensional y heterogénea del grupo demográfico que representan, que los términos pan-étnicos asumen que todos los miembros de ese grupo demográfico son iguales independientemente de su nacionalidad, y que la única razón por qué estos términos se popularizaron fue para hacer que la comunidad sea más comercializable, no porque la comunidad se identifique con ellos. [19] El uso de la palabra "hispano" ha sido criticado durante años, principalmente por su asociación con el colonialismo español.

"Palabras como hispano o latino son limitantes. Venimos en todas las formas, tamaños, colores y dialectos. No hay una palabra que se ajuste a todos." - Lawrence Hernandez

Similarmente, uno de los principales argumentos contra el uso del término "Latinx" es la idea de que borraría los resultados del movimiento feminista que luchó para resaltar el papel y la identidad de las mujeres latinoamericanas en los Estados Unidos. En el 2018, Latinx fue oficialmente excluido del diccionario de la Real Academia Española, que rechaza el uso de "x" y "e" como alternativas neutrales al género. Un argumento a su favor se relaciona con las ventajas de usar un lenguaje inclusivo y neutral al género, por lo que esta nueva palabra está ganando impulso en las redes sociales y en la comunidad LGBT.

¿Cuál término prefieren los Hispanos/Latinos?

Al encuestar a grandes muestras de la población, resulta que solo el 20% de los hispanos que viven en los Estados Unidos usan los términos pan-étnicos "hispano" o "latino" para describir su identidad. [20] En una encuesta de 5,103 hispanos de varios países, el 50% de los participantes dijo que no tenía preferencia entre los términos hispano o latino. Entre aquellos que tenían alguna preferencia, el 33% dijo que prefieren el término hispano, mientras que el 15% eligió latino. A pesar de algunas variaciones debido a la edad y otros factores, el término hispano fue la primera opción. [20, 21]

Elegí usar el término "hispano" en este libro para respetar esa preferencia y porque la importancia del idioma español y de la comunicación lingüísticamente apropiada en la atención médica es un mensaje clave de este libro. Sin embargo, ocasionalmente usaré el término "latino" para respetar la elección de los autores que estoy citando.

"Espero que mi hija abrace su latinidad al ser consciente de sus raíces en la justicia social y al continuar la causa de los derechos civiles y la participación política en Estados Unidos."
- Cristina Mora, Making Hispanics: how activists, bureaucrats, and media constructed a new American

Nuestro objetivo como comunidad es recordar que los pacientes de todas las razas y etnias, incluidos los hispanos / latinos, necesitan y merecen una atención médica justa y adecuada. Los términos que utilizamos para definir cada población se utilizan principalmente como una forma de cuantificar las necesidades de cada población, no para definir su verdadera identidad.

En las siguientes secciones explicaré cómo la Oficina de Censo de EE. UU. usa la terminología hispano / latino y resumiré las características demográficas más importantes de la población hispana utilizando los datos del Censo de EE. UU. y la Encuesta sobre la Comunidad Estadounidense (conocida como ACS).

Sin un conocimiento claro de la demografía, es difícil estimar necesidades como la suficiencia de la fuerza laboral de la salud. Del mismo modo, sin un buen conocimiento de cómo se adquieren los datos, es difícil entender por qué los datos disponibles pueden subestimar esas necesidades.

El Censo en los EE.UU.

¿Qué es?

"Censo" es una palabra derivada del latín que se usó durante la República romana para describir una encuesta que tenía como principal objetivo identificar hombres adultos aptos para el servicio militar. En los Estados Unidos, nuestros Padres Fundadores autorizaron al Congreso a realizar un censo para el recuento de las personas que viven en el país, con el fin de asegurar una representación adecuada en el Congreso. El primer censo tuvo lugar el 2 de agosto de 1790.

¿Para qué se usa la información colectada en el censo?

Además de enumerar a la población, las primeras versiones del censo de EE. UU. también se utilizaron para imponer impuestos y reclutar jóvenes para el servicio militar. Sin embargo, desde 1954, es constitucional incluir preguntas en el censo más allá de aquellas relacionadas con un simple conteo del número de personas. La encuesta de la comunidad americana (ACS American Community Survey) se lleva a cabo todos los años para recopilar información sobre las necesidades sociales y económicas de la población, incluida la educación, la vivienda, las necesidades de atención médica, los empleos, etc., a fin de distribuir los recursos. Esta es una de las razones por las cuales la participación en el censo es tan importante.

¿Son los datos del censo realmente representativos de la realidad de la población hispana?

Usaré datos del censo a lo largo del libro, pero es importante resaltar ciertas limitaciones relacionadas con el conteo insuficiente de poblaciones específicas, particularmente hispanos.
Como lo dice William P. O'Hare en el capítulo introductorio de su libro Diferencias en el conteo en el censo de los EE. UU: ¿A quiénes no contamos? "El mantra de la Oficina del Censo de los Estados Unidos es contar a cada persona una vez, solo una vez y en el lugar correcto. Esto es fácil decirlo, pero difícil lograrlo". En su libro,

O'Hare describe en detalle las posibles consecuencias de contar erróneamente a las poblaciones minoritarias, incluyendo su impacto en la distribución de fondos públicos y del poder político, las percepciones públicas sobre el crecimiento de la población, la financiación de programas científicos y de derechos civiles, entre otros. Su libro [22] y muchos otros [8, 10, 23] son excelentes recursos para aquellos interesados en el tema de la cuantificación inadecuada de la población, especialmente en lo que respecta al censo del 2020, así como para obtener más información sobre las llamadas "poblaciones difíciles de contar".

En esta sección resumiré brevemente cuatro aspectos que pueden ser particularmente relevantes en cuanto a problemas relacionados con el recuento de la población hispana:

1. La manera como se definen raza y etnia;
2. el creciente número de individuos que no se identifican con ninguna de las categorías oficiales de raza en el cuestionario del censo;
3. la dificultad para recopilar información entre las personas de habla hispana y entre quienes viven en áreas remotas, y
4. la reciente controversia sobre la recopilación de información sobre inmigración y ciudadanía en el censo decenal.
   En el próximo capítulo exploraré consideraciones adicionales relacionadas con la identidad hispana que también influyen en los recuentos del censo.

¿Cómo se recopilan el censo de EE. UU. los datos de raza y etnia?

En su artículo de opinión del New York Times: "Los estadounidenses que nuestro gobierno no contará", Alex Wagner afirma: "racialmente hablando, Estados Unidos es 0% hispano. Esto es confuso, especialmente para los casi 58 millones de hispanos en los Estados Unidos." [7]

La Oficina del Censo recopila datos raciales de acuerdo con las pautas proporcionadas por la Oficina de Administración y Presupuesto (OMB) de EE. UU. [24] Por lo tanto, en el cuestionario del censo, es la etnicidad la que determina si una persona es de origen hispano o no. La OMB requiere un mínimo de dos categorías para recopilar y reportar datos. Por esta razón, el origen étnico se divide en dos opciones, hispano o latino y no hispano o latino.

Por lo tanto, en el cuestionario del censo, es la etnicidad la que determina si una persona es de origen hispano o no. [24]

La pregunta sobre el origen hispano incluye cinco categorías: una para los encuestados que no se identifican como hispanos y las siguientes cuatro para los que sí lo hacen:

1. "mexicano, mexicanoamericano, chicano"
2. "puertorriqueño"
3. "cubano"
4. "de otro origen hispano, latino o español"- Escriba, por ejemplo, salvadoreño, dominicano, colombiano, guatemalteco, español, ecuatoriano, etc"

La segunda pregunta en el censo es sobre raza. Los hispanos pueden escoger cualquier raza y desde el año 2010, todos los encuestados pueden reportar más de una raza.

La OMB requiere cinco categorías mínimas de raza:

1. Blanco
2. Negro o afro americano
3. Asiático
4. Indio americano y nativo de Alaska, nativo de Hawai y otras islas del PacíficoSur
5. Otra raza (SOR, por sus siglas en inglés)

La Oficina del Censo de los Estados Unidos afirma que "el origen hispano puede verse como el patrimonio, la nacionalidad, el linaje o el país de nacimiento de la persona o los padres o antepasados de la persona antes de llegar a los Estados Unidos. Las personas que se identifican como hispanas, latinas o españolas pueden ser de cualquier raza". Los encuestados tienen un espacio donde pueden escribir un grupo de origen hispano específico.

Como se muestra en el recuadro 1, una pregunta independiente sobre el origen hispano no se introdujo sino hasta 1980, y la opción de elegir más de una raza e ingresar un "grupo" específico de origen hispano no se introdujo sino hasta el año 2000. Lo que esto significa es que los hispanos de todas las nacionalidades y razas se contaron juntos hasta hace relativamente poco tiempo, por lo que apenas estamos comenzando a recopilar información sobre la verdadera heterogeneidad de la población hispana. Incluso en la versión actual del cuestionario del censo, la recopilación de datos es inexacta por las razones que se analizan a continuación.

RECUADRO 1. ¿CUÁNDO COMENZÓ LA INMIGRACIÓN HISPANA EN LOS ESTADOS UNIDOS Y CUÁNDO COMENZÓ EL CENSO DE LOS ESTADOS UNIDOS A CONTAR A LOS HISPANOS?

Desde la aprobación de la Ley de Inmigración y Nacionalidad de 1965, aproximadamente 59 millones de inmigrantes han llegado a los Estados Unidos. En contraste con las olas de inmigración de mediados y finales de los años 1800, que trajeron aproximadamente 14 millones de inmigrantes a los EE. UU., casi todos europeos, la mitad de los inmigrantes que llegaron al país desde 1965 han venido de América Latina, y una cuarta parte de Asia. [25]

La población hispana creció más rápido que cualquier otro grupo racial o étnico entre 1990 y 2013. Por ejemplo, se agregaron más de 1 millón de hispanos a la población estadounidense entre el 1 de julio del 2015 y el 1 de julio del 2016. Este número es más de la mitad de los aproximadamente 2 millones de personas que se sumaron a la población total de la nación durante ese período. A pesar de que ese crecimiento se ha desacelerado en algunas partes del país donde los asiático-americanos están mostrando un crecimiento ligeramente más rápido, otras áreas como Dakota del Norte han experimentado un crecimiento dramático en la población hispana. [26]

En el censo, el primer intento de enumerar hispanos apareció como parte de la pregunta sobre raza, que tenía una categoría de "mexicano" en el censo de **1930**.

La terminología de "centroamericano, sudamericano, puertorriqueño, cubano, mexicano y otro español" se introdujo en **1970**, pero la pregunta sobre el origen hispano solo se incluyó en cuestionarios enviados a una muestra de la población, lo que resultó en graves errores de conteo.

Cambios en las categorias de raza y etnia usadas en el censo, desde 1930

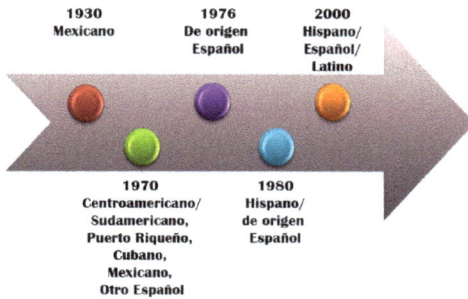

FIGURA 1. CAMBIOS EN LAS CATEGORIAS DE RAZA Y ETNIA USADOS EN EL CENSO

En **1976**, el Congreso de los Estados Unidos aprobó la única ley en la historia de este país que ordenó la recopilación y el análisis de datos de un grupo étnico específico para determinar las necesidades urgentes y especiales de los "estadounidenses de origen español" definidos como: "Los estadounidenses que se identifican como hispanohablantes y que conectan su origen o descendencia con México, Puerto Rico, Cuba, América Central y del Sur y otros países de habla hispana". [22]

No se introdujo una pregunta aparte sobre el origen hispano hasta **1980**. [23] La pregunta era "¿Es esta persona de origen o descendencia hispana / española?" Si la respuesta era afirmativa, se proporcionaban cuatro opciones (1) mexicano, mexicoamericano, chicano, (2) puertorriqueño, (3) cubano, o (4) otro español / hispano.

El censo del año **2000** fue el primero en introducir el término "latino". La pregunta anterior fue reemplazada por: "¿Es esta persona hispana / española / latina? Se proporcionaron las mismas cuatro opciones, pero esta vez aquellos que elegían "otro hispano / español / latino" tenían la opción de escribir un "grupo", por ejemplo: colombiano, peruano. Este fue también el primer censo que permitió a los estadounidenses informar sobre un origen multirracial.

El Censo del **2010** incluyó cambios para distinguir más claramente la etnia hispana como la no raza. En ese censo se agregó la siguiente oración: "Para este censo, los orígenes hispanos no son razas."

Hasta la actualidad, la Oficina del Censo de EE. UU. utiliza el etnónimo hispano o latino para referirse a "una persona de origen cubano, mexicano, puertorriqueño, sudamericano o centroamericano u otra cultura española, independientemente de su raza" y declara que los hispanos o latinos pueden ser de cualquier raza, ascendencia y etnia . Además, los términos se modificaron de "hispano o latino" a "origen hispano, latino o español". El origen se refiere al patrimonio, el grupo de nacionalidad, el linaje o el país de nacimiento de la persona o los antepasados de la persona antes de su llegada a los Estados Unidos.

Para una cronología histórica interactiva del cuestionario del censo creado por el Centro de Investigación Pew, haga click aquí.

¿ Alguna otra raza?

La mayoría de los encuestados en el censo elige sólo una raza. Sin embargo, hay un número creciente de individuos en los EE. UU. que no se identifica con ninguna de las categorías de raza oficiales, o que se considera multirracial. [28] En el 2017, más de 15 millones (4.8%) de encuestados eligieron la opción "alguna otra raza" (SOR, por sus siglas en ingles), y más de 10 millones (3.1%) eligieron dos o más razas. De hecho, el tercer grupo racial más común después de los blancos y los asiáticos es "SOR" y comprende principalmente hispanos. [29]

> *"¿Son blancos los latinoamericanos? ¿Negros? ¿De otra raza? ¿Extranjeros ilegales de Marte? ¿O somos la cara misma de América?"*
> *- Raquel Cepeda, Bird of Paradise: How I Became Latina*

Los hispanos tienen muchas dificultades para responder a la pregunta sobre la raza cuando se les presentan preguntas separadas sobre raza y origen hispano. [30] Aproximadamente el 40% de los encuestados hispanos eligió la categoría "SOR" en los censo del 2000 y 2010. [31] Por ejemplo, hay 3,3 millones de personas blancas en el área metropolitana de Boston. Más de 300,000 de ellas se identifican como latinos, y hasta 134,000 de los que se identifican como latinos dicen que son de alguna otra raza "SOR". [32-34] Sin una modificación en las preguntas del censo, la categoría SOR podría convertirse en la segunda "raza" más común en el censo del 2020. Por esta razón, la oficina del censo llevó a cabo la "Investigación del 2010 del Cuestionario Alternativo del Censo (AQE, por sus siglas en inglés) sobre raza y origen hispano", que fue el esfuerzo de investigación más completo sobre raza y origen hispano jamás realizado. [35] El proyecto propuso una pregunta unificada de raza y etnia que consideraba al origen hispano como una raza, lo cual corresponde a la forma en que la mayoría de los estadounidenses piensa sobre los grupos etno-raciales. La pregunta unificada llevó a una reducción dramática al 0.2% en el número de estadounidenses (en su mayoría hispanos) que escogen la opción SOR. En consecuencia, el porcentaje de personas que escogieron solamente raza blanca también disminuyó. [36]

La oficina del censo realizó un estudio que llamó "prueba de contenido nacional 2015". Este estudio se llevó a cabo en 1.2 millones de hogares estadounidenses, de los cuales el 45% se identificaron como hispanos. En este estudio el origen hispano y la raza se combinaron en una sola pregunta. Más del 70% de los hispanos respondieron "hispano" sin elegir ninguna otra raza. En contraste, cuando se les preguntó sobre raza y etnia por separado, un tercio escogió SOR y un tercio escogió dos o más razas.

A pesar de estos resultados, la administración actual anunció que el censo del 2020 no combinará las preguntas de raza y origen hispano. Es probable que este cambio tan necesario en la forma en que se recopilan los datos se reintroduzca para su aprobación bajo una futura administración presidencial.

Muchas personas temen que este problema contradiga la forma en que los hispanos piensan sobre sí mismos y que afecte las proyecciones sobre las necesidades de la población hispana. En una declaración reciente, Arturo Vargas, director ejecutivo del Fondo Educativo de la Asociación Nacional de Funcionarios Latinos Electos, dijo que la decisión ignora años de investigación y la opinión experta de los científicos. Una de las implicaciones de estos hallazgos para nuestra discusión, es que los hispanos que hablan español o viven en hogares donde el español es el idioma principal y mantienen conexiones culturales profundamente arraigadas con sus ancestros y tradiciones hispanas, consideran que la atención médica culturalmente apropiada es fundamentalmente importante. Por el contrario, aquellos miembros de la comunidad hispana que no se identifican como hispanos o que no viven en hogares donde el español es el idioma principal, pueden no ver ninguna ventaja en ser tratados por un médico hispano, y pueden no entender la importancia de la atención de salud culturalmente apropiada. Hablaré sobre la identidad hispana en el próximo capítulo.

Lenguaje y áreas rurales

Las barreras del idioma aumentan el riesgo de que los residentes con dominio limitado del inglés no se cuenten adecuadamente en el censo. Este problema solo puede solucionarse si la mayoría de los hispanos con dominio limitado del inglés reciben un formulario bilingüe. La Oficina del Censo de los Estados Unidos determina el uso del idioma y la capacidad de hablarlo usando las siguientes tres preguntas:

1.   En su hogar, ¿habla esta persona un idioma que no sea inglés?
2.   ¿Qué idioma es ese?
3.   ¿Cuán bien habla esta persona el inglés? "Muy bien", "Bien", "No bien" o "No habla inglés".

Estas respuestas se basan en la percepción del encuestado sobre su propia capacidad, o la percepción de otro miembro del hogar que respondió a la encuesta.

En un esfuerzo por aumentar la participación de las minorías y las comunidades marginadas, los datos de la ACS se analizan anualmente para estimar el número de hogares de habla inglesa limitada en los EE. UU. y para determinar qué idiomas incluir en las traducciones de las instrucciones del censo. A pesar de que hay un recuento significativamente menor en áreas que reciben cuestionarios bilingües, los datos existentes han demostrado que la diferencia es pequeña. El Censo del 2010 fue el primero en usar un cuestionario bilingüe inglés / español, pero desafortunadamente solo la mitad delos hispanos (46%) vivía en áreas que recibieron cuestionarios bilingües.

Para el censo del 2020, la Oficina del Censo de EE. UU. proporciona el instrumento de auto-respuesta de Internet y la asistencia del cuestionario del censo en 12 idiomas además del inglés. Los formularios del censo impresos están disponibles en español e inglés. [37]

En el 2019, la Corte Suprema falló en contra de una pregunta sobre ciudadanía que se incluiría en el censo del 2020. Los defensores de este cambio todavía sostienen que esta pregunta es crítica para comprender la población de votantes elegibles con el fin de evitar la

"El propósito del censo no es contar ciudadanos, sino contar personas."
- Comité Editorial, Los Angeles Times, Jan 4, 2018

discriminación racial en las urnas. Los detractores argumentan que dicho cambio es costoso y produciría datos menos precisos. Además, dado el entorno político actual, muchos creen que hay una base política en la recomendación de la administración actual de incluir información de ciudadanía en el censo, y que la mejor manera de socavar la fortaleza en nuestros números es simplemente negarse a contar con precisión a los hispanos. Sin embargo, como dice Alex Wagner en su artículo del New York Times, en un entorno en el que la "blancura" les da a las personas un sentido de pertenencia, identificarse como hispano o árabe-estadounidense es un acto político. [2]

A pesar de que la Oficina del Censo se adhiere a las leyes de confidencialidad que prohíben el intercambio de información de los encuestados con las agencias de recaudación de impuestos y los servicios policiales y de inmigración, era probable que preguntar a las personas sobre su estado de ciudadanía llevara a los inmigrantes ilegales a evitar participar en el censo por miedo a la deportación. La investigación del Urban Institute ya ha sugerido que, a pesar de que el tribunal falló en contra de la cuestión de la ciudadanía, la atención pública al tema ha generado suficiente preocupación entre los inmigrantes como para que sean menos propensos a participar en el censo del 2020. En un estudio reciente, investigadores de la Harvard Kennedy School pidieron a aproximadamente 9,000 personas que llenaran un cuestionario con preguntas tomadas textualmente de la encuesta del censo de los EE. UU. A la mitad de los encuestados se les preguntó: "¿Es esta persona ciudadana de los Estados Unidos?" Preguntar sobre el estado de ciudadanía aumentó significativamente el número de preguntas omitidas. El efecto más claro se observó entre los hispanos quienes fueron la etnia con menos probabilidades de informar que tenían miembros hispanos en el hogar. Los investigadores extrapolaron estos números al nivel nacional y estimaron que la inclusión de una pregunta de ciudadanía en el censo daría como resultado un error en el recuento de aproximadamente 6 millones de hispanos en el Censo del 2020. Aunque hay varios problemas asociados con este estudio, que los autores reconocen en su publicación, no es ilógico suponer que una pregunta sobre la ciudadanía podría dar lugar a un conteo insuficiente. Este es simplemente uno de los pocos estudios científicos que confirman esa suposición. [8, 38]

Cabe destacar que la pregunta de ciudadanía ya se hace todos los años a un subconjunto de la población como parte de la ACS. En la encuesta del 2017, 1 de cada 12 hispanos no respondió a la pregunta sobre ciudadanía. Los hispanos de México y América Central se encontraban entre los grupos con mayor probabilidad de omitir la pregunta, lo que sugiere que correrían el mayor riesgo de no ser contados si la pregunta de ciudadanía se agregara al censo. [39]

Utilizando tabulaciones de la ACS, el Pew Research Center ha informado que la mayoría de los hispanos que viven en los Estados Unidos son ciudadanos estadounidenses por nacimiento o naturalización (79%). Sin embargo, este número incluye a los puertorriqueños, que son prácticamente todos ciudadanos estadounidenses, y españoles, panameños y mexicanos que tienen altas tasas de ciudadanía (91, 89 y 79%, respectivamente). El porcentaje de ciudadanos varía entre todas las demás nacionalidades de origen. Aproximadamente la mitad de los venezolanos, guatemaltecos y hondureños en los EE. UU. son ciudadanos. Se estima que en el 2016, aproximadamente el 34% de los hispanos en los Estados Unidos nacieron en el extranjero y entre ellos, sólo el 12% tenían ciudadanía.

"Debemos estar impacientes por el cambio. Recordemos que nuestra voz es un regalo precioso y debemos usarla."
- Claudia Flores, Profesora Asociada y Directora, Clínica Internacional de Derechos Humanos

La participación en el censo nos permite tomar una posición y aclarar quiénes somos realmente. Se están realizando esfuerzos para proporcionar educación sobre el censo y las inmensas implicaciones de los resultados en la asignación de recursos, que muchos hispanos desconocen.

Para que todas las comunidades obtengan su parte justa de los fondos públicos para programas como aquellos relacionados con la educación y la atención médica, la participación en el censo es vital.

Cuántos Hispanos hay en los Estados Unidos?

En julio del 2018, la población total de los Estados Unidos era de 325.7 millones. [29] De ellos, 59.9 millones (18%) eran hispanos o latinos de cualquier raza, lo que significa que la población hispana es la minoría más grande en los Estados Unidos. De los más de 59 millones de hispanos, 36.6 millones eran mexicanos, 5.58 millones eran puertorriqueños, 2.3 millones eran cubanos y 14.3 millones se clasificaron como hispanos o latinos de otro origen.

Un gran porcentaje de la población hispana se concentra en ciertas regiones del país. Nueve estados en los EE. UU. tienen una población de al menos 1 millón de hispanos: Arizona, California, Colorado, Florida, Illinois, Nueva Jersey, Nuevo México, Nueva York y Texas. California tiene la mayor población hispana del país.

¿Es cierto que la población hispana será más grande que la población blanca en el futuro cercano?

La expectativa de que el número de hispanos en los EE. UU. aumentará a 119 millones en el 2060 y que los blancos no hispanos se convertirán en menos de la mitad de la población de EE. UU. en el 2055, se ha publicitado ampliamente en los últimos años. Esta estimación se basa proyecciones de datos del censo, pero tiene algunas debilidades. Primero, la estimación solo será cierta si contamos a todos los hijos de familias de raza mixta como no blancos, lo que algunas personas consideran inapropiado, ya que estos niños no se consideran parte de una minoría [34] (vea sección sobre identidad racial).

Esto es importante porque 1 de cada 7 bebés proviene de una familia etno-racial mixta y porque desde 2015, más de la mitad de todos los bebés en los Estados Unidos nacen en una familia minoritaria racial o étnica. [40] Sin embargo, algunas personas argumentan que contar a las personas de ascendencia hispana como blancas también es inapropiado. Es probable que esto también ocurra, porque la mitad de los hispanos de cuarta generación no se identifican como hispanos sino como blancos. [41]

Como se discutió anteriormente en este capítulo, otro argumento importante a tener en cuenta es el conteo de personas que eligen la categoría "alguna otra raza (SOR)". El formato actual de dos preguntas (raza y etnia) incluido en la encuesta del censo probablemente no incluye a muchas personas blancas que, de hecho, pueden ser hispanos que se identifican como blancos (vea sección sobre identidad racial). Combinar las preguntas de raza y etnia podría resultar en una disminución en el número de blancos en los EE. UU.

Conclusiones clave del capítulo 1

01

Solo el 20% de los hispanos usa los términos controversiales hispano o latino, y la mayoría de ellos usa el gentilicio correspondiente a su país de origen, por ejemplo: ecuatoriano. Aquellos que tienen preferencia, eligen "hispano", que es un término introducido en la década de los setenta por un comité asesor que trataba de identificar la mejor manera de describir a esta población para cuantificar adecuadamente sus necesidades. Ninguno de los términos representa con precisión la heterogeneidad de esta población.

02

En el censo de EE. UU., es el origen étnico el que determina si una persona es de origen hispano o no. La información sobre la raza se recopila por separado, y los hispanos pueden reportar cualquier raza. Hay cinco categorías de raza diferentes: blanco, negro o afroamericano, asiático, indio americano y nativo de Alaska, nativo de Hawái y otras islas del Pacífico, y alguna otra raza (SOR). Muchos hispanos eligen SOR.

03

El censo no enumera con precisión a la población hispana debido a varios problemas, incluida la disponibilidad de cuestionarios en español en todas las áreas donde viven personas de habla hispana, las dificultades para acceder a áreas remotas y la confusión en torno a las definiciones de raza y etnia. Además, a pesar de que la pregunta de ciudadanía no se incluye en el censo del 2020 según lo dictaminado por la Corte Suprema de los EE. UU., la tremenda publicidad en torno a la posible incorporación de esa pregunta podría evitar que hasta 6 millones de hispanos participen en el censo.

04

En el 2019, había más de 59.9 millones de hispanos en los EE. UU., lo que corresponde al 18% de la población y convirte a los hispanos en la minoría más grande de los Estados Unidos. La expectativa es que este número aumentará a 119 millones para el 2060.

05

La participación en el censo es importante. Los datos del censo se utilizan para determinar la distribución de fondos públicos para numerosos programas, incluidos aquellos relacionados con educación y atención médica.

Recursos en línea para el capítulo 1

SI ESTA INTERESADO EN:	VAYA AQUI:
Acceder a los datos del censo decenal y la ACS	**EL CENSO** data.census.gov https://www.census.gov/topics/population/hispanic-origin/about.html La Encuesta sobre la Comunidad Estadounidense (ACS) es una encuesta anual que brinda información sobre 46 temas, incluidos ingresos / pobreza, situación laboral y nivel educativo.
Proyecciones de población por raza y etnia.	Proyecciones de la población hasta el 2060 se proporcionan por raza y origen hispano de la nación.
Datos a nivel nacional sobre las características sociales, económicas y demográficas de grupos raciales seleccionados.	The Current Population Survey (CPS) Centro de Investigaciones Hispanas http://www.hispanicresearchcenter.org/publications/the-early-home-environment-of-latino-children-a-research-synthesis/
Datos sobre niños y familias	Kids Count KIDS COUNT Data Book https://datacenter.kidscount.org/

CAPÍTULO DOS

HISPANOS MÁS ALLÁ DE LOS NÚMEROS

La Identidad Racial Hispana Es Multidimensional

"Las etiquetas, como español, hispano o latino, van y vienen,
Pero la identidad es algo totalmente separado.
Lo que importa es quién soy."
–Sara Inés Calderón

ANA MARÍA
NO SE
IDENTIFICA
COMO LATINA,
SINO COMO
MEXICANA

Ana María vino a los Estados Unidos cuando tenía nueve años. "Está todo un poco borroso, pero aún recuerdo las lágrimas de mi madre cuando nos dijo que teníamos que mudarnos a los Estados Unidos", recuerda.

Ella creció en Puebla, México. Todavía recuerda caminar a la casa de su abuela para almorzar todos los días después de la escuela. "Abuelita tenía árboles frutales en su patio trasero y me dejaba tomar frutas si comía toda mi cena. La fruta era nuestro postre."

La conexión emocional de Ana María con su país de origen es fuerte. Su madre llama a 'abuelita' al menos una vez por semana y, aunque no han regresado a México desde que se fueron porque el dinero era muy escaso, envían todo lo que pueden cada mes a abuelita y a tía Susana. "Abuelita siempre me dice que algún día cumpliré mi sueño de ser médico. El problema es que no sé cómo."

A la madre de Ana María le duele ver a su hijo crecer lejos de su cultura. "Desde temprana edad, Ana María tuvo que adaptarse, aprender el idioma, las costumbres. Todo es parte de su estilo de vida ahora". Ana María dice que su madre siempre le recordaba su país de origen. "Ella insistía que en casa solo se hablara español, a menos que tuviéramos visitas". Las cenas familiares, las tradiciones y los días festivos, así como la música y la cocina, también permanecen como parte integral de sus vidas. Ana María habla sobre cómo era todo antes de este gran cambio. "Las cosas parecían tan simples. Sin definiciones, solo personas"

Si usted le pide a Ana María que le cuente sobre ella, ella comienza diciendo "Soy mexicana". Su hermano Marco, por otro lado, se identifica como estadounidense. Nació en los Estados Unidos, por lo que sus lazos con México no son tan fuertes como los de su hermana. Gracias a los fondos federales que ayudan a los estados a brindar asistencia de cuidado infantil a familias de bajos ingresos, Marco fue a una guardería donde varios cuidadores eran bilingües y ahora habla inglés con fluidez. Nunca ha ido a México y, en comparación con su hermana mayor, su dominio del español es limitado. A pesar de la desaprobación de sus padres, Marco generalmente responde en inglés cuando se le habla en español en casa.

Cuando su madre le pregunta si está avergonzado de sus orígenes, Marco baja la cabeza, aprieta los dientes y dice desafiante: "No es que esté avergonzado; nací en los Estados Unidos. ¡Soy estadounidense!"

"Lo siento", interrumpe su madre rápidamente disculpándose. "Se desespera por encajar. Usted sabe como son los niños."

¿Qué es raza?

Las personas definen raza y origen étnico de maneras diferentes, y como vimos en el capítulo anterior, esto causa confusión al responder los cuestionarios del censo y puede conducir a recuentos inexactos. La mayoría de las personas piensa en la "raza" como un grupo de rasgos biológicos innatos comunes (por ejemplo, el color de piel, la forma de

"Supongo que todo depende de a quién le preguntes y cuándo lo hagas. La raza, he aprendido, depende del ojo del espectador."
- Raquel Cepeda, Bird of Paradise: How I Became Latina

la cara o de la nariz, el color de los ojos o el cabello, entre otros). Sin embargo, no hay características biológicas que permitan la división de cada raza en una categoría puramente distinta. De hecho, aunque muy controversial [42-46], se ha reportado que existe una mayor variación genética dentro de un grupo racial que entre grupos raciales y por lo tanto, la existencia de razas inequívocas y perfectamente delimitadas y el uso del término "raza" en principio no son posibles de fundamentar científicamente.

Les dejo a mis lectores que tomen su propia decisión, pero personalmente estoy de acuerdo con la siguiente "Declaración de la Asociación Americana de Antropología sobre 'Raza'": "Dado lo que sabemos sobre la capacidad de los humanos para tener éxito y funcionar dentro de cualquier cultura, concluimos que las desigualdades actuales entre los llamados grupos 'raciales' no son consecuencia de su herencia biológica sino productos de circunstancias sociales, económicas, educativas y políticas históricas y contemporáneas.". [47]

La OMB declara: "Las categorías raciales y étnicas establecidas en los estándares no deben interpretarse como referencias biológicas o genéticas. La raza y el origen étnico pueden considerarse en términos de características sociales y culturales, así como de ascendencia." [24]

Esta inclusión es importante debido a la propuesta de una nueva definición de raza en la que una combinación compleja de cultura, tradiciones familiares, lenguas habladas, identidad de género y muchos otros factores definen quiénes somos más allá de nuestro lugar de nacimiento o el de nuestros antepasados. De hecho, muchos antropólogos y científicos sociales consideran "raza" como una de las muchas categorías utilizadas por las sociedades para dividir a sus miembros; y otros eligen usar la palabra etnia, en lugar de raza, para referirse a características auto-identificadas que los individuos eligen por sí mismos en lugar de serles impuestas. [48]

Factores que influyen en la identidad racial Hispana

La identidad racial es un tema complejo y se han escrito volúmenes completos al respecto. Como se mencionó anteriormente, este libro intenta resumir y simplificar temas complejos. Por esa razón, solo me enfocaré en lo que las personas como usted y yo pensamos sobre la identidad racial, en lugar de la definición más formal o filosófica de la identidad racial como la describen otros. [49-51]

Utilizando datos de la Encuesta del mosaico estadounidense (Boundaries in the American Mosaic Survey), los investigadores analizaron cómo los participantes describen su propia identidad racial cuando no están limitados por definiciones fijas como las utilizadas por el censo. Aquellos que se identificaron como hispanos en la pregunta del censo tenían más probabilidades de proporcionar lo que se puede llamar "respuestas no estándar" en comparación con los encuestados que reportaron ser blancos o negros. Muchas de estas personas que se identificaron como hispanos eligieron latinos o latinas, pero muchos otros eligieron su país de origen o múltiples razas para definir su identidad. Aún más complejidad se revela en las respuestas de los participantes cuando se incluye una segunda pregunta sobre el origen étnico que es de respuesta abierta. [52]

Durante la última década se han realizado varias encuestas sobre cómo los hispanos/latinos se identifican a sí mismos. Una encuesta de NBC Latino en el año 2012 mostró que hasta tres cuartos de los latinos se identifican como estadounidenses.

Múltiples factores influyen sobre la identidad racial. Los datos resumidos a continuación provienen principalmente del estudio sobre América multirracial, así como otras encuestas nacionales de latinos realizadas por el Centro de Investigación Pew. [53, 54] Aunque no creo que este tipo de investigación pueda generalizarse a toda la población de hispanos en los Estados Unidos, estos estudios tienen un diseño de investigación sólido y tienen en cuenta la forma en que los encuestados se identifican a sí mismos. Les recomiendo leer los reportes completos, ya que proporcionan información interesante sobre la identidad racial hispana. En particular, demuestran que existen múltiples subgrupos entre la población hispana y, por lo tanto, contar a todos los hispanos / latinos juntos no toma en cuenta esos factores y tergiversa las necesidades de una población que en realidad es muy heterogénea.

ALGUNOS DE LOS FACTORESS QUE
INFLUENCIAN LA IDENTIIDAD RACIAL

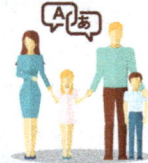

Idioma hablado en casa

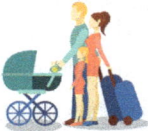

Estado migratorio

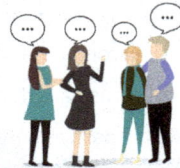

Percepción externa

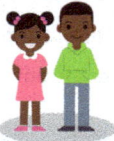

Etnias adicionales

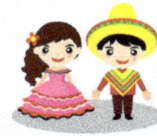

Tradiciones y transmigración

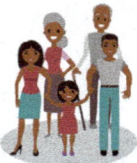

Generación en los Estados Unidos

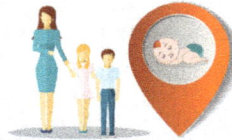

Lugar de nacimiento /identidad racial de familiares

FIGURA 2. ALGUNOS DE LOS MUCHOS FACTORES QUE INFLUYEN EN LA IDENTIDAD RACIAL

Generación en los Estados Unidos

El tiempo que una persona ha vivido en los Estados Unidos después de inmigrar
tiene un profundo impacto en todos los aspectos de su identidad, como resumiré
en los próximos párrafos.

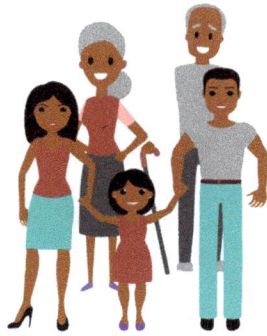

Generación en los Estados Unidos

Usando datos de la Encuesta de Latinos del 2015, López y sus "colaboradores informan que mientras más cerca estén de sus raíces inmigrantes, más probable es que los hispanos se identifiquen como hispanos. [55] Los hispanos nacidos en los Estados Unidos, especialmente de tercera y cuarta generación, tienen menos probabilidades de identificarse como hispanos. [41]

Fue difícil ser una latina que crecía en Los Ángeles. Me sentí muy estadounidense. Todavía lo hago. Fui a 35 bar mitzvahs antes de ir a una sola fiesta de quinceañera. Podría hablar todo el día sobre mi cultura y lo que significa para mí.

– America Ferrera

Además, después de la tercera generación los encuestados tienen menos probabilidades de haber participado en eventos culturales hispanos y menos probabilidades de decir que sus padres les hablaban a menudo de sentirse orgullosos de sus orígenes. También tenían menos probabilidades de haber sido alentados a hablar español o a tener fuertes conexiones con familiares en el extranjero. Mientras más tiempo hayan vivido en los Estados Unidos, menos probable es que tengan amigos hispanos cercanos.

IDENTIDAD HISPANA A TRAVES DE LAS GENERACIONES

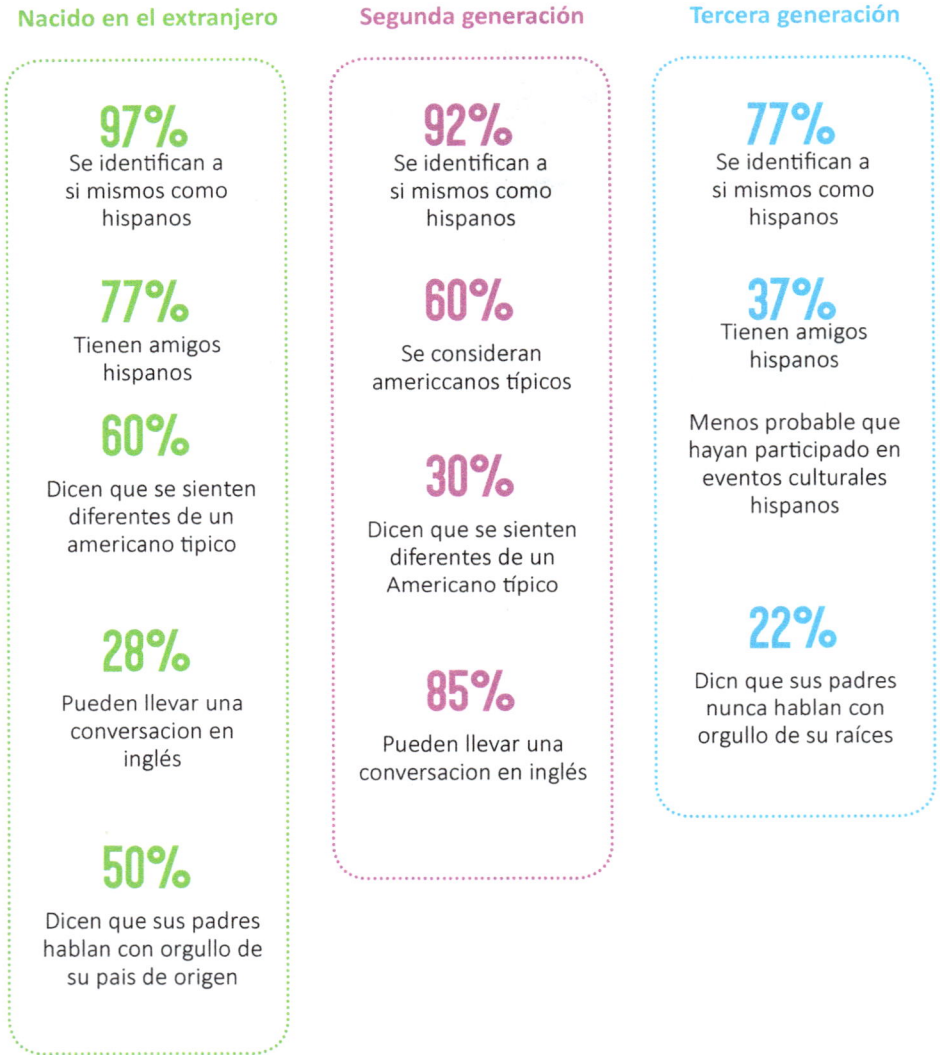

Nacido en el extranjero	Segunda generación	Tercera generación

Nacido en el extranjero

97%
Se identifican a si mismos como hispanos

77%
Tienen amigos hispanos

60%
Dicen que se sienten diferentes de un americano tipico

28%
Pueden llevar una conversacion en inglés

50%
Dicen que sus padres hablan con orgullo de su pais de origen

Segunda generación

92%
Se identifican a si mismos como hispanos

60%
Se consideran americcanos típicos

30%
Dicen que se sienten diferentes de un Americano típico

85%
Pueden llevar una conversacion en inglés

Tercera generación

77%
Se identifican a si mismos como hispanos

37%
Tienen amigos hispanos

Menos probable que hayan participado en eventos culturales hispanos

22%
Dicn que sus padres nunca hablan con orgullo de su raíces

FIGURA 4. FACTORES QUE INFLUYEN EN LA IDENTIDAD HISPANA A TRAVÉS DE LAS GENERACIONES

El doble de los hispanos de segunda generación dijeron que se consideran un "estadounidense típico" en comparación con los hispanos de primera generación. Aunque el 60% de los hispanos de primera generación respondieron que se consideran "muy diferentes de un estadounidense típico", esto está relacionado con el hallazgo de que muchos de ellos no pueden mantener una conversación en inglés, mientras que la mayoría de los hispanos de segunda generación sí pueden (85 %). [56] Mientras que casi 6 de cada 10 hispanos nacidos en el extranjero informaron haber participado en celebraciones culturales hispanas mientras crecían, solo 3 de cada 10 hispanos de tercera generación lo hacen. Cuando se les preguntó acerca de su conexión con su país de origen, hasta el 82% de los hispanos nacidos en el extranjero dijeron sentirse algo conectados con su país de origen. Ese número disminuye a 62% y a 49% entre los hispanos de segunda y tercera generación, respectivamente. [41]

Los hispanos de primera generación y sus padres luchan por "encajar", sufren discriminación y una sensación de no ser ni "lo suficientemente hispanos" ni "lo suficientemente estadounidenses". Un movimiento interesante llamado Proyecto Eñye se lanzó recientemente en los Estados Unidos para contar la historia de los hispanos de primera generación y su lucha. El nombre del movimiento se refiere a la pronunciación de la letra ñ. Según su sitio web, la Nación Eñye es una comunidad que ayuda a las personas a "superar la creencia de que no eres lo suficientemente latinoamericano o americano, para que puedas despertar al poderoso latino dentro de ti y tener éxito en cada área de tu vida abrazando tu latinidad en lugar de ir solo". Su cortometraje documental "Being ñ" (Ser ñ) es una gran ilustración de lo que significa la identidad hispana para los latinos nacidos en los Estados Unidos.

Percepción externa

Debido a que estamos hablando de un grupo étnico que vive en un país como minoría, la percepción externa es un factor importante que influye en la identidad racial. La forma en que los hispanos sienten que son percibidos por otros cambia la manera como perciben su propia identidad.

"Una de las mejores cosas en la vida es que nadie tiene la autoridad para decirte lo que quieres ser. Tu edecides lo que quieres ser. Respétate a ti mismo y respeta la integridad de los demás. Lo mejor que tienes es tu autoimagen, una opinión positiva de ti mismo. Nunca debes dejar que nadie te la quite."

- Jaime Escalante

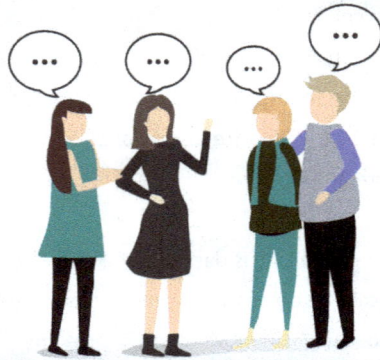

Percepción externa

FIGURA 5.FACTORES QUE INFLUYEN EN LA IDENTIDAD RACIAL: PERCEPCIÓN EXTERNA

Como antecedente y para explicar la investigación presentada a continuación, los datos provienen de una encuesta que utilizó dos definiciones de identidad racial entre los hispanos. Primero, hubo un grupo de encuestados (n = 261) que dijeron que su origen racial incluye dos o más razas, independientemente de si vieron su origen hispano como su raza.[57] Por simplicidad, en este documento me referiré a este grupo como "Dos o más razas".

En segundo lugar, hubo un grupo (n = 139) que identificó su origen hispano como su raza y que seleccionó una opción de raza adicional, más comúnmente la raza blanca. En este documento se hará referencia a este grupo como "hispano blanco". La Figura 6 resume los hallazgos clave de este estudio.

Más individuos "hispanos blancos" dicen que las personas que los cruzan en la calle pensarían que son blancos. Es importante destacar que, entre los blancos hispanos que eligen a los hispanos como su raza, casi la mitad dice que las personas pensarían que son hispanos si los pasan por la calle. En el grupo de dos o más razas, el 17% de los encuestados dice que las personas los describirían como de raza mixta si pasaran por la calle.

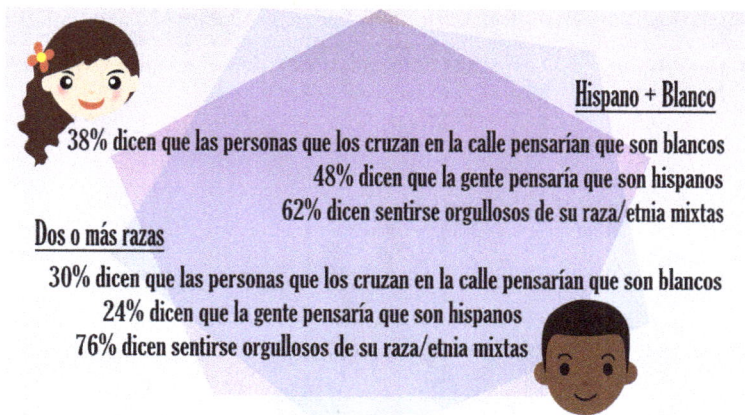

Hispano + Blanco

38% dicen que las personas que los cruzan en la calle pensarían que son blancos

48% dicen que la gente pensaría que son hispanos

62% dicen sentirse orgullosos de su raza/etnia mixtas

Dos o más razas

30% dicen que las personas que los cruzan en la calle pensarían que son blancos

24% dicen que la gente pensaría que son hispanos

76% dicen sentirse orgullosos de su raza/etnia mixtas

FIGURA 6. FACTORES QUE INFLUYEN EN LA IDENTIDAD RACIAL: PERCEPCION EXTERNA DE ACUERDO A LA AUTO-PERCEPCION DE RAZA Y ETNIA

La raza auto-identificada tiene numerosas implicaciones. Por ejemplo, se ha reportado que **las personas que se identifican a sí mismas como una minoría racial / étnica pero que son socialmente asignadas como blancas, tienen más probabilidades de recibir vacunas preventivas y menos probabilidades de denunciar actos de discriminación cuando reciben atención médica.** [58]

Otro grupo de investigadores que utilizó una muestra muy significativa y regresión logística para identificar posibles diferencias entre los hispanos en cuanto a resultados de salud hizo preguntas generales como: "¿Cómo calificaría su salud física general?" descubrió que cuando se tienen en cuenta factores como el país de origen, la natividad y la ciudadanía, existen claras diferencias particularmente entre los mexicoamericanos, demostrando la importancia de la percepción incluso en la opinión de su propio bienestar. Se necesita más investigación, y estos estudios no están exentos de limitaciones, pero plantean la pregunta de qué tanto la percepción externa influye en la calidad de atención médica entre las minorías. [59]

Estado migratorio

Entre los hispanos nacidos en el extranjero, cuanto más tiempo hayan vivido en los EE. UU., es menos probable que se describan a sí mismos utilizando el gentilicio del país de origen (es decir, mexicano, colombiano, etc.). Sin embargo, solamente el

17% de los hispanos que han vivido en los Estados Unidos durante 20 años o más se describen a sí mismos como "estadounidenses". El 59% todavía usa el gentilicio del país de origen.

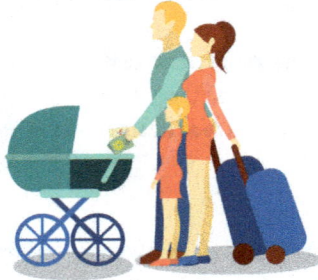

Estado migratorio

Sólo el 8% de los inmigrantes hispanos dicen que a menudo se llaman a sí mismos "estadounidenses". Ese número aumenta al 37% entre los hispanos de segunda generación.

"Ninguna raza en particular es el enemigo. La ignorancia es el enemigo."

— George Lopez

Etnias adicionales

La Encuesta Nacional de Latinos [53] descubrió que hacer preguntas específicas sobre el origen racial (en lugar de una pregunta general sobre si la persona es de raza mixta o no), como por ejemplo: "¿Te consideras afrolatino o afrohispano (latino o hispano con ascendencia africana o negra)?" o, "¿Te consideras indígena o nativo americano (maya, quechua o algún otro origen indígena o nativo americano)?", da como resultado que hasta un tercio de los adultos latinos dijeran que se consideran de raza mixta. Esto demuestra el impacto de un simple cambio en la manera como se colectan los datos en los resultados.

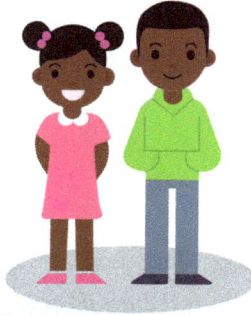

Etnias adicionales

Alrededor del 30% de los encuestados en todos los grupos dijeron que consideraban que ser multirraciales había sido una ventaja en sus vidas, y más de la mitad de los encuestados dijeron al contrario, que sus antecedentes multirraciales no habían marcado ninguna diferencia. [57]

Este es un hallazgo interesante porque solo el 18% de las personas multirraciales que no son hispanas dicen que sus antecedentes han sido una ventaja, mientras que el 78% dice que no ha hecho una diferencia.

La mayoría de los hispanos encuestados por el Centro de Investigación Pew dicen que "a menudo" o "a veces" se sienten orgullosos de sus antecedentes de raza mixta. Esto es cierto para el 76% de los que eligen dos o más razas, en comparación con el 58% para los multirraciales que no son hispanos.

Porcentaje de hispanos que dice que pertenecen a un grupo con mezcla racial

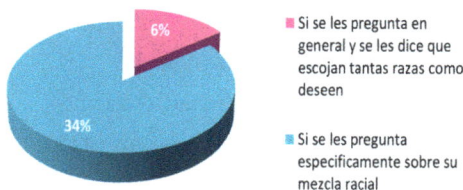

■ Si se les pregunta en general y se les dice que escojan tantas razas como deseen

■ Si se les pregunta específicamente sobre su mezcla racial

FIGURA 9. FACTORES QUE INFLUYEN EN LA IDENTIDAD HISPANA: PERCEPCIÓN EXTERNA

Cabe destacar que muchos de estos encuestados indican que una de sus razas es blanca. Sin embargo, cuando se les pide que describan su raza y se les dice que pueden elegir tantas razas como quieran, el 6% de los hispanos dice que son de "raza mixta" o indican que son dos o más razas. En contraste, cuando se les pregunta específicamente sobre su raza mixta, el 34% dice que se consideran de raza mixta (por ejemplo, mestizo, mulato).

De manera similar, al explorar la identidad de raza mixta utilizando términos como Mestizo o Mulato, que se usan en varias áreas de América Latina para describir la ascendencia mixta indígena y europea, el 25% de 1,520 encuestados se consideran indígenas (por ejemplo: mayas, nahuas, taínos, quichés, aymara, quechua, entre otros) y el 34% dijeron que son de raza mixta. Es importante destacar que solo cuando se les pregunta directamente sobre la raza mixta, los encuestados declaran que se consideran indígenas o nativos americanos. Si se utiliza la pregunta de raza estándar del censo, el 41% elige a los blancos como su raza o una de sus razas, y el 30% elige hispanos o latinos.

Un aspecto que a menudo no se tiene en cuenta, pero que es relevante para el tema discutido aquí, es el hecho de que los términos generales hispano y latino utilizados en la mayoría de las encuestas asumen que todos los subgrupos colectivamente incluidos son similares.

En realidad, se ha propuesto que la variabilidad dentro de la población hispana es tan alta como la variabilidad entre hispanos y blancos. Existen diferencias en el nivel de aculturación, las razones para emigrar a los EE. UU., el nivel socioeconómico, la percepción de identidad racial y también hay diferencias en el nivel de logro educativo y el estado de salud.

Cuando se preguntó si los hispanos de diferentes países que viven en Estados Unidos comparten valores similares, la gran mayoría de los participantes dijo que tenían "algo" o "mucho en común". Pero cuando se evalúan los datos cuidadosamente, las respuestas varían mucho según el país de origen, el tiempo vivido en los EE. UU. y otros factores. Por ejemplo, cuanto más tiempo han estado los hispanos en los Estados Unidos, más creen que tienen "mucho" en común con los hispanos de otros países.

Tener en cuenta las identidades raciales de los padres y abuelos aumenta aún más el número de hispanos que se identifican como mestizos, lo que demuestra nuevamente la complejidad de la cuantificación de las personas de etnia hispana.

Mientras que el 34% de los encuestados dice que son de raza mixta cuando se les pregunta sobre sus propios antecedentes, el 40% dice que son de raza mixta cuando se toma en cuenta a sus padres y abuelos.

Del mismo modo, el número de quienes dicen que tienen antecedentes indígenas aumenta del 25% al 33% cuando se consideran los antecedentes de padres y abuelos.

Aunque el análisis estadístico no se realizó (o al menos no se reportó) en este estudio y, por lo tanto, no puedo afirmar que estas diferencias sean estadísticamente significativas, los resultados sugieren que la identidad racial de los hispanos cambia cuando consideran a sus antepasados en lugar de solamente a sí mismos.

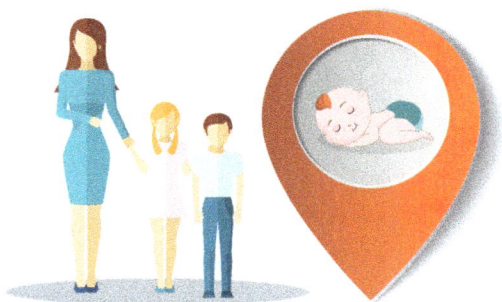

Lugar de nacimiento de los miembros de la familia

FIGURA 10. FACTORES QUE INFLUYEN EN LA IDENTIDAD HISPANA: LUGAR DE NACIMIENTO DE LOS MIEMBROS DE LA FAMILIA

40 millones de residentes estadounidenses mayores de 5 años hablan español en casa. Esto corresponde al 13.3% de los residentes de EE. UU. y representa un aumento del 133.4% desde 1990, cuando el número de residentes de habla hispana de 5 años o más era de 17.3 millones.

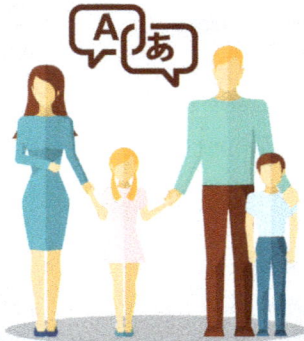

Idioma hablado en el hogar

FIGURA 11. FACTORES QUE INFLUYEN EN LA IDENTIDAD HISPANA: IDIOMA HABLADO EN EL HOGAR

Según la encuesta más reciente, se considera que **el 8.6% de la población estadounidense tiene un dominio limitado del inglés.** Más de 23 millones de hogares de habla hispana informan que hablan inglés "muy bien" y más de 16 millones informan que hablan inglés "menos que muy bien" [29] El cinco por ciento de los niños de 5 a 17 años en los Estados Unidos hablan inglés "menos que muy bien".

Es importante mencionar que a pesar de que las tasas de dominio del inglés siguen siendo bajas entre los hispanos en general, cambios significativos han ocurrido con el tiempo. Por ejemplo, el número de niños hispanos nacidos en el extranjero que dominan el inglés ha aumentado significativamente. Entre los adultos hispanos, el porcentaje que solo habla inglés en el hogar aumentó del 28% al 40% entre 1980 y 2013. [60] Las posibles razones para el crecimiento de los angloparlantes incluyen el aumento en el número de hispanos nacidos en los Estados Unidos y la disminución de la inmigración desde América Latina. Desde el año 2000, el crecimiento de la población hispana ha sido impulsado principalmente por los nacimientos en Estados Unidos, no por un aumento en el número de nuevos inmigrantes.

Fluidez del lenguage Inglés en hogares que normalmente hablan Español, 2017

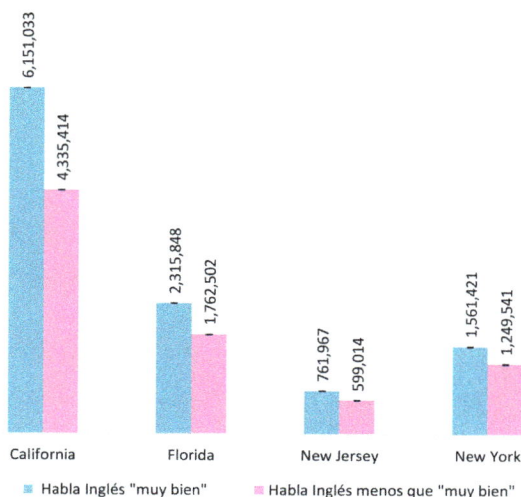

Una consideración importante de los datos presentados en la Figura 12 es que, por lo general, la información sobre el dominio del inglés no se clasifica de acuerdo al lugar de nacimiento. Existen claras diferencias entre los hispanos de los EE. UU. y los extranjeros en lo que respecta al uso del idioma, y el no tener en cuenta esas diferencias puede dar lugar a una incorrecta interpretación de los datos.

Además, aunque un alto porcentaje de hispanos nacidos en el extranjero hablan español en casa, muchos también hablan inglés "muy bien". Como era de esperarse, un porcentaje muy alto de hispanos nacidos en los EE. UU. hablan inglés de manera competente, aunque un tercio de ellos habla español en casa. Esto puede estar relacionado con las diferencias de logro educativo generacional entre los miembros de la familia. Según los datos del Centro de Investigación Pew, el 5% de los hispanos nacidos en el extranjero hablaban solo inglés en casa en 2013 y entre los hispanos que no dominaban el inglés o dijeron que no hablaban inglés, el 52% y el 75% respectivamente, tenían educación de nivel menor a la escuela secundaria. [60]

Del 70% de los latinos de 5 años en adelante que hablaban inglés de manera competente en 2017, los niveles más altos de dominio del inglés se encontraban entre españoles (93%), panameños (87%) y puertorriqueños (83%). El 71% de los mexicanos domina el inglés, mientras que solo aproximadamente la mitad de los hispanos de países centroamericanos como Guatemala, El Salvador y Honduras dominan el inglés.

Además, el español que se habla en diferentes países no es igual. Muchas palabras tienen diferentes significados y connotaciones en diferentes países. Esto es relevante para las interacciones entre los médicos y sus pacientes.

Según la encuesta de adultos latinos realizada en 2015 por el Pew Research Center, el 58% de los inmigrantes, el 87% de los estadounidenses nacidos en Estados Unidos y el 81% de los hispanos votantes no creen que hablar español sea un componente necesario de la identidad latina. [61, 62]

Es importante estimar cuántos hispanos en los EE. UU. no dominan el inglés porque sus dificultades de comunicación tienen un impacto directo en su acceso a la atención médica y su satisfacción con los proveedores de atención médica de habla inglesa. Como se analiza con más detalle más adelante en este libro, existe una correlación entre el dominio del idioma inglés y los resultados de salud.

Transmigración

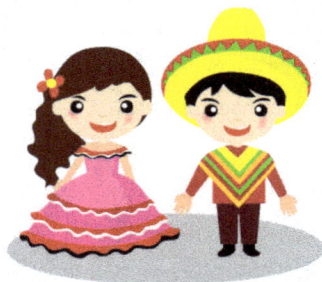

Tradiciones y transmigración

FIGURA 13. FACTORES QUE INFLUYEN EN LA IDENTIDAD HISPANA: TRADICIONES FAMILIARES Y TRANSMIGRACIÓN

Muchos hispanos que viven en los Estados Unidos mantienen fuertes lazos con sus países de origen.[21] El término "transmigrante" se utiliza para describir a quienes viajan a sus países de origen con cierta frecuencia, envían dinero a sus familias, hacen llamadas telefónicas regulares o tienen niños que aún viven allí.

Los transmigrantes que participan en estas actividades transfronterizas tienden a corresponder con aquellos que no planean quedarse en los Estados Unidos para siempre, consideran que la moral de su país es superior a la de los Estados Unidos, se describen a sí mismos como estadounidenses con menos frecuencia y usan más el gentilicio correspondiente a su país de origen al describir su identidad racial.

Como era de esperar, cuanto más tiempo hayan vivido en los Estados Unidos, es menos probable que los inmigrantes se comporten como transmigrantes. [21]

Conclusiones clave para el capítulo 2

01

La mayoría de las personas piensa en la "raza" como un grupo de rasgos biológicos innatos comunes (por ejemplo: el color de piel, la forma de la cara o nariz, el color de ojos o el cabello). Sin embargo, no hay características biológicas que permitan la división de cada raza en categorías puramente distintas.

02

Hay una nueva definición de raza, en la que una combinación compleja de cultura, tradiciones familiares, lenguas habladas, identidad de género y muchos otros factores definen quiénes somos más allá de nuestro lugar de nacimiento o el de nuestros antepasados.

Múltiples factores contribuyen a la identidad racial hispana. Éstos incluyen:

- La generación de la persona dentro de los EE. UU .: los hispanos de tercera y cuarta generación se identifican como hispanos con menos frecuencia.
- Percepción externa: comparados con los que se consideran blancos, las personas que se consideran multirraciales tienen más probabilidades de decir que las personas que se cruzan en la calle pensarían que son hispanas.
- Estado de inmigración: las personas que han emigrado recientemente a los EE. UU. tienen más probabilidades de identificarse como hispanos y cuanto más tiempo hayan vivido en los EE. UU., es menos probable que se describan a sí mismos utilizando el gentilicio del país de origen.
- Etnias adicionales: cuanto más tiempo están los hispanos en los Estados Unidos, más creen que tienen "mucho" en común con los hispanos de otros países.
- Idioma que se habla en casa: la mayoría de los hispanos no creen que hablar español sea un componente necesario de la identidad latina, pero se estima que 40 millones de residentes de EE. UU. mayores de 5 años hablan español en casa.

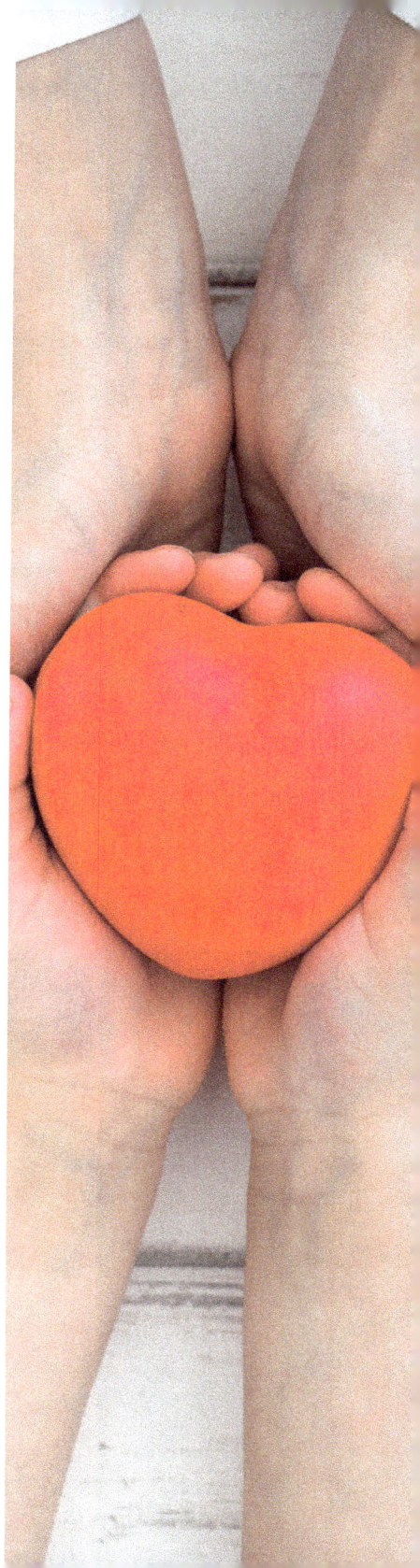

Recursos en línea para el capítulo 2

SI ESTA INTERESADO EN:	VAYA AQUI:
Encuestas nacionales con datos sobre ciudadanía, alfabetización, patrimonio, etc.	The Hispanic Research Center (Centro de investigación Hispana): https://www.hispanicresearchcenter.org/research-resources/data-tool-unpacking-hispanic-diversity/
Encuestas de opinión pública, investigación demográfica, análisis de contenido de medios y otras investigaciones empíricas en ciencias sociales	Centro de investigación Pew Pew Research Center
Información adicional sobre el pasado, presente y futuro del idioma español en los Estados Unidos, incluidas discusiones en profundidad sobre su impacto económico y social.	El futuro del español en los Estados Unidos: el idioma de las comunidades inmigrantes hispanas por Alonso, et al. [62]
Desarrollo de la identidad racial-étnica	EmbraceRace.org : una comunidad multirracial de padres, maestros, expertos y otros adultos solidarios que se apoyan mutuamente para enfrentar los desafíos que la raza representa para nuestros niños, familias y comunidades. https://www.embracerace.org/resources/recording-and-resources-understanding-racial-ethnic-identity-development

Movimiento
Ser Eñye

https://www.enyenation.com/

https://www.enyenation.com/
resource_redirect/landing_
pages/306629

NIVEL DE EDUCACIÓN ENTRE LOS HISPANOS

"Año tras año, vemos brechas persistentes en el rendimiento
en función de la raza y el nivel de ingresos.
Estas brechas no provienen de habilidades dispares; más bien,
son el resultado de sistemas diseñados para perpetuar la injusticia."

ANA MARÍA
FUE A UNA
ESCUELA
PRIMARIA
DONDE
MUCHOS
ESTUDIANTES
HABLABAN
ESPAÑOL

"Los estudiantes que hablábamos español íbamos a clase en el primer piso. Los estudiantes de habla inglesa recibían clases más avanzadas en el segundo piso. La mayoría hablábamos solamente español en casa."

"Tuve problemas cuando nos mudamos a los Estados Unidos, pero le pedí a mi maestra que me trasladara al segundo piso después de unos meses. ¿Cómo puedes mejorar si te hablan en español no solo en casa sino también en la escuela?"

"Una de las razones por las que mis puntajes en los exámenes eran tan bajos era mi deficiencia en el idioma inglés, pero en ese momento no me di cuenta de cuánto afectarían mis puntajes a mis posibilidades de ir a la universidad. Yo era una niña. ¡Lo único que me importaba era que mis compañeros de clase no se burlaran de mí como inmigrante de habla hispana!"

CAPÍTULO 3

EL TRAYECTO EDUCATIVO EN NÚMEROS

¿Qué tan temprano comienzan las desigualdades?

"La tubería educacional es en sí demasiado estrecha. Hay barreras a todo lo largo de nuestro sistema educativo segregado... Demasiados estudiantes minoritarios están en sistemas escolares K-12 de bajo rendimiento."
- Marc Nivet, Director de diversidad de la Asociación de Colegios Médicos Americanos (AAMC).

Este capítulo describe las estadísticas sobre la representación hispana a lo largo de la trayectoria educativa en los EE. UU.

Deben mencionarse algunas limitaciones antes de resumir los datos:

1. La etnia hispana en estos estudios se define igual que en el censo y por lo tanto, puede no representar con precisión la población estudiantil hispana. Además, diferentes fuentes de datos a veces usan definiciones diferentes y algunas definiciones se han modificado a través del tiempo. Por ejemplo, desde 2011, los estudiantes que participan en NAEP fueron identificados de una manera diferente a la categorización del censo utilizando una de siete categorías raciales / étnicas: [63]

- blanco
- negro o afroamericano
- hispano
- asiático
- nativo de Hawái u otra isla del Pacífico
- indio americano o nativo de Alaska
- dos o más razas

2. Ninguna base de datos tiene en cuenta los múltiples aspectos de la identidad racial descritos en el segundo capítulo. Por lo tanto, los hispanos de todos los orígenes se cuentan juntos. Cuando estén disponibles, describiré datos sobre variaciones correspondientes a estudiantes de diferentes países de origen.

3. Se han observado desigualdades entre estudiantes blancos e hispanos desde la primera vez que se recopilaron datos sobre el nivel educativo. Debido a que los puntos de partida no fueron uniformes desde el principio, observar la llamada brecha hispano-blanca en puntos específicos en el tiempo nos impide ver los cambios positivos que han tenido lugar, al menos en algunas de las medidas de logro educativo. Presentaré los datos a lo largo del tiempo cuando estén disponibles, y señalaré cambios importantes usando letras en negrita dentro del texto.

4. Los estudiantes hispanos que abandonan la escuela por cualquier motivo, como razones económicas o familiares, ya no se incluyen en los datos en las etapas posteriores del trayecto educativo, lo que puede hacer que las desigualdades parezcan menos pronunciadas.

Logro educativo: cómo se define y cómo se mide

Para interpretar la gran cantidad de datos disponibles que comparan estudiantes hispanos con los de otras razas y etnias [63], es tan importante comprender cómo se recopilan los datos sobre el rendimiento educativo como lo fue comprender cómo el censo recopila los datos sobre raza y origen étnico en el primer capítulo de este libro. Al igual que con otros temas, solo resumiré brevemente información clave y proporcionaré referencias a otras publicaciones más completas sobre cada tema para aquéllos interesados. [64] Una descripción detallada de cada examen de logro educativo se incluye en el Glosario.

Además de las tasas de graduación, que miden el logro educativo en diferentes niveles, los exámenes estandarizados miden el progreso obtenido por un estudiante durante su trayectoria educativa. Estos exámenes también sirven como una medida de calidad de las escuelas, e identifican a las de bajo rendimiento.

Los exámenes estandarizados están diseñados, al menos en teoría, para garantizar que a todos los estudiantes se les enseñe con altos estándares académicos que los prepararán para la universidad, teniendo en cuenta el acceso equitativo a la instrucción para estudiantes desfavorecidos y de alta necesidad. Por esa razón, es importante comparar los puntajes de los exámenes y las tasas de graduación entre estudiantes hispanos y estudiantes de otras razas y etnias, teniendo en cuenta los posibles sesgos raciales en las medidas de evaluación escolar.

La Evaluación Nacional del Progreso Educativo (NAEP) y la "brecha entre blancos e hispanos" en lectura y matemáticas

Los siguientes gráficos muestran datos sobre NAEP puntajes de ciencias y lectura para estudiantes blancos, negros e hispanos en 4to y 8vo grado en 2015.

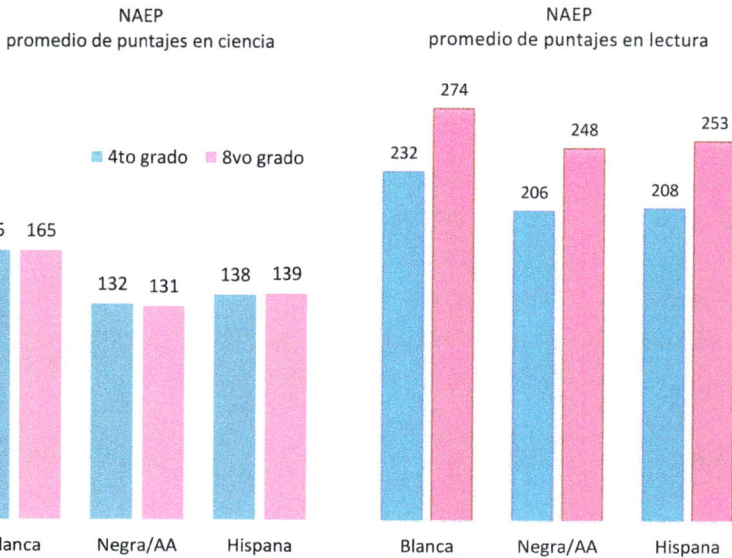

NAEP
promedio de puntajes en ciencia

NAEP
promedio de puntajes en lectura

■ 4to grado ■ 8vo grado

FIGURA 14. PROMEDIO DE PUNTAJE PROMEDIO DE CIENCIAS DE NAEP (IZQUIERDA) Y LECTURA (DERECHA) PARA 4TO (AZUL) Y 8VO (ROSA) SEGUN RAZA Y ETNIA 2015. DEPARTAMENTO DE EDUCACIÓN DE LOS EE. UU., CENTRO NACIONAL DE ESTADÍSTICAS DE EDUCACIÓN, EVALUACIÓN NACIONAL DEL PROGRESO EDUCATIVO (NAEP), EVALUACIONES DE LECTURA

Como se mencionó al comienzo de este capítulo, existen debilidades en la interpretación de las disparidades entre blancos e hispanos [63], relacionadas principalmente con el hecho de que los datos se miden en puntos específicos en el tiempo. Sin embargo, al observar los datos NAEP longitudinalmente, como resumo a continuación, no se evidencian cambios significativos.

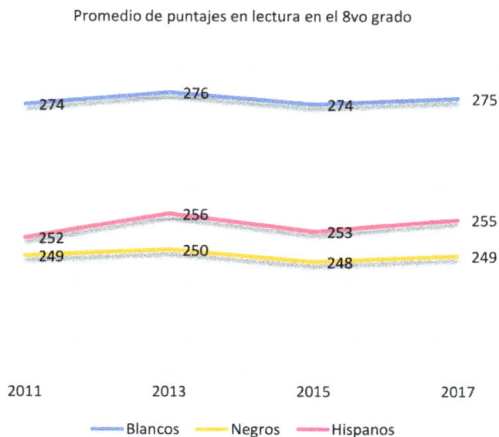

Promedio de puntajes en lectura en el 8vo grado

FIGURA 15. ESTUDIANTES DE OCTAVO GRADO QUE OBTUVIERON CALIFICACIONES POR DEBAJO DEL NIVEL COMPETENTE EN MATEMÁTICAS POR RAZA, 2019

Las siguientes son dos piezas clave de información correspondientes a los datos más recientes (2017):

• La brecha entre blancos e hispanos en los puntajes de rendimiento en matemáticas (19 puntos) no ha cambiado notablemente desde la década de los noventa cuando se administró el NAEP por primera vez.

• La brecha entre hispanos y blancos en lectura en los grados 4, 8 y 12 (23, 24 y 20 puntos, respectivamente) no fue significativamente diferente en 2017 en comparación con la brecha en la década de los noventa.

Porcentaje de estudiantes de 8vo grado que obtuvieron puntajes por debajo del nivel de competencia en matematicas 2019

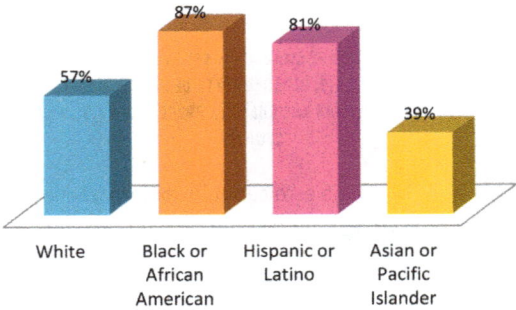

FIGURA 16. PORCENTAJE DE STUDIANTES DE OCTAVO GRADO QUE OBTUVIERON CALIFICACIONES POR DEBAJO DEL NIVEL COMPETENTE EN MATEMÁTICAS POR RAZA, 2019

SAT, MCAT y STJs

En el 2018, el promedio de puntajes SAT en matemáticas fue significativamente menor entre los hispanos en comparación con los blancos. A pesar de que los puntajes fueron superiores a los de años anteriores entre todas las razas y etnias, se mantuvieron igual para los hispanos y los hawaianos nativos. [65]

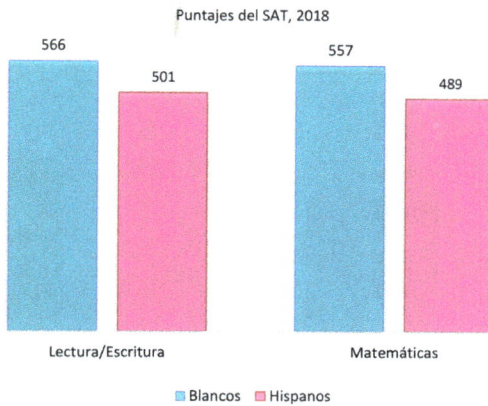

Puntajes del SAT, 2018

	Lectura/Escritura	Matemáticas
Blancos	566	557
Hispanos	501	489

Blancos Hispanos

FIGURA 17. PUNTAJES DEL SAT POR RAZA Y ETNIA, 2018

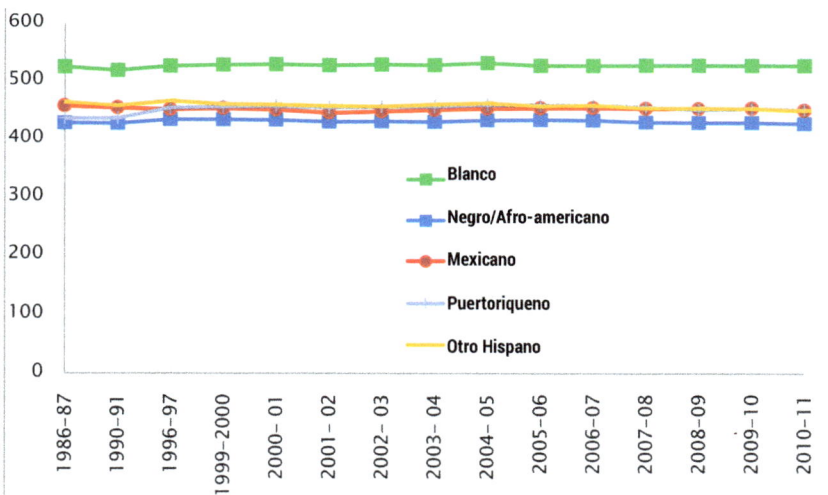

- Blanco
- Negro/Afro-americano
- Mexicano
- Puertoriqueno
- Otro Hispano

FIGURA 18. PUNTAJES PROMEDIO DEL SAT ENTRE ESTUDIANTES DE ÚLTIMO AÑO QUE VAN A LA UNIVERSIDAD, POR RAZA / ETNIA: ALGUNOS AÑOS

Los hispanos también obtienen puntajes consistentemente más bajos en el MCAT que los blancos. Durante el año escolar 2019-2020, el puntaje total promedio de MCAT entre los hispanos que se matricularon en la escuela de medicina fue de 506.2, en comparación con 512.1 entre los blancos.

Promedio de puntajes en el MCAT entre matriculados a escuelas de medicina, 2019-2020

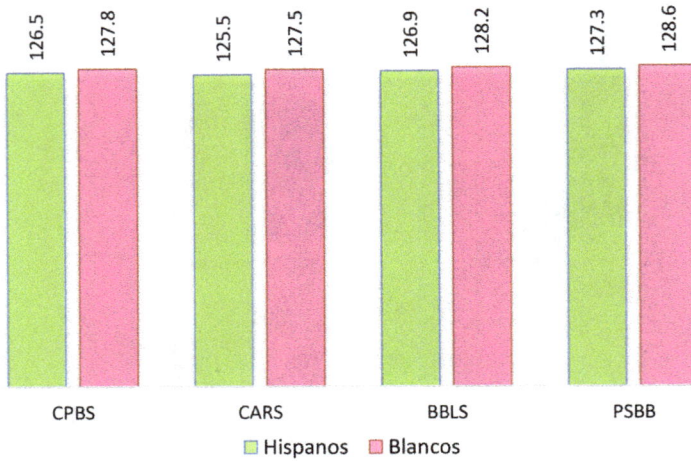

Los puntajes de GPA también son mínimamente más bajos entre los estudiantes hispanos, en comparación con otras razas. En el año escolar 2019-2020, el promedio de GPA total para los hispanos que se matricularon en la escuela de medicina fue de 3.62, en comparación con un promedio de 3.76 para los blancos.

Promedio de puntajes GPA entre matriculados a la escuela de medicina, 2019-2020

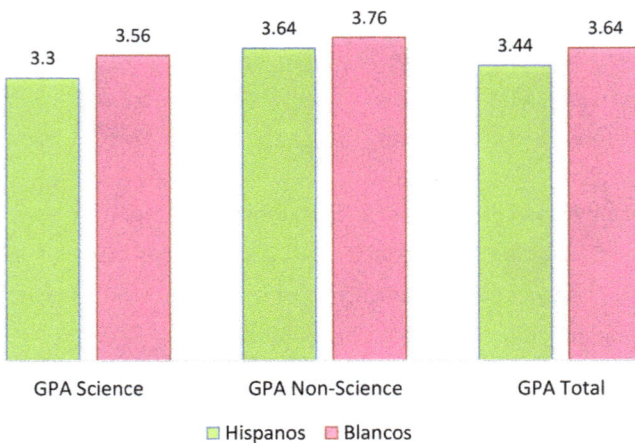

FIGURA 20. PROMEDIO DE PUNTAJES DE GPA ENTRE MATRICULANTES A LA ESCUELA DE MEDICINA, 2019-2020

Los puntajes de GPA también son más bajos entre los estudiantes hispanos, en comparación con otras razas, aunque las diferencias son minimas. En el año escolar 2019-2020, el promedio de GPA total para los hispanos que se matricularon en la escuela de medicina fue de 3.62, en comparación con un promedio de 3.76 para los blancos. [66]

"Sabemos que estos resultados no son un reflejo de la capacidad del estudiante; más bien, son un reflejo de sistemas y prácticas que siguen fallando a los estudiantes" – Christopher J. Nellum, Director adjunto de educación Trust-West

¿Existe realmente un sesgo racial en las pruebas estandarizadas?

Una pregunta clave para nuestra discusión es si la raza y el origen étnico influyen de alguna manera en los puntajes. [67] Como he mostrado en la sección anterior, los hispanos obtienen puntajes más bajos que los blancos en todas las pruebas. Debido a que este también es el caso entre estudiantes de otras minorías como los negros, se ha afirmado que estas pruebas están intrínsecamente sesgadas.

Recientemente hablé con un estudiante universitario interesado en una carrera en medicina, quien me dijo que todos sus amigos universitarios hispanos no solo saben que los hispanos obtienen puntajes más bajos en el SAT y el MCAT, sino que asumen que los funcionarios de admisión son menos estrictos en términos de puntajes cuando revisan solicitudes de estudiantes hispanos. Este comentario coincide con la investigación sobre la llamada "amenaza de estereotipo", que se refiere a las personas que sienten miedo de confirmar los estereotipos relacionados con su grupo social. Por ejemplo, se ha demostrado que al etiquetar un examen como una evaluación de inteligencia, los puntajes de ciertos grupos, como los afroamericanos, se ven afectados negativamente. Estas creencias se han propuesto como una de las razones de las disparidades raciales, más allá de un posible sesgo inherente asociado con la prueba en sí. [68-70]

Se han publicado estudios formales para determinar qué tan bien el MCAT predice resultados de educación a largo plazo y si existe una diferencia en su capacidad para predecir resultados entre estudiantes de diferentes razas y etnias. [71] sugiriendo que las diferencias observadas entre las razas se deben a las desigualdades a lo largo de la trayectoria educativa de los estudiantes, en lugar de un verdadero sesgo racial inherente a la prueba. [72] Como veremos en las siguientes secciones, los estudiantes hispanos están expuestos a múltiples factores de riesgo que contribuyen a su desempeño en las pruebas estandarizadas y que no tienen nada que ver con su aptitud.

Por ejemplo, se ha reportado que los puntajes del SAT correlacionan con el nivel de educación de los padres y el ingreso familiar, lo que pone a los estudiantes que ya viven en desventaja, en una desventaja aún mayor. Los estudiantes ricos tienen acceso a una mejor educación, generalmente son hablantes nativos del idioma ingles y tienen padres educados, lo que les da una ventaja en la parte verbal del SAT y estas diferencias raciales persisten incluso cuando se ajustan los datos de acuerdo a factores socioeconómicos. [73]

A través de los años se han propuesto muchos enfoques diferentes para superar los posibles sesgos raciales o socioeconómicos relacionados con el SAT. Estos enfoques incluyen cambiarle de nombre para ayudar a desacoplar la prueba de su reputación, revisarla priorizando ciertas partes de la prueba que parecen evaluar a los estudiantes de manera más uniforme, reemplazarla por nuevos tipos de exámenes, hacer que los materiales de preparación estén disponibles de forma gratuita para garantizar el acceso equitativo a actividades preparatorias, o eliminar completamente la prueba. De hecho, muchas escuelas ya han optado por no utilizar los puntajes de estos exámenes en su proceso de admisión.

En un esfuerzo por abordar las desigualdades, se anunció recientemente que se incorporaría un nuevo "puntaje de adversidad" al SAT. [74] Este cambio puede o no haber estado relacionado con el reciente escándalo "Operation Varsity Blues" o la demanda contra la Universidad de Harvard por presuntamente discriminar a los asiático-americanos durante el proceso de ingreso a la universidad. El "puntaje de adversidad" propuesto se planeó para 150 escuelas en el 2020 en medio de una gran controversia sobre su validez. [75]

Sin embargo, solo unos pocos meses después de este anuncio, el College Board retiró la propuesta de implementar el "puntaje de adversidad", afirmando que estaban adoptando "una posición más humilde" y que el College Board debería centrarse en mejorar puntajes." [76]

Según una encuesta reciente, mientras el 60% o más de todos los participantes no creen que la raza y el origen étnico sean factores en las decisiones de admisión a la universidad, la mayoría (67%) cree que las calificaciones de la escuela secundaria y los puntajes de los exámenes (47%) deberían ser factores importantes.[77]

El MCAT parece servir para predecir calificaciones y resultados en el USMLE. Algunos estudiantes con promedios de calificaciones bajos obtienen buenos resultados en el MCAT y algunas escuelas usan los puntajes del MCAT para decidir quién necesita más ayuda para tener éxito en la escuela de medicina, no para predecir quién tendrá éxito en la escuela de medicina. [78] Además de todos los problemas descritos aquí, hay que preguntarse si el puntaje de un solo examen puede ser suficiente para predecir qué tan adecuado es un estudiante para convertirse en médico. El rango de puntajes MCAT que está asociado con el éxito es amplio. Lo que esto significa es que un estudiante puede obtener un puntaje en el extremo inferior del rango y tener tanto éxito en la escuela de medicina como alguien que obtiene un puntaje en el extremo superior de ese rango. Esta es la razón por la cual las escuelas deben considerar otras características del estudiante aparte de las calificaciones de los exámenes. [79]

"Tenemos que admitir la verdad de que la desigualdad en riqueza ha progresado hasta tal punto que no es justo evaluar solamente puntajes. Debemos evaluarlos en el contexto de la adversidad que enfrentan los estudiantes."

— David Coleman, Director Ejecutivo de la Junta Universitaria

Se ha demostrado que nuevos tipos de exámenes, como las Pruebas de juicio situacional (SJT, por sus siglas en inglés), que miden las reacciones de un individuo a situaciones específicas que podrían encontrar en su trabajo real, son confiables y válidas y parecen proporcionar un valor adicional especialmente cuando se usan en combinación con pruebas de conocimiento. [80, 81] Hasta que haya una evaluación o grupo de evaluaciones que hayan sido validadas para demostrar su capacidad de predecir resultados a largo plazo, está claro que estos exámenes a menudo se usan más allá de su intención. Creo que las universidades hacen bien en tener en cuenta todos los aspectos del perfil de los estudiantes, incluyendo más de una medida del rendimiento de la escuela secundaria, así como participación en actividades extracurriculares que apoyan su desarrollo como individuos más complétos al exponerlos al mundo de una manera que la escuela no puede. Como veremos en las próximas secciones, a pesar de la llamada brecha entre hispanos y blancos y las disparidades en los puntajes de las pruebas descritas hasta ahora, ha habido una mejora significativa en el rendimiento académico entre los hispanos a lo largo de los años. Presentaré los datos generales sobre el logro educativo a lo largo del tiempo, por raza y etnia, seguidos de información clave sobre cada paso en el trayecto educativo desde la escuela primaria hasta la escuela secundaria y la universidad. El capítulo termina con datos sobre la escuela de medicina y la práctica clínica, incluida una discusión sobre cómo se calcula la suficiencia de la fuerza laboral médica.

Pruebas estándar y fluidez de idioma

Los estudiantes con dominio limitado del inglés obtienen puntajes más bajos en las pruebas estandarizadas de lectura y matemáticas en todos los niveles de grado. [82] Los estudiantes con bajo nivel de inglés comienzan en desventaja, lo que hace menos probable que sean elegibles para clases avanzadas. Esto ha sido asociado con la distinción entre discapacidad y diferencia. Muchos niños etiquetados incorrectamente como que tienen una discapacidad de aprendizaje, simplemente necesitan que se les enseñe de manera diferente, abordando factores como la barrera del idioma. [83, 84] Esto es importante porque algunos investigadores han demostrado que los niños hispanos tienen un desempeño inferior al de los afroamericanos en las primeras etapas de la evaluación académica, pero esto probablemente se deba al hecho de que estos niños de kindergarten se evalúan en inglés en un momento en el que aún no hablan el idioma. Esto no solo es cierto para los estudiantes inmigrantes, sino también para los niños que viven en hogares donde el español es el idioma principal y no están acostumbrados a leer o escribir en inglés. Es probable que los niños con menor capacidad de lectura en esta etapa sean colocados en grupos de menor lectura en el primer grado, donde cubren menos material que sus compañeros en grupos de lectura de alto nivel, y en algunos casos su ingreso al jardín de infantes se retrasa hasta que puedan pasar las pruebas de evaluación. Ambos enfoques afectan toda su trayectoria educativa, lo que los pone en una desventaja aún mayor. [85]

Logro educativo entre hispanos

El logro educativo se refiere al nivel más alto de educación completado por un individuo o grupo, por ejemplo un título universitario. Esta estadística es importante porque está relacionada con indicadores de progreso como el empleo y los ingresos económicos del hogar.

Los hispanos, con mayor frecuencia que los blancos, dicen que es necesario obtener un título universitario para salir adelante en la vida (86% versus 69%). [86] Sin embargo, según datos de la ACS, la mayoría de los hispanos (6 de cada 10) tenían como máximo un diploma de escuela secundaria en el 2017. [87]

Entre los hispanos que tienen educación secundaria o menos y no están matriculados en la escuela, el 74% dice que la razón por la que no continúan su educación es porque necesitan ayudar a mantener a su familia; el 40% dice que no puede darse el lujo de ir a la escuela, y el 49% dice que su dominio del inglés es bajo.

Los hispanos están por debajo del resto de las razas en cuanto al nivel educativo, como se muestra en la Figura 21. En el 2017, los jóvenes hispanos y negros tenían la mitad de probabilidades de haber completado una licenciatura que los blancos no hispanos.

Sin embargo, entre 2000 y 2017, **el número de estudiantes hispanos que habían completado la escuela secundaria aumentó del 63% a aproximadamente el 83%, el número de estudiantes que obtuvieron un título de asociado o más, aumentó del 16% al 27.7% y el número de hispanos con un título de licenciatura o superior aumentó de 9.5% a 18.5%.** Los datos más recientes sobre logros educativos publicados el 30 de marzo de 2020 muestran que el 18.8% de los hispanos de 25 años o más tenían por lo menos una licenciatura, en comparación con el 13.9% en 2010. Además, se ha reportado que **el número de estudiantes hispanos inscritos en escuelas, colegios y universidades en los Estados Unidos se duplicó yendo de 8.8 millones en 1996 a 17.9 millones en el 2016.**

Cambios en logro estudiantil de acuerdo a la raza y etnia: 2006-2017

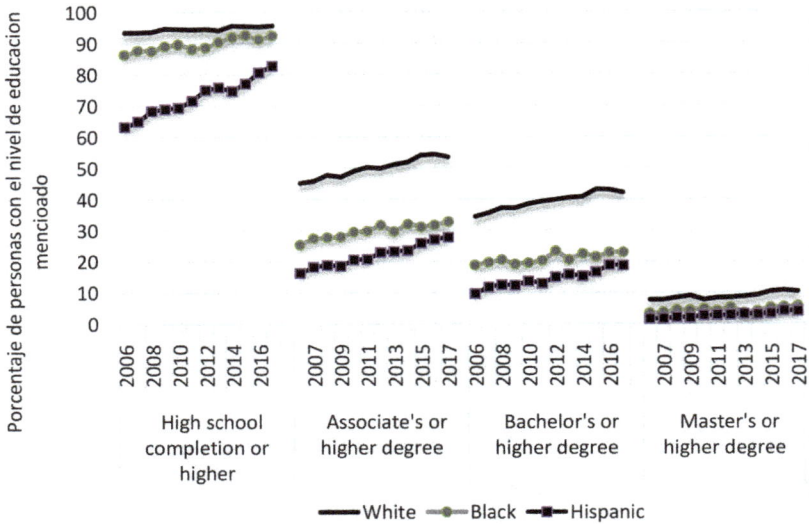

FIGURA 21. PORCENTAJE DE PERSONAS DE 25 A 29 AÑOS CON NIVELES SELECCIONADOS DE LOGRO EDUCATIVO, POR RAZA / ETNIA Y SEXO: AÑOS SELECCIONADOS FUENTE: DEPARTAMENTO DE COMERCIO DE EE. UU., OFICINA DEL CENSO, CENSO DE POBLACIÓN DE EE. UU.

Sin importar como se lo cuantifique, los datos demuestran que la mayor necesidad insatisfecha se encuentra entre los estudiantes con bajo dominio del idioma inglés, así como entre los estudiantes con desventajas económicas. La tasa de graduación conocida como ACGR ies una medida de logro educativo más nueva. La tasa ACGR general 2016–17 fue del 84.6%. Las tasas por subgrupo son las siguientes:

1. 88.6% entre estudiantes blancos,
2. 80.0% entre estudiantes hispanos,
3. 77.8% entre estudiantes negros,
4. 78.3% entre estudiantes económicamente desfavorecidos,
5. 66.4% entre estudiantes con dominio limitado del inglés.

En el 2019 se proyectó que los niños de grupos minoritarios raciales y étnicos representarían el 52.9% de los estudiantes de escuelas públicas de K-12, frente al 35.2% en la década de 1990. De hecho, el número de estudiantes minoritarios de escuelas públicas K-12 (es decir, hispanos, negros y asiático-americanos) ha sido mayor que la población de estudiantes blancos desde el 2014. Aproximadamente el 28% de todos los estudiantes matriculados en escuelas públicas K-12 eran hispanos en el 2019, comparado con solo un 14% en 1995. [88]

En el 2017, el porcentaje de estudiantes hispanos matriculados en kínder fue del 20%. Se prevé que este número aumente aún más según las proyecciones para el 2027 del Centro Nacional de Estadísticas de Educación. [88]

Existe una variabilidad significativa cuando se comparan escuelas privadas con escuelas con alta concentración racial / étnica en las cuales los hispanos representan el 10% y el 60% de todos los estudiantes, respectivamente. [87]

Porcentaje de inscritos en escuelas públicas primarias y secundarias, según raza y etnia

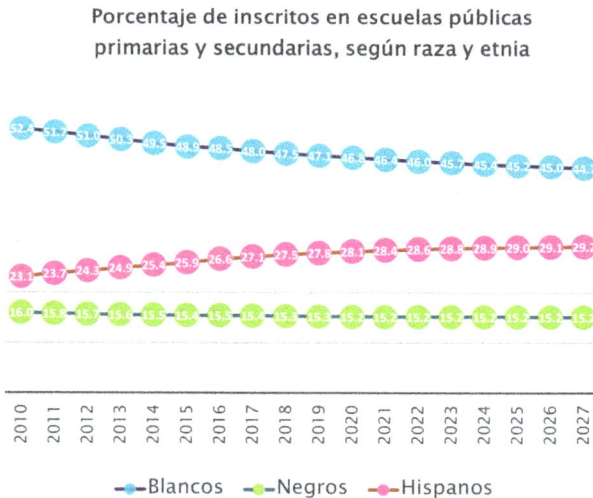

FIGURA 22. DISTRIBUCIÓN PORCENTUAL DE LA MATRÍCULA EN ESCUELAS PÚBLICAS Y PRIMARIAS Y SECUNDARIAS

FUENTE: DEPARTAMENTO DE EDUCACIÓN DE EE. UU., CENTRO NACIONAL DE ESTADÍSTICAS DE EDUCACIÓN

Las intervenciones en la escuela secundaria han sido un foco principal al tratar de abordar las disparidades raciales y étnicas. Sin embargo, la investigación ha sugerido que intervenir en la escuela secundaria puede ser demasiado tarde. Esto se debe a que los estudiantes comienzan a abandonar la escuela antes de la secundaria y a que tanto los estudiantes de escuelas primarias que no ofrecen clases de alto nivel, como aquellos que comienzan con desventaja debido a las dificultades de lectura y a las barreras del idioma, tienen problemas para ponerse al día más adelante en su trayectoria educativa. [89]

Evidentemente, el logro académico no es la única razón para que los estudiantes abandonen la escuela. Entre los estudiantes minoritarios, la necesidad de ayudar a sus familias es un factor importante. No es sorprendente que se haya demostrado que los estudiantes que trabajan 20 horas por semana o más tienden a tener calificaciones más bajas y a abandonar la escuela con mayor frecuencia. [90]

Cuatro cosas que debes saber sobre los hispanos y la escuela secundaria:

1. El porcentaje de adultos de mayores de 25 años que no habían completado la escuela secundaria fue mayor para los adultos hispanos (33%) que para los adultos de cualquier otro grupo racial / étnico en el 2016.

2. Aunque la tasa de culminación hispana permaneció más baja que la tasa blanca (89% versus 94%), la brecha entre hispanos y blancos se redujo entre el 2000 y el 2016. De hecho, los hispanos experimentaron el mayor crecimiento en cuanto a la tasa de culminación de escuela secundaria, la cual aumentó de 61.9% en 1996 a 89.1% en el 2016, y la tasa de graduación de la escuela secundaria pública para estudiantes hispanos aumentó de 75.2% a 79.3% entre el 2013 y el 2016.

3. Al comparar todas las razas y etnias, el mayor aumento en el número total de graduados de escuelas secundarias públicas se produjo entre los estudiantes hispanos. Entre el 2000 y el 2012, ese crecimiento fue superior al 110% y, según las proyecciones, este grupo experimentará un crecimiento adicional de alrededor del 30% hasta el 2025, lo que significa que los hispanos representarán casi una cuarta parte de todos los graduados de escuelas secundarias públicas alrededor del año escolar 2025–26.

4. A pesar de que la tasa de deserción escolar hispano entre los jóvenes de 16 a 24 años se ha mantenido más alta que las tasas correspondientes a blancos y negros, ha disminuido entre los hispanos del 28% al 9% desde principios de la década del 2000. Sin embargo, es importante aclarar que la tasa no es uniforme en todos los subgrupos hispanos. Por ejemplo, los estudiantes de ascendencia peruana tuvieron la tasa de deserción más baja en 2016 con 2.4%, mientras que los estudiantes de ascendencia guatemalteca tuvieron la tasa más alta con 22.9%. [82]

Universidad (College)

Más hispanos van a la universidad y sus tasas de graduación están aumentando.

Seis cosas que debes saber sobre los hispanos y la universidad:

1. **Los adultos jóvenes hispanos experimentaron el mayor aumento en la matrícula universitaria del 20.1% en 1996 al 36% en el 2017.** Al igual que con los datos de la escuela secundaria, existen diferencias en las tasas de inscripción entre los hispanos de diferentes orígenes. Los de origen sudamericano tuvieron las tasas más altas de inscripción (cerca del 60%), mientras que los de origen salvadoreño y puertorriqueño, las más bajas (30.4 y 33.4, respectivamente). **Entre el 2000 y el 2017, la matrícula hispana de pregrado aumentó más del doble** (un aumento del 142% de 1.4 millones a 3.3 millones de estudiantes). En contraste, aunque la inscripción entre miembros de la mayoría de los otros grupos raciales / étnicos aumentó durante la primera parte de este período (del 2000 al 2010), la misma empezó a disminuir alrededor del 2010. Por ejemplo, en comparación con el 71% en el año 2000, solo el 57% de los estudiantes universitarios eran blancos en el 2016.

2. **Entre los hispanos, si evaluamos los datos por décadas de edad, se observan tasas más altas de logro universitario entre personas en las primeras décadas de la vida.** Por lo tanto, el porcentaje de adultos hispanos con un título universitario en

> *"Las instituciones de educación superior tienen la obligación, ante todo, de crear el mejor ambiente educativo posible para los adultos jóvenes cuyas vidas puedan cambiar significativamente durante sus años."*
>
> *— Patricia Gurin* [91]

el 2017 es el siguiente:

- De 25 a 34 años de edad 28.0%
- De 35 a 44 años 25.8%
- De 45 a 54 años de edad 25.1%
- De 55 a 64 años de edad 23.5%
- 65 y mayores 19.5%

El número de títulos de licenciatura otorgados a estudiantes hispanos se triplicó entre el año escolar 2000-01 y el 2015-16.

4. Los estudiantes universitarios hispanos se encuentran entre los más propensos a obtener y completar un título de asociado. La representación de estudiantes hispanos aumentó de 10.3% entre todos los estudiantes universitarios a mediados de la década de los noventa, a 19.8% en el 2016, lo que corresponde al mayor aumento reportado para cualquier grupo racial o étnico.

Secundaria y Universidad

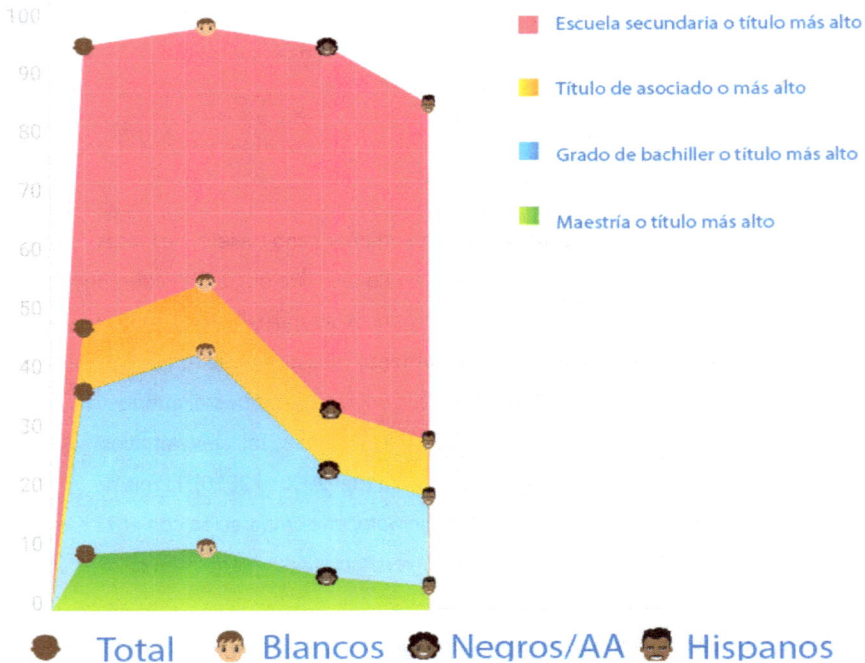

Leyenda:
- Escuela secundaria o título más alto
- Título de asociado o más alto
- Grado de bachiller o título más alto
- Maestría o título más alto

Total Blancos Negros/AA Hispanos

FIGURA 23. PORCENTAJE DE PERSONAS DE 25 A 29 AÑOS CON NIVELES SELECCIONADOS DE LOGRO EDUCATIVO POR RAZA / ETNIA, 2017

Una pregunta importante cuando se observan las trayectorias del progreso escolar es cuántos estudiantes que se gradúan de la escuela secundaria ingresan a la universidad. **Los hispanos**

graduados de secundaria o niveles equivalentes experimentaron el mayor aumento en matrícula universitaria de todas las razas, de 57.6% en 1996 a 70.6% en el 2016.

Esta es una gran noticia que está de acuerdo con la observación de que el nivel educativo entre los hispanos está mejorando significativamente. Sin embargo, relevante para este libro, esto no es cierto para todos los campos de estudio.

Porcentaje de grados de bachiller conferidos profesiones de salud, 2016-17

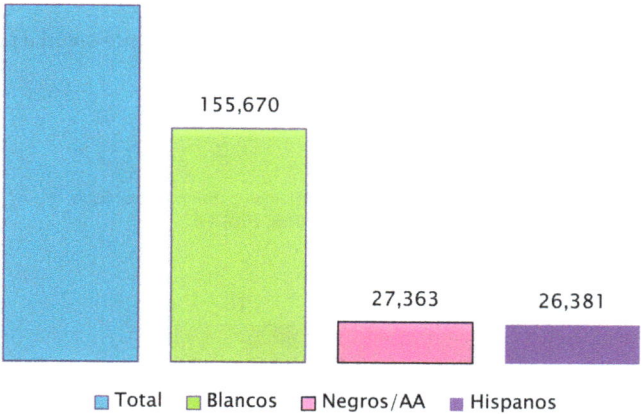

FIGURA 24. PORCENTAJE DE TÍTULOS DE LICENCIATURA CONFERIDOS EN LOS CAMPOS DE CIENCIA, TECNOLOGÍA, INGENIERÍA Y MATEMÁTICAS (STEM) POR RAZA Y ETNIA, 2016-2017

Como se muestra en la Figura 24, los blancos obtuvieron el 65% de todos los títulos de licenciatura en profesiones de la salud, en comparación con el 11% de los negros e hispanos.

Al observar los programas de posgrado que incluyen programas de maestría y doctorado, así como programas de derecho, medicina y odontología, entre el 2000 y el 2017, la inscripción hispana aumentó más del , yendo de 111,000 a 275,000 estudiantes lo que corresponde a un aumento del 148%. La distribución de la inscripción como porcentaje del total de inscripciones aumentó del 6% al 10% entre los hispanos. Las tasas de graduación a tiempo en el año escolar 2016-17 fueron: 91% entre los asiáticos, 89% entre los blancos no hispanos; 80% entre hispanos y 78% entre estudiantes negros no hispanos.

Un estudio interesante observó a 15.000 estudiantes que se matricularon en universidades de California entre los años 1999 y 2000. [92] El 11.6% de los matriculantes eran hispanos. Lo que el estudio encontró fue que los estudiantes latinos recibieron calificaciones significativamente más bajas en cursos "premedical" que los estudiantes blancos. Sin embargo, parecían estar menos disuadidos que los estudiantes blancos al recibir bajas calificaciones en sus clases iniciales. A pesar de sus calificaciones más bajas, estos estudiantes tenían más probabilidades que los estudiantes blancos de completar cuatro o más cursos de acceso. En palabras de los investigadores: **"Muchos estudiantes de minorías en los campus estudiados parecían simplemente no estar dispuestos a renunciar a sus aspiraciones profesionales y abandonar un plan de estudios pre-salud a pesar de la adversidad académica".**"

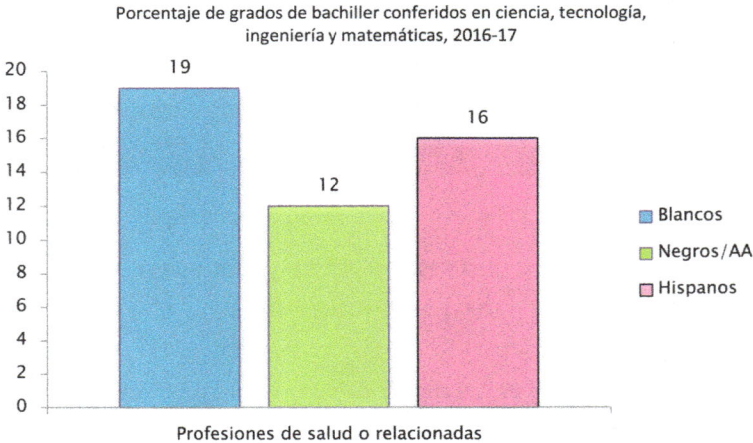

Porcentaje de grados de bachiller conferidos en ciencia, tecnología, ingeniería y matemáticas, 2016-17

- Blancos
- Negros/AA
- Hispanos

Profesiones de salud o relacionadas

FIGURA 25. PORCENTAJE DE TÍTULOS DE LICENCIATURA CONFERIDOS EN LOS CAMPOS DE CIENCIA, TECNOLOGÍA, INGENIERÍA Y MATEMÁTICAS (STEM) POR RAZA Y ETNIA, 2016-2017

Al observar los datos sobre títulos de licenciatura conferidos en todos los campos llamados STEM, que incluyen ciencias biológicas y biomédicas, ciencias de la computación, informática, tecnología, ingeniería, matemáticas, estadística y física, los porcentajes más altos corresponden a los asiáticos (34%) y a extranjeros que no residen en los EEUU (30%). Los números no son tan diferentes entre las otras razas y etnias en programas STEM, con 19% entre blancos, 16% entre hispanos y 12% entre negros, como lo son en los campos de atención médica (Figura 25).

Se estimaba que para 2018, 2.4 millones de trabajos STEM quedarían vacantes. Con trabajos STEM que pagan más que otros trabajos, esto representa una pérdida de dramática de oportunidades.

Escuela de Medicina

La función principal de las escuelas de medicina es educar a los médicos para que atiendan a la población nacional. Este objetivo solo se puede alcanzar si:

1. Un número suficiente de médicos se gradúa para satisfacer las necesidades de una población en crecimiento,
2. Los médicos están distribuidos geográficamente de manera que la población pueda acceder a la atención, independientemente de su ubicación geográfica,
3. Las minorías raciales y étnicas están suficientemente representadas para satisfacer las necesidades de atención cultural y lingüísticamente competente.

En los siguientes párrafos, examinaré cada una de estas condiciones primero describiendo la demografía actual de quienes aplican a la escuela de medicina, así como de aquellos que se matriculan y se gradúan, seguido de una discusión sobre la distribución geográfica de los proveedores de atención médica existentes, que es un factor que afecta la suficiencia de la fuerza laboral de salud de manera diferente en diferentes partes del país. El tema de la atención culturalmente competente se abordará en la Sección 3 de este libro.

En el año escolar 2019-2020, del total de 53,371 aplicantes a la escuela de medicina, 5,858 eran hispanos. De ellos, 2,530 estudiantes (43,1%) fueron aceptados. En comparación, durante el mismo período, 27,795 estudiantes blancos aplicaron y 12,486 (44,92%) fueron aceptados. El número de matriculados refleja el número de aplicantes. Por lo tanto, el 47% de las matrículas en el 2019-2020 correspondían a estudiantes blancos, el 7% a negros y el 6% a hispanos.

Como se muestra en la Figura 26, el número de aplicantes varía significativamente según el país de origen, quizá reflejando la población estadounidense correspondiente a cada país. Es decir, los mexicanos, puertorriqueños y cubanos son los tres principales países de origen de la población hispana en los Estados Unidos, y también las nacionalidades más comunes de estudiantes que aplican a la escuela de medicina.

GRADUADOS DE LA ESCUELA DE MEDICINA, SEGUN RAZA/ETNIA

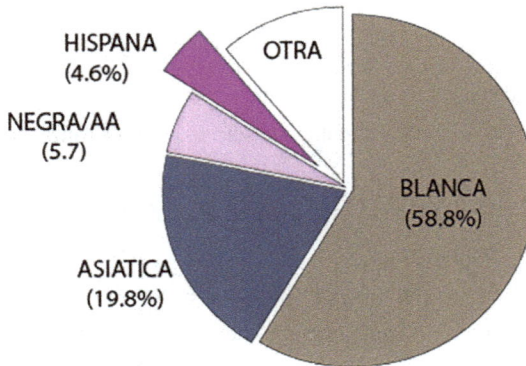

HISPANA (4.6%)

OTRA

NEGRA/AA (5.7)

BLANCA (58.8%)

ASIATICA (19.8%)

FIGURA 26. APLICANTES A ESCUELAS DE MEDICINA HISPANAS POR PAÍS DE ORIGEN

Para determinar la paridad entre el número de adultos jóvenes (en edad universitaria) y el número de adultos jóvenes que aplican y se matriculan a facultades de medicina, necesitamos volver a 2017 para obtener estimaciones del censo disponibles de la ACS.

En el 2017, la población estadounidense de entre 18 y 24 años era 54% (16,499.000) blancos y 22% (6,728.000) hispanos. Mientras tanto, de 21,326 matriculados en la escuela de medicina en el mismo año, 49,6% (10,582) eran blancos, mientras que solo 6.4% (1.383) eran hispanos y 7,05% (1,504) eran negros.

Comparando la poblacion de adultos jovenes con los
matriculantes a la escuela de medicina de acuerdo a raza y etnia

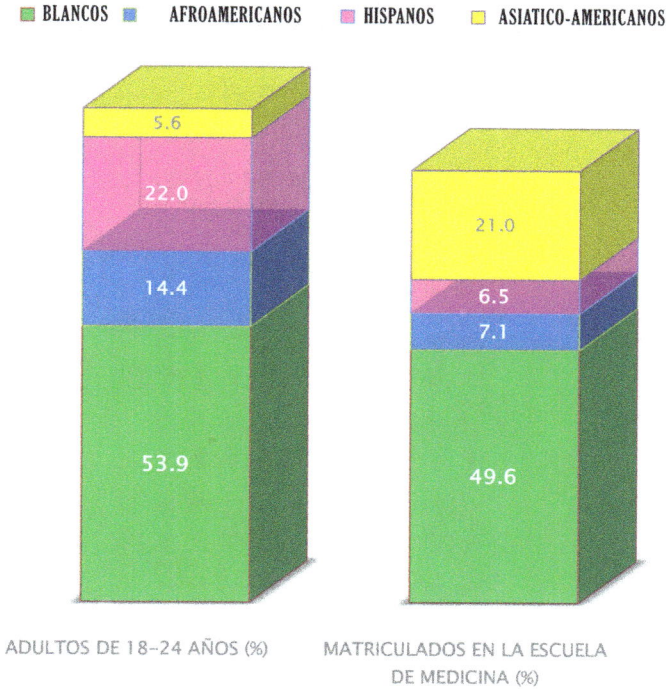

■ BLANCOS ■ AFROAMERICANOS ■ HISPANOS □ ASIATICO-AMERICANOS

ADULTOS DE 18–24 AÑOS (%): 5.6, 22.0, 14.4, 53.9

MATRICULADOS EN LA ESCUELA DE MEDICINA (%): 21.0, 6.5, 7.1, 49.6

FIGURA 27. POBLACIÓN DE ADULTOS JÓVENES DE EE. UU.
VERSUS MATRICULADOS EN ESCUELAS DE MEDICINA, POR RAZA Y GRUPO ÉTNICO, 2017

La tasa de aceptación de ese año fue del 42.5% para los hispanos y del 46.1% para los blancos y, por lo tanto, la diferencia entre los dos no está relacionada con las diferencias en el número de estudiantes aceptados a la escuela de medicina.

A pesar de que los hispanos representan el 22% de la población adulta joven de los EE. UU., solo representan el 6% de los jóvenes matriculados en la escuela de medicina. En contraste, los blancos representan el 53.9% de la población adulta joven y el 49.6% de los matriculados en la escuela de medicina. Los asiáticos representan solo el 5.6% de la población adulta joven y el 21% de los matriculados a la escuela de medicina.

NUMERO Y PORCENTAJE TOTAL DE GRADUADOS DE LA ESCUELA DE MEDICINA 2017-2018

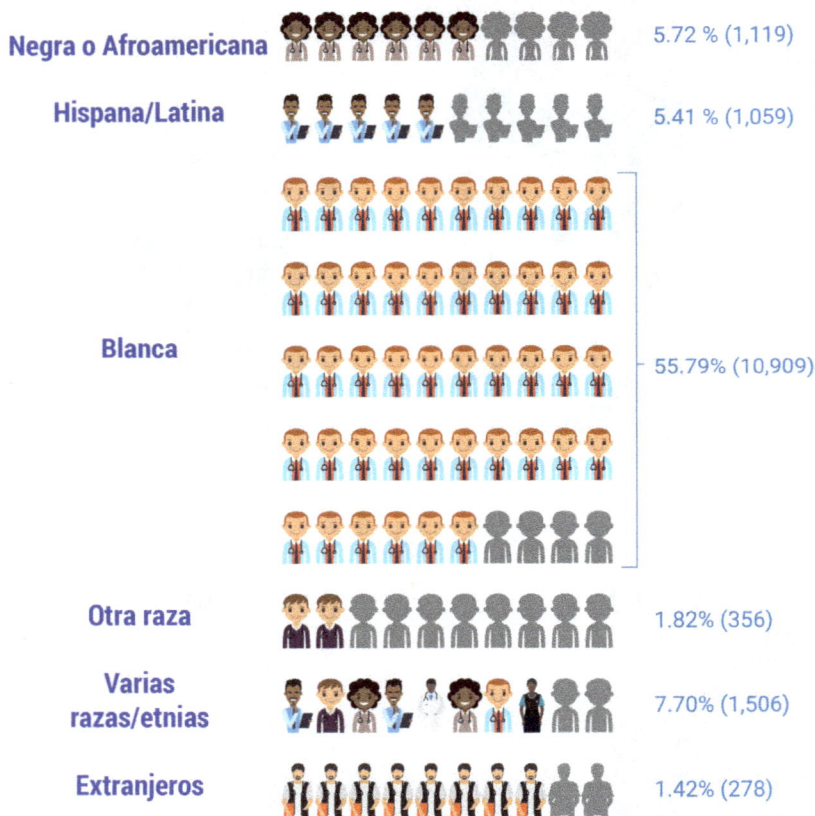

Negra o Afroamericana — 5.72 % (1,119)

Hispana/Latina — 5.41 % (1,059)

Blanca — 55.79% (10,909)

Otra raza — 1.82% (356)

Varias razas/etnias — 7.70% (1,506)

Extranjeros — 1.42% (278)

Total de matriculados 19,553.

FIGURA 28. TOTAL DE GRADUADOS EN LAS FACULTADES DE MEDICINA DE EE. UU. POR RAZA Y ORIGEN ÉTNICO, 2017-2018. EL GRÁFICO NO INCLUYE TODAS LAS RAZAS POR SIMPLICIDAD

RESIDENCIA

NEGRO AFROAMERICANO — 2951

2343 — HISPANO/LATINO

BLANCO — 18563

774 — OTRA RAZA

MULTIPLE RAZA/ETNIA — 3008

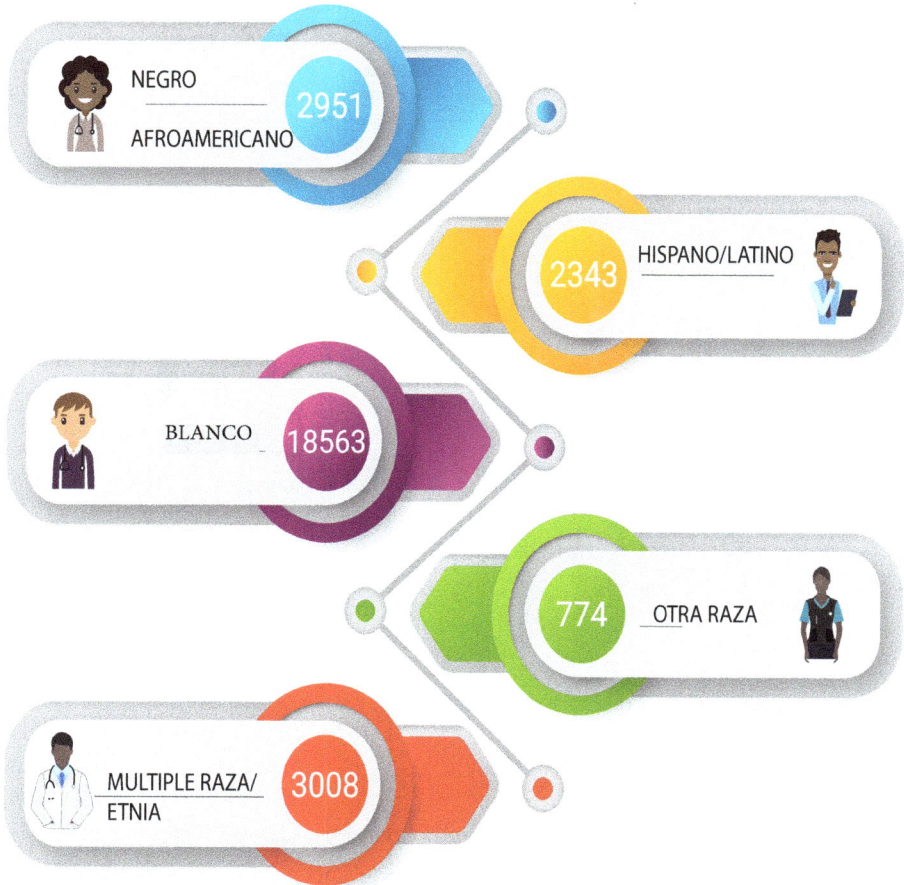

FIGURA 29. APLICANTES A RESIDENCIA DE ESCUELAS DE MEDICINA QUE OTORGAN MD DE EE. UU. A PROGRAMAS ACREDITADOS POR ACGME POR ESPECIALIDAD Y RAZA / ORIGEN ÉTNICO SELECCIONADOS. EL GRÁFICO MUESTRA EL % DEL TOTAL DE SOLICITANTES POR ESPECIALIDAD. EL GRÁFICO NO INCLUYE TODAS LAS CARRERAS POR SIMPLICIDAD. CREADO UTILIZANDO DATOS DE LA AAMC

El Servicio de Aplicaciones Electrónicas a Residencias (ERS), que es un servicio centralizado para aplicar a residencias y becas, ha recopilado datos de raza y origen étnico desde el año académico 2013-2014. En la figura 30, que representa el porcentaje de aplicantes según raza y etnia en las especialidades a las que los médicos solicitan con mayor frecuencia, los números de hispanos se muestran en color rosa.

Aplicantes a residencias en escuelas de medicina acreditadas por la ACGME, por especialidad y raza/etnicidad

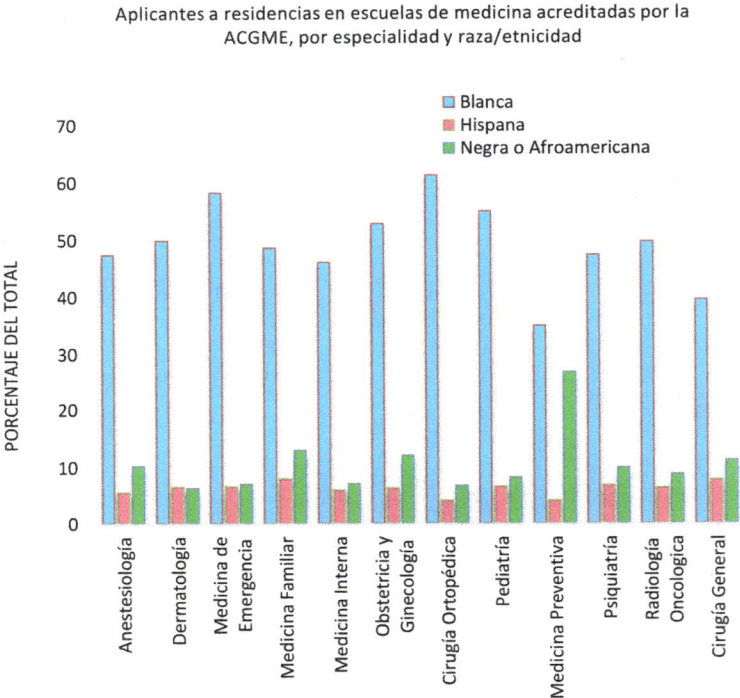

FIGURA 30. APLICANTES A RESIDENCIA POR ESPECIALIDAD Y RAZA / ETNIA 2018-2019

Un reciente ejercicio de diversidad e inclusión [93] cllevado a cabo por el Consejo de Acreditación para la Educación Médica para Graduados (ACGME) y los residentes del Consejo del Comité de Revisión (CRCR) compuesto por residentes de cada especialidad médica, reveló varios problemas que sus miembros consideran que pueden afectar a los médicos en capacitación, incluidos:

1. Microagresiones: miembros que afirman que se los confundió con personal de limpieza o se les felicitó por hablar "buen inglés".
2. Insuficiente educación sobre competencia cultural.
3. Reporte insuficiente de casos de discriminación laboral por temor a represalias.
4. Tolerancia de comportamientos inadecuados debido a la antigüedad del agresor en su institución.

Se han reportado hallazgos similares de encuestas realizadas entre docentes y líderes de escuelas de medicina. [94]

Médicos en práctica clínica y puestos docentes

Si la determinación del tamaño de la población hispana es tan difícil como se describe en la primera sección de este libro, determinar con precisión cuántos proveedores de atención médica se necesitan a corto y largo plazo es aún más difícil. Comenzaré esta sección discutiendo cómo se estima la suficiencia de la fuerza laboral, para explicar por qué decimos que hay una escasez de médicos hispanos en los EE. UU.

En los Estados Unidos, la Administración de Recursos y Servicios de Salud (HRSA) es la organización dedicada a mejorar y lograr equidad en salud. Uno de sus objetivos clave es fortalecer la fuerza laboral de salud para satisfacer las necesidades de una población estadounidense cada vez más diversa.

La HRSA publica un breve documento sobre la distribución del sexo y la raza / etnia en las ocupaciones de salud en los EE. UU. Estas son algunas definiciones utilizadas en sus análisis:

1. La fuerza laboral de los Estados Unidos se define como aquellos que tienen 16 años o más y que actualmente están empleados o buscan empleo.
2. La diversidad en las ocupaciones de salud se mide por la representación de grupos minoritarios en una ocupación de salud en relación con su representación

general en la fuerza laboral de los EE. UU.

3. Las ocupaciones de salud se dividen en 6 categorías. Los médicos forman parte de la categoría "Profesionales de diagnóstico y tratamiento de la salud".

En su informe más reciente publicado en el 2017 correspondiente a los datos de ACS obtenidos entre 2011 y 2015, la HRSA informa que los blancos constituyen la mayoría de la fuerza laboral de los EE. UU. (64.4%) en comparación con los hispanos (16.1%) y los negros o afroamericanos (11.6 %).

El ACS del 2017 mostró que el 67% de los médicos en la fuerza laboral eran blancos y el 6.3% hispanos.

Utilizando datos correspondientes al porcentaje de médicos activos el 1 de julio de 2019, la AAMC reportó que 5.8% de los médicos eran hispanos, 56.2% blancos, 5% negros o afroamericanos y 17.1% asiáticos.

Distribución de médicos (porcentaje) de acuerdo a raza/etnia en comparación con la población general en edad productiva

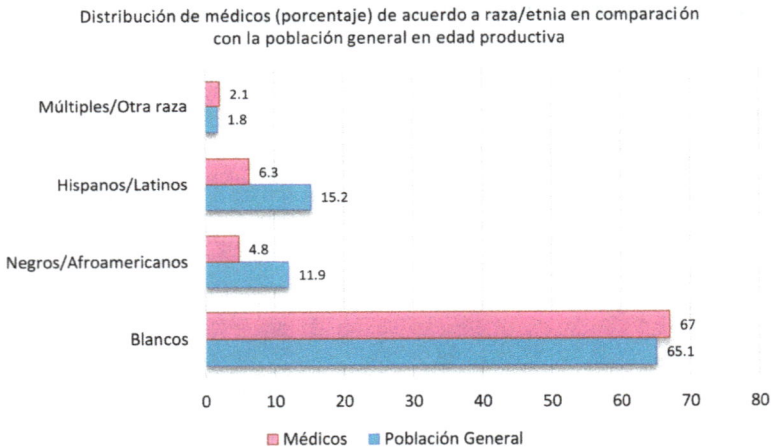

FIGURA 31. DISTRIBUCIÓN DE MÉDICOS POR RAZA / ETNIA EN RELACIÓN CON LA POBLACIÓN EN EDAD LABORAL
(FUENTE: HRSA ACS PUMS 2011-2015)

El informe concluye: "Los hispanos están subrepresentados significativamente en las ocupaciones de los profesionales de diagnóstico y tratamiento de la salud".
Dentro de las profesiones médicas, la salud pública es el único campo donde la proporción de minorías subrepresentadas se acerca a la paridad de la población.

Los médicos en puestos docentes a tiempo completo también son en su mayoría blancos (63.9%) y asiáticos (19.2%). Solo el 5.5% son hispanos y el 3.6% negros. Esto es cierto entre los médicos en puestos académicos en todos los niveles de medicina académica, con hispanos que representan menos del 3% de todos los presidentes, profesores y decanos, en comparación con más del 80% para los blancos. [95] Se ha reportado que menos de un tercio de las escuelas de medicina tienen programas dirigidos hacia docentes minoritarios subrepresentados enfocados en mejorar su reclutamiento, promoción y retención y en brindar oportunidades de tutoría. [96-108]

En resumen, la nación ha experimentado un cambio demográfico significativo hacia una mayor diversidad racial y étnica, mientras que la fuerza laboral médica prácticamente no ha cambiado.

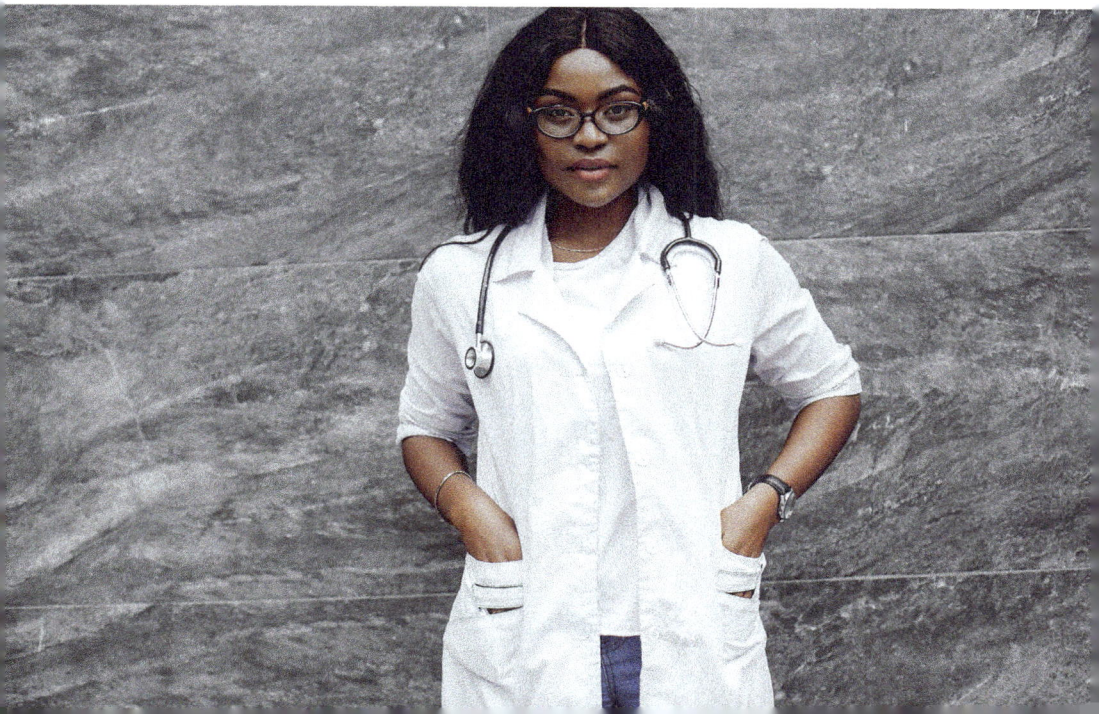

¿Cómo se determina la suficiencia de la fuerza laboral de salud?

No existe un estándar preciso para evaluar la suficiencia de la fuerza laboral de atención médica y, aparte de las proyecciones del crecimiento de la población, existen datos limitados sobre los factores que influencian la oferta y la demanda específicamente entre los hispanos. Por ejemplo, se sabe poco sobre la utilización de servicios de salud entre los hispanos según su edad y sexo. Además, se sabe poco acerca de cómo las necesidades de atención médica han cambiado entre los hispanos a través del tiempo. Sin embargo, en esta sección intentaré describir algunos de los métodos típicamente utilizados para evaluar las brechas entre la oferta y la demanda en proveedores de atención médica y resumiré sus hallazgos para determinar si los datos respaldan la idea de que hay una escasez de médicos hispanos en los EE.UU.

Desde el comienzo de esta sección diré que la planificación de la fuerza laboral no mide adecuadamente, y probablemente subestima, la escasez de proveedores de atención médica hispanos. **Sin embargo, sin importar como se mida y como veremos a continuación, no cabe duda de que hay una escasez de médicos hispanos en los EE. UU.**

Densidad laboral

La densidad de trabajadores de la salud es una medida definida por la Organización Mundial de la Salud (OMS) como el número de trabajadores de la salud por cada 1.000 habitantes (a menudo reportado en la literatura como número por cada 10.000 o 100.000 habitantes), y es uno de los 100 indicadores clave de salud establecidos por la OMS. [109]

Utilizando datos del censo de EE. UU., Sánchez, G. y colaboradores reportaron que **en el 2010 había 10.5 médicos hispanos por cada 10,000 habitantes en los EE. UU., en comparación con 31.5 por cada 10,000 blancos.** [110] Además, mostraron que el número había disminuido de 13.5 a 10.5 / 10.000 en 1980, una disminución del 22% en comparación con un aumento del 45% en los médicos blancos no hispanos durante el mismo período de tiempo.*

*los números de la publicación fueron convertidos a n/10,000 para facilitar la comparación con otras tasas reportadas en la literatura

La determinación de la demanda futura es aún más compleja. [111, 112] En ausencia de una herramienta precisa para la planificación de la fuerza laboral a largo plazo, es poco probable que las estimaciones del número de médicos que se necesitan 30 o 50 años en el futuro sean confiables, ya que se basan en suposiciones sobre eventos que son difíciles de predecir con certeza. Por ejemplo, como veremos en la siguiente sección, los cálculos de la suficiencia de la fuerza laboral y los ejercicios de planificación de la fuerza laboral a menudo se basan en la evolución demográfica, es decir, la tasa de crecimiento de la población del país, junto con el número actual de médicos.

La tasa de crecimiento de la población de un país es una variable crítica en cualquier planificación de la fuerza laboral de salud que busca alcanzar umbrales mínimos para la densidad de trabajadores de la salud. Como ejemplo, un país con una población de 10 millones en el 2020 requiere 23,000 trabajadores de la salud

En el 2019, la Asociación de Colegios Médicos Americanos (AAMC) proyectó una escasez de hasta 121,900 médicos en el 2032, incluida una escasez de hasta 55,200 médicos de atención primaria y aproximadamente 67,000 especialistas. [113]

para llegar al umbral de densidad de trabajadores de la salud. Si la población crece a una tasa de 2.4%, requerirá 53.360 trabajadores de salud adicionales para alcanzar el umbral 50 años en el futuro. Esto corresponde a un aumento de más del 200% sobre el número requerido en el año 2020 (23,000). Por el contrario, las disminuciones en la tasa anual de crecimiento de la población pueden resultar en menos trabajadores de salud adicionales necesarios para alcanzar el umbral de densidad adecuado. Puede ocurrir una disminución debido a varios factores, incluidos cambios en las tasas de fertilidad y uso de anticonceptivos, aumento de la mortalidad, etc. Debido a que estas tasas no cambian de manera constante o predecible, es difícil incluir estas variables en los modelos de planificación de la fuerza laboral.

Los eventos catastróficos como la pandemia de COVID-19, aunque raros, resaltan la imprevisibilidad de los cálculos de la suficiencia de la fuerza laboral de atención médica. Eventos de naturaleza similar, aunque de menor magnitud, a veces ocurren a nivel local, donde los brotes de enfermedades infecciosas, por ejemplo, pueden ocurrir dentro de un distrito escolar o un condado, lo que lleva a un aumento de la demanda que podría ser temporal.

Los factores geográficos tampoco suelen tenerse en cuenta. Debido a la distribución variable de los hispanos en diferentes regiones, este tipo de planificación "diluye" la necesidad insatisfecha, que es mucho mayor en áreas con alta concentración de hispanos (ver sección sobre *distribución inadecuada*). Por lo tanto, se debe realizar una evaluación cuidadosa de la oferta y la demanda no solo a nivel nacional, sino también a nivel regional y local. La evolución temporal de estas diferencias regionales también debe tenerse en cuenta.

Durante la firma de los Objetivos de Desarrollo del Milenio (ODM) en el 2000, la OMS estimó que los países con menos de 23 profesionales de la salud (médicos, enfermeras y parteras) por cada 10,000 habitantes probablemente no alcanzarían tasas de cobertura adecuadas para las principales intervenciones de atención primaria de salud priorizadas por esa iniciativa que incluyen: erradicar la pobreza extrema y el hambre, mejorar la salud materna, combatir el VIH / SIDA, la malaria y otras enfermedades.

Usando la densidad de trabajadores de salud como medida, se podría argumentar, como muchos otros lo han hecho, que existe una grave escasez de médicos hispanos para cubrir las intervenciones de atención primaria entre la población hispana.

Si bien la escasez general de médicos está fuertemente influenciada por la demografía (por ejemplo, el hecho de que la expectativa de vida ha aumentado y los baby boomers están envejeciendo e ingresan a los programas de Medicare en números récord [114]), Cuando se trata de estimar la demanda por raza, decir que se necesitan más médicos hispanos simplemente porque la densidad de trabajadores es baja o porque el número de hispanos en los EE. UU. está creciendo, es muy simplista. Si bien este es un importante impulsor de una mayor demanda, **evidentemente no es razonable suponer que solo los médicos hispanos pueden atender a pacientes hispanos**.

Cuando se dice que se necesitan más médicos de una raza / etnia específica, eso no significa que los profesionales de las minorías deban atender solamente a las poblaciones minoritarias. La importancia de esta afirmación radica más bien en la necesidad de mejorar la calidad de la atención de los pacientes minoritarios ofreciendo atención médica en su propio idioma y teniendo en cuenta sus aspectos culturales. El objetivo principal de los ejercicios de planificación de la fuerza laboral de salud es equilibrar la oferta y la demanda de los proveedores de atención médica a corto y largo plazo. La cantidad de dinero asignada a la planificación de la fuerza laboral y las metodologías utilizadas varían en diferentes geografías, pero el interés en el proceso ha aumentado con el tiempo debido a los cambios en la demografía de la población. Por ejemplo, una mayor expectativa de vida y un mayor uso de la atención médica por parte de los ancianos y las familias de bajos recursos a través del sistema de seguridad social. La planificación de la fuerza laboral informa y respalda las decisiones políticas y garantiza un acceso adecuado a la atención médica para la población.

Los modelos de planificación de la fuerza laboral que ayudan a estimar la demanda futura no suelen tener en cuenta los desequilibrios raciales. La atención se centra más bien en las "necesidades de reemplazo" basadas en el número de médicos que se gradúan versus aquellos que se jubilan a una edad específica. Esto asume que el sistema está en equilibrio siempre que haya un número suficiente de nuevos graduados disponibles para reemplazar a los médicos que abandonan la fuerza laboral.

OFERTA

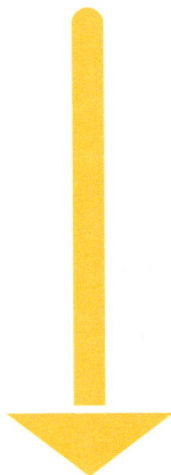

- Número de graduados de la Facultad de Medicina *: tasas de admisión y abandono, formación de posgrado
- Número de profesionales inmigrantes
- Trabajadores que regresan después de una licencia
- Jubilaciones y bajas previas a la jubilación, incluida la emigración, el cambio de carrera, etc.
- Remuneración: disposición del personal capacitado a aceptar salarios y condiciones.
- Mortalidad
- Emigración

DEMANDA

- Cambios a lo largo del tiempo en el tamaño de la población por edad y sexo, tasas de fecundidad, tasas de natalidad y mortalidad, inmigración
- Uso actual y posible futuro de los servicios de salud por segmentos de la población (edad, sexo, raza / etnia)
- Patrones de morbilidad y carga de diferentes enfermedades y factores de riesgo
- "Plasticidad" de los servicios: adecuación de los servicios de acuerdo con las prácticas locales y manejo multidisciplinario del paciente
- Cambios en el gasto: cantidad de recursos disponibles para pagar la atención médica, salarios, beneficios, disposición, pagar la atención médica, etc.

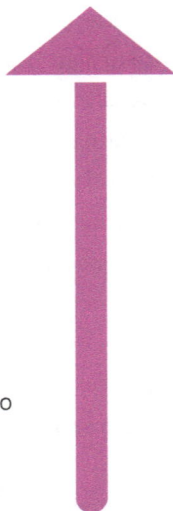

FIGURA 32. IMPULSORES DE OFERTA Y DEMANDA DE LOS TRABAJADORES DE LA SALUD. MODIFICADO DE [124] [125] [126]. UNO DE LOS IMPULSORES MÁS IMPORTANTES DE LA OFERTA DE PERSONAL SANITARIO ES EL NÚMERO DE GRADUADOS DE LA FACULTAD DE MEDICINA.

Sabiendo que el número de graduados de la facultad de medicina es una de las principales fuentes de personal sanitario, la desigualdad en el número de graduados hispanos en comparación con los graduados de otras razas y etnias es un problema importante. Otro problema es que la definición de escasez no está clara. La escasez se ha estimado utilizando las múltiples medidas métricas diferentes enumeradas en el recuadro 2.

RECUADRO 2. VARIABLES COMÚNMENTE UTILIZADAS PARA DETERMINAR LA ESCASEZ DE MÉDICOS

Tasas de vacantes de encuestas de hospitales: tiempo promedio para llenar publicaciones o datos sobre vacantes de hospitales.

Comparación con un punto de referencia: Brecha entre la relación médico-población actual y un punto de referencia u objetivo.

Medidas centradas en el paciente: dificultades para encontrar médicos o tiempo de espera para obtener citas.

Tamaño de la población con problemas de salud: para estimar la demanda entre los más necesitados.

La planificación de la fuerza laboral generalmente asume que no hay ni escasez ni excedente de médicos en un momento dado. Sin embargo, como expliqué cuando describí la brecha entre hispanos y blancos en los puntajes de los exámenes estandarizados cuando dije que la desigualdad comienza muy temprano en la trayectoria estudiantil, el número de médicos en el punto de partida también ya es desigual. Los números iniciales de proveedores de atención médica corresponden a los datos del censo sin tener en cuenta ninguna de las variables enumeradas anteriormente, como las diferencias geográficas y los desequilibrios raciales. Algunas personas creen que una buena manera de abordar este problema es comparando la escasez local con un punto de referencia. Sin embargo, se desconoce el punto de referencia adecuado, y aunque lo hubiera, no aplicaría a todas las poblaciones, es decir, lo que es un punto de referencia apropiado para una raza (por ejemplo, blanca), puede no aplicar a otras razas (por ejemplo, hispanos) precisamente debido a las desigualdades iniciales. La principal ventaja de utilizar un punto de referencia es planificar hacia un objetivo en el que todas las razas tengan el mismo acceso a la atención. Sin embargo, como se mencionó anteriormente, los médicos hispanos no deben ser restringidos para tratar pacientes hispanos.

Representación insuficiente o distribución inadecuada

La distribución geográfica de los médicos es otro factor importante asociado con el acceso insuficiente a la atención médica. En lugar de una escasez de proveedores de atención médica, algunos analistas han demostrado que existe una fuerte concentración de ciertas especialidades médicas en áreas discretas del país. [115] En un análisis de médicos de atención primaria menores de 75 años, solo se observó un excedente médico en ciertas áreas del país. [116]

En un estudio retrospectivo con datos del 2012 de la American Medical Association (AMA) Physician Masterfile, [117] los investigadores observaron la composición racial y étnica, así como las ubicaciones de práctica de un grupo de más de 140,000 médicos de atención primaria que se graduaron de las escuelas de medicina después de 1980, cuando la raza y el origen étnico comenzaron a recopilarse sistemáticamente. El estudio también analizó el acceso de la población a la atención primaria de salud.

En este estudio, el 6,8% (o 10.064) de médicos eran negros, el 5,9% (o 8,697) hispanos, el 72.5% (107,222) blancos y 2.9% (o 4,314) de raza o etnia desconocida. Como era de esperarse, la diversidad de esta cohorte de médicos no reflejaba la diversidad de la población de EE. UU. en el momento del estudio. La accesibilidad a la atención médica se definió como el número de médicos de atención primaria disponibles por cada 10,000 habitantes.

El estudio reporta varios hallazgos importantes, algunos de los cuales los autores ilustran muy efectivamente en un mapa [117] y que resumiré aquí:

1. Los médicos hispanos practican en mayor número que los médicos blancos de atención primaria en áreas de escasez de profesionales de la salud de atención primaria (HPSA), áreas / poblaciones con servicios médicos insuficientes (MUA

/ P) y áreas rurales. Esto fue cierto incluso después de excluir a los médicos internacionales que representan más del 20% de la población de médicos de atención primaria, al menos en algunas geografías.

2.   Existen diferencias significativas en la distribución geográfica y la diversidad de especialidades de atención primaria.

3.   La medicina familiar fue la especialidad menos diversa y la medicina interna la especialidad con mayor diversidad.

4.   Florida, el sur de Texas, Nuevo México, el centro de Colorado, Arizona, California, Washington y Puerto Rico son los estados más afectados por la falta de accesibilidad a médicos hispanos de atención primaria. [117]

Curiosamente, al mirar otros mapas sobre la distribución de médicos creados por la AAMC utilizando datos de la Base de datos de médicos minoritarios del 2013, que le recomiendo que revise aquí es inmediatamente obvio que el número de médicos hispanos es tan bajo, que las diferencias de un estado a otro son difíciles de discernir, en comparación con las diferencias en la distribución de la fuerza laboral de salud blanca o negra. Con la excepción de Puerto Rico, Nuevo México, Florida, Texas, California y Arizona, el porcentaje de médicos de origen hispano es inferior al 5% en todos los demás estados de los EE. UU. De hecho, es inferior al 4% en la mayoría de los estados.

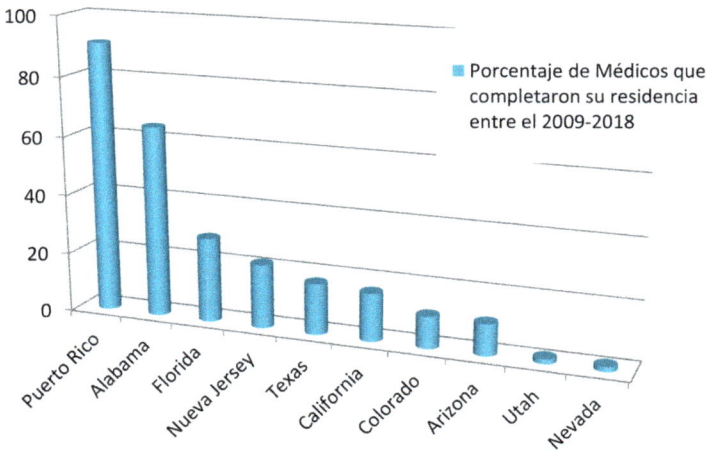

FIGURA 33. MÉDICOS QUE EJERCEN EN ÁREAS DESATENDIDAS, POR ESTADO. (MÁS DE LA MITAD (54,6%) DE LAS PERSONAS QUE COMPLETARON SU FORMACIÓN DE RESIDENCIA DE 2009 A 2018 ESTÁN PRACTICANDO EN EL ESTADO DONDE REALIZARON SU FORMACIÓN DE RESIDENCIA).

En una encuesta enviada a médicos en California para evaluar oferta y demanda de profesionales médicos, se descubrió que la oferta estaba inversamente asociada con la proporción de residentes negros e hispanos, y que los médicos hispanos tenían dos veces más probabilidades que los médicos blancos de practicar en comunidades con altos números de residentes hispanos así como también en áreas con menos médicos de atención primaria per cápita. [118]

En una encuesta enviada a médicos en California para evaluar oferta y demanda de profesionales médicos, se descubrió que la oferta estaba inversamente asociada con la proporción de residentes negros e hispanos, y que los médicos hispanos tenían dos veces más probabilidades que los médicos blancos de practicar en comunidades con altos números de residentes hispanos así como también en áreas con menos médicos de atención primaria per cápita. [119] Como muestran estos estudios, las áreas con más minorías tienden a enfrentar más escasez de médicos. Finalmente, un promedio del 23.3% de los médicos que completaron su residencia entre el 2009 y el 2018 practican en áreas con servicios médicos insuficientes, independientemente de dónde completaron su residencia.

Porcentaje de necesidades satisfechas en lugares considerados como áreas de escacez de profesionales de la salud , 2019

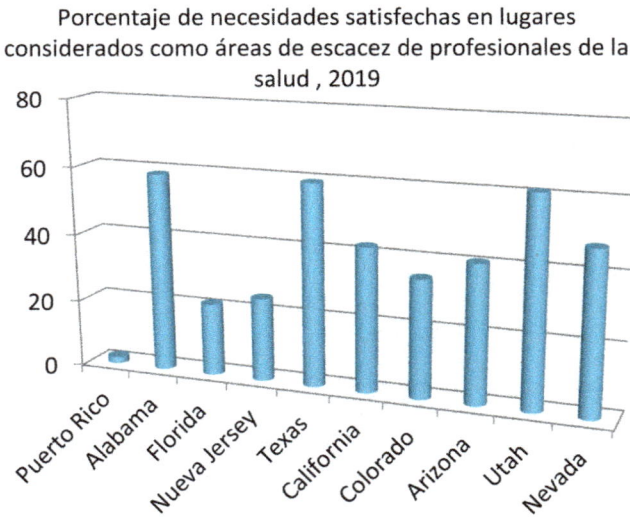

FIGURA 34. PORCENTAJE DE NECESIDAD CUBIERTO EN ÁREAS DE ESCASEZ DE PROFESIONALES DE LA SALUD, 2019
HRSA ACS PUMS 2011-2015)

Sin embargo, como se muestra en la Figura 33, la variabilidad entre estados es alta. Una consideración es que los estados tienen diferentes números de áreas designadas como áreas médicamente desatendidas y, por lo tanto, estos números son relativos. La HRSA cuantifica el "porcentaje de necesidad satisfecha" dividiendo el número de médicos de atención primaria disponibles para atender a la población de un área, para el número de médicos que serían necesarios para eliminar la designación de esa área como "área de escasez de profesionales de la salud". Según esa medida, solo el 1.92% de la necesidad se satisfizo en Puerto Rico y cerca del 60% de la necesidad se satisfizo en Utah en el 2019, como se muestra en la Figura 35.

Finalmente, más médicos hispanos obtienen ayuda financiera, que viene con la obligación de trabajar en áreas desatendidas. Esto puede confundir las conclusiones de que médicos de minorías subrepresentadas practican más frecuentemente en áreas desatendidas.

Intervenciones

Parte de la información presentada en este libro es incontrovertible. Los datos sobre el tamaño de la población hispana y la prevalencia del español como el idioma más hablado en los EE. UU. aparte del inglés se basan en datos sólidos. Sin embargo, otros temas relacionados con la política o con debates relacionados con el tema de si los intentos de aumentar la diversidad en la educación de salud dan como resultado una selección injusta de candidatos poco calificados, son cuestiones complejas y controversiales que no pretendo poder

"Saber no es suficiente; debemos aplicar. Estar dispuesto no es suficiente; debemos actuar."
—Goethe

abordar adecuadamente en este libro. Como en todos los capítulos, proporciono un breve resumen en la sección a continuación, acompañado de amplias referencias para aquellos interesados en leer más sobre estos temas.

La modificación de las tendencias en el nivel educativo requerirá mucho tiempo así como el reconocimiento de la importancia de la educación por parte de múltiples segmentos de la sociedad más allá de la comunidad educativa.
Un cambio significativo requiere al menos dos elementos (1) Colaboración entre organizaciones e instituciones comprometidas con la diversidad racial y étnica en las profesiones de la salud, y (2) Financiamiento para ejecutar medidas correctivas, para apoyar a la investigación sobre las barreras que impiden mejorar la diversidad y la inclusión, y para evaluar los resultados de las estrategias que intentan abordar los factores de riesgo para el bajo nivel educativo en todos los puntos a lo largo de la trayectoria educativa, especialmente en etapas tempranas donde comienzan las disparidades.

El cambio también requiere el compromiso de los líderes, cambios en las políticas institucionales y en sus declaraciones de su misión, así como activismo de base entre los estudiantes. [120-122]

En su serie sobre políticas, la Iniciativa de Política Latina de la UCLA propone una estrategia de seis partes para ayudar a abordar el déficit de médicos residentes latinos [119] que incluye:

1. Aumentar las admisiones a la escuela de medicina entre estudiantes latinos,
2. Retener a los graduados que asisten a escuelas de medicina fuera del estado,
3. Implementar programas K-12 para alentar a los estudiantes a seguir carreras en medicina,
4. Expandir programas de MD,
5. Enfatizar la necesidad de atención médica en comunidades marginadas,
6. Aumentar el número de graduados médicos internacionales, y aumentar el número de espacios de residencia para ampliar la capacitación en entornos que atienden a comunidades con servicios médicos y lingüísticos insuficientes.

Establecida en el 2003, la Comisión de Diversidad de Sullivan en la Fuerza Laboral de Salud tiene el objetivo de hacer recomendaciones de políticas diseñadas para lograr cambios sistémicos que aborden la escasez de minorías en las profesiones de la salud. La Comisión busca abordar la baja inscripción de minorías en programas educativos de profesiones de la salud, de acuerdo con la recomendación del Instituto de Medicina de aumentar el número de profesionales de la salud entre las minorías como una estrategia clave para eliminar las disparidades de salud. [123]

Después de una serie de seis audiencias de campo en todo el país con 140 participantes de las comunidades de salud, educación, religión y negocios, la Comisión Sullivan publicó el informe titulado: "Personas desaparecidas: minorías en las profesiones de la salud" [124], que enfatiza la importancia de la diversidad en las profesiones de la salud y la urgencia de actuar para corregir las disparidades actuales en la educación médica. El informe destaca tres principios básicos considerados esenciales para lograr su misión:

1. **Para aumentar la diversidad en las profesiones de la salud, la cultura de las escuelas de profesiones de la salud debe cambiar.** Los cambios culturales que ocurren en nuestra sociedad como consecuencia de los cambios en la demografía deben reflejarse en la cultura de las escuelas de medicina en todo el país.

2. **Se deben explorar trayectorias nuevas y no tradicionales hacia las profesiones de la salud. El sistema educativo K-12 debe mejorar.** El trayecto actual para la mayoría de las profesiones de la salud requiere de 10 a 12 años de educación.

3. **Los compromisos deben estar al más alto nivel. Los líderes institucionales deben apoyar los cambios.** Sin el apoyo del liderazgo, no puede haber un cambio significativo y duradero. [124]

Las intervenciones a nivel universitario parecen ser efectivas para aumentar la entrada a la escuela de medicina. Programas como el de Educación Médica para Minorías han demostrado que un programa de 6 semanas puede aumentar significativamente la probabilidad de aceptación en la escuela de medicina. Las intervenciones para apoyar el rendimiento de los estudiantes minoritarios en cursos universitarios también son beneficiosas. [92]

Finalmente, la composición demográfica de cada escuela e institución no solo debe determinarse de acuerdo a la disposición del liderazgo escolar para abordar los problemas de diversidad, sino también por la composición demográfica de la comunidad local, la demografía de la facultad, el costo y las afiliaciones de la escuela, entre otros factores. [125]

Algunos ejemplos de escuelas e instituciones que tienen programas establecidos para cerrar la brecha entre los grupos étnicos y raciales, o que ya han avanzado hacia grupos estudiantiles más diversos y cuyos aprendizajes podrían compartirse son:

1. La Universidad de California, que reportó una inscripción del 32.6% de latinos en

el 2016. Este número subió al 34% en el 2018, que se consideró la clase de primer año más diversa en la UC. [126] Sus programas premédicos posteriores al bachillerato parecen dar lugar a un aumento en el número de matriculados de grupos desfavorecidos y subrepresentados a escuelas de medicina. [127]

2. La clase 2020 de la Universidad de Harvard, que es la clase más diversa de la escuela hasta el momento con un 12% de latinos inscritos. [128]

3. Programas de honores premédicos como el programa Baylor / Rice, que de acuerdo con su sitio web proporciona a los estudiantes subrepresentados con futuros prometedores en medicina, experiencias educativas y prácticas para mejorar su competitividad en el proceso de admisión a la escuela de medicina. Los estudiantes reciben aceptación condicional. La matrícula y otros costos son cubiertos por el programa.

4. El minority recruitment and retention program en Duke University y el Multicultural Resource Center en UCSF.

5. El Medical Youth Science Program (SMYP) de Stanford, que fue un programa de verano de 5 semanas para estudiantes de bajos ingresos de 20 condados de California, así como otros programas educativos de verano para estudiantes minoritarios dirigidos por escuelas de medicina o consorcios médicos. [129, 130]

6. Se han publicado recomendaciones para mejorar programas a lo largo de la trayectoria educativa utilizando ejemplos del Centro Médico de la Universidad de Nebraska. [131, 132]

7. La Iniciativa de Cirujanos Diversos que capacita a los residentes subrepresentados en habilidades quirúrgicas y conocimiento clínico, pero también proporciona tutoría y ayuda a los residentes a obtener becas. [133]

Se ha propuesto que aumentar el número de matriculados en la escuela de medicina solucionaría la escasez de médicos. Sin embargo, como he mostrado aquí, la inscripción en la escuela de medicina ha seguido creciendo no solo para los hispanos, sino para todas las razas / etnias (hasta un 30% desde el 2002), y a pesar de ello, no se ha solucionado el problema de la falta de diversidad.

También se ha propuesto que el límite de Medicare ha impedido que muchos de los graduados de las escuelas de medicina encuentren lugares para continuar su capacitación, lo que lleva a la conclusión de que la escasez de médicos no podría solucionarse simplemente aumentando el acceso a las escuelas de medicina, a menos que haya un número suficiente de programas de entrenamiento que estén disponibles después de la graduación. [134] Sin embargo, según un estudio que utiliza datos de 20 años de residencia, a pesar de la implementación de los límites de Medicare en 1997, el número de puestos de residencia de primer año ha continuado aumentado a la misma velocidad después del 2003 que antes de la introducción de los límites. [135] Esto sugiere que aumentar el número de médicos no depende de fondos federales adicionales. De hecho, algunos informes sugieren que se ha creado un número suficiente de puestos de capacitación de primer año acreditados por la ACGME para dar cabida al mayor número de graduados de la escuela de medicina. [136] En su comunicado de prensa del 2018, el Programa nacional de emparejamiento de residentes declaró que el emparejamiento de residencias había sido el más grande en la historia con un récord de 37,103 solicitantes que presentaron selecciones de programas para 33,167 puestos. Ese número de puestos disponibles (PGY-1) había aumentado de 30,232 el año anterior. Claramente, este problema es más complejo que solo el número de graduados o el número de puestos de residencia. Como he mostrado a lo largo de este capítulo, la subrepresentación racial y étnica comienza temprano y continúa durante toda la trayectoria educativa.

Además de abordar cuestiones como la mala distribución geográfica, la iniciativa nacional más importante es la ley de acción afirmativa, que discutiremos brevemente a continuación.

Acción afirmativa

De todas las políticas mencionadas anteriormente, la acción afirmativa merece una consideración separada porque, a pesar de ser continuamente controvertida, se cita

"Soy un producto de la acción afirmativa. Soy la acción afirmativa perfecta bebé. Soy puertorriqueña, nacida y criada en el sur del Bronx. Mis puntajes en las pruebas no se comparaban con los de mis compañeros en Princeton y Yale. Pero tampoco eran tan diferentes como para que yo no tuviera éxito en esas instituciones."

— Sonia Sotomayor

con frecuencia como el principal medio para aumentar la diversidad en la educación superior. En resumen, la acción afirmativa puede definirse como un esfuerzo proactivo para garantizar que las personas no sean discriminadas por su género o grupo étnico. Va más allá de la igualdad de oportunidades para asignar recursos para identificar, prevenir y corregir la discriminación.

La acción afirmativa se puede entender de múltiples maneras y una discusión detallada sobre el tema está más allá del alcance de este libro. Les recomiendo a los interesados en el tema a leer el siguiente artículo escrito por Crosby y colaboradores. [137]

La acción afirmativa busca mejorar las oportunidades para grupos subrepresentados o desfavorecidos, especialmente en relación con el empleo y la educación. Los mecanismos utilizados para este propósito incluyen a) apoyo financiero para ayudar a las minorías a obtener acceso a la educación superior, b) prácticas de contratación que requieren la inclusión de candidatos diversos en ofertas de trabajo, c) requerimiento de que un porcentaje mínimo de profesionales calificados de diversas etnias y géneros sean empleados para que una institución sea elegible para recibir fondos.

Uno de los aspectos de la acción afirmativa que es relevante para este libro es su influencia en la educación superior, que ha sido causa de una gran controversia. El objetivo principal de los planes de acción afirmativa en la educación superior es aumentar la diversidad. Los críticos de la acción afirmativa argumentan (1) que el programa podría conducir a la admisión de candidatos menos calificados (discriminación inversa), (2) que la Constitución ya protege a los ciudadanos de todas las razas por igual, y (3) que el programa ha tenido un impacto mínimo y por lo tanto, el resultado no justifica el costo.

Recientemente se han generado datos cuantitativos sobre el impacto de los planes de acción afirmativa sobre la diversidad en la educación superior. Publicaciones como el aclamado libro de los presidentes de las universidades de Harvard y Princeton a fines de la década de los noventa, [138] no solo mostró un aumento significativo en la diversidad en las admisiones como consecuencia de los planes de acción afirmativa, sino también que los estudiantes minoritarios admitidos se graduaban al mismo ritmo que los estudiantes blancos.

Sin embargo, un aspecto destacado por Crosby et al, es un hallazgo reportado por Sander en un artículo publicado en el 2004 en el que se concluyó que las políticas de admisión sensibles a la raza han llevado a que menos estudiantes afroamericanos se gradúen de la facultad de derecho en las escuelas de primer nivel y aprueben el examen de la barra, posiblemente porque es mejor para ellos estar entre los mejores de la clase en una escuela de bajo nivel que estar entre los peores de la clase en una escuela de alto nivel.

Una vez en la escuela de medicina, los estudiantes minoritarios admitidos a través de programas de acción afirmativa tienen la misma probabilidad de graduarse que los estudiantes no minoritarios, independientemente de sus puntajes en las pruebas y el GPA al momento de la inscripción.

Este es un punto interesante que Malcolm Gladwell ha planteado en su libro David and Goliath. Solo lo menciono aquí porque parece haber recibido mucha publicidad, en la medida en que uno de los estudiantes de la escuela de medicina que entrevisté recientemente parecía estar convencido de que si podía ingresar a una escuela de medicina de alto nivel en el noreste, sus posibilidades de tener éxito serían mucho más bajas que las de sus compañeros blancos.

Utilizando varios ejemplos famosos, como la historia de David y Goliat, y la de pintores como Van Gogh y sus impresionistas contemporáneos, Gladwell señala que "hay momentos y lugares en los que es mejor ser un pez pequeño en un gran estanque que un pez grande en un estanque pequeño porque la aparente desventaja de ser un extraño en un mundo marginal resulta no ser una desventaja en absoluto" [139] Incluso si los ejemplos proporcionados en su libro son meramente ilustrativos y sus conclusiones se derivan de la interpretación, están de acuerdo con hallazgos de algunos estudios sobre el impacto del medio ambiente social y la autoestima en el rendimiento académico.

Como Crosby y sus colegas afirman en su artículo, hay numerosas razones por las cuales esta suposición de que los estudiantes desfavorecidos no tienen la misma oportunidad de tener éxito en las mejores escuelas no puede ser respaldada por datos y ciertamente no puede generalizarse. Sin embargo, hay algo que decir sobre el impacto psicológico general de la cultura de ciertas escuelas que puede ser un ajuste difícil para los estudiantes que vienen de diferentes entornos.

Este tema ha sido abordado en otro libro interesante por Anthony Abraham Jack, quien destaca el hecho de que admisión no es igual a inclusión. En su libro, el autor califica a los estudiantes como "doblemente desventajados" cuando provienen de escuelas locales que probablemente están segregadas y superpobladas, que tienen recursos limitados y a menudo, altas tasas de violencia. Estos estudiantes no están familiarizados con escuelas preparatorias de élite. Por el contrario, hay estudiantes "pobres privilegiados" que obtienen acceso a escuelas de élite gracias a los programas de acción afirmativa y tienen la oportunidad de estudiar en el extranjero, aprender otros idiomas o, como mínimo, acostumbrarse a navegar en arenas académicas de élite, lo que aumenta sus posibilidades de éxito. [140]

Al igual que con muchas políticas de esta naturaleza, la acción afirmativa crea reacciones positivas y negativas. [141-144] En su artículo, Crosby et al resumen algunas de las razones detrás de las diferentes actitudes hacia ella.

Según el Centro para la Igualdad de Oportunidades dirigido por Linda Chávez, [145] una hispana conservadora que es conocida por su oposición a la acción afirmativa, un estudio en una muestra de seis escuelas de medicina reveló una diferencia dramática en las probabilidades de admisión entre los solicitantes afroamericanos y, en menor grado, los hispanos, en comparación con los blancos y los asiáticos, incluso cuando tenían calificaciones más altas de pregrado y MCAT.

Los cambios recientes en la política de acción afirmativa en algunos estados, como los relacionados con la eliminación de la capacidad de las escuelas de considerar la raza y el origen étnico como factores en las admisiones que ocurrieron como consecuencia de demandas judiciales y de la presión de la administración actual, han resultado en una disminución en la inscripción de minorías subrepresentadas en las escuelas de medicina y han impedido la continuación de varios programas de acción afirmativa. [121, 146]

Mientras que algunos críticos objetan el uso de fondos federales para colocar a los estudiantes en escuelas de élite en lugar de usar esos fondos para mejorar la educación pública, otros se centran en la idea de que los planes de acción afirmativa brindan una ventaja injusta a las minorías. No confirmaré ni negaré esta grave hipótesis porque ese debate parece ser imposible de resolver. Sin embargo, me pregunto, si todos estos planes de acción afirmativa han brindado una ventaja tan dramática a las minorías, ¿por qué sigue existiendo una disparidad tan clara y generalizada? Para mí está claro que la supuesta ventaja de la acción afirmativa no es suficiente para compensar las disparidades. Si la ventaja otorgada a través de la acción afirmativa fuera suficiente, no habría tan marcada desigualdad entre los hispanos y los blancos en la fuerza laboral de la salud o en cualquier otra área. Un mensaje clave de este libro es que todavía se necesitan planes de acción afirmativa simplemente porque la discriminación racial todavía existe, y en un ambiente de mayor presión por parte de la administración actual para eliminar la consideración de la raza como criterio de admisión, se deben tomar medidas para garantizar igualdad de oportunidades para estudiantes de todas las razas y etnias.

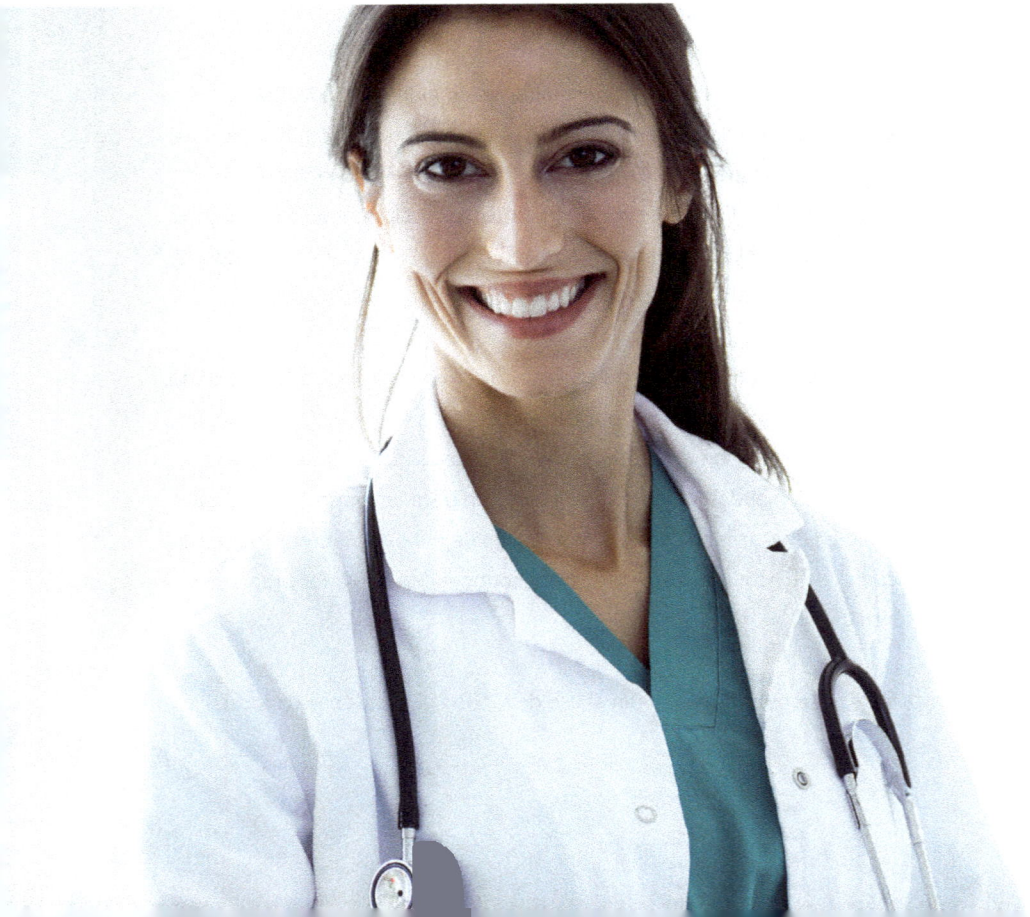

Conclusiones clave del capítulo 3

01

Los niveles de representación hispana están por debajo de los de otras minorías en todos los niveles de educación. Sin embargo, el número de niños hispanos matriculados en la educación primaria ha aumentado con el tiempo, el número de hispanos que obtienen diplomas de secundaria y van a la universidad está en su punto más alto, la tasa de deserción escolar ha disminuido y el número de hispanos que obtienen una licenciatura se ha duplicado en la última década.

02

Las disparidades comienzan desde el jardín de infantes y se ha afirmado que el mayor impedimento para una fuerza laboral diversa en el cuidado de la salud en los Estados Unidos es la incapacidad de la educación primaria para satisfacer las necesidades de los estudiantes de minorías y de bajos ingresos.

03

El rendimiento educativo, medido por los puntajes de lectura y ciencias, es más bajo entre los estudiantes hispanos en los grados 4º, 8º y 12º y la brecha entre hispanos y blancos en general no se ha reducido desde la década de los noventa. Se ha dicho que los puntajes de rendimiento tienen un sesgo racial inherente, pero muchos otros factores, como el dominio del inglés, son importantes. Debido a los niveles más altos de pobreza entre los hispanos y las tasas más altas de estudiantes con padres no educados, los hispanos están menos preparados para estas pruebas, pero esto puede abordarse accediendo a los servicios gratuitos de preparación de exámenes.

04

Si bien los asiático-americanos representan solo un poco más del 5% de la población adulta joven de EE. UU., ellos representan más del 20% de los aplicantes a facultades de medicina. En contraste, los hispanos representan más del 20% de la población adulta joven del país, y solo el 6.5% de los aplicantes a escuelas de medicina. El número de aplicantes blancos refleja su representación en la población general.

05

A pesar de los desafíos asociados con la determinación de la suficiencia de la fuerza laboral, de acuerdo a todas las medidas existentes, hay una escasez de médicos hispanos en los EE. UU.

06

Las áreas minoritarias tienden a enfrentar la escasez de médicos, sin embargo, los médicos no blancos son desproporcionadamente más propensos a servir en estas comunidades.

07

Un cambio significativo requiere el compromiso de líderes, cambios en políticas institucionales, activismo entre los estudiantes y financiamiento para ejecutar medidas correctivas, apoyar la investigación sobre las barreras para mejorar la diversidad e inclusión, y evaluar resultados. La educación K-12 debe mejorar.

Recursos en línea para el capítulo 3

SI ESTA INTERESADO EN:	VAYA AQUI:
Información sobre el trayecto educativo desde Pre-Med hasta la residencia.	https://students-residents.aamc.org/
Costo de la escuela de medicina y ayuda financiera	https://store.aamc.org/medical-student-education-debt-costs-and-loan-repayment-fact-card-2019-pdf.html https://aamcfinancialwellness.com/index.cfm y visite el canal AAMC YouTube
Cómo pagar la escuela de medicina	https://students-residents.aamc.org/financial-aid/article/5-things-pay-for-med-school/
Becas, Oportunidades de carrera en salud y formación de residencia en atención primaria en: Medicina Familiar Medicina Interna Pediatría Medicina Interna-Pediatría Obstetricia y Ginecología	Programa de Oportunidades de Carreras de Salud y Programa del Centro de Excelencia BHW Funding Opportunities Health Careers Opportunity Program: The National HCOP Academies Programa de Educación Médica para Graduados del Centro de Salud Docente (THCGME)

https://bhw.hrsa.gov/grants/medicine/thcgme
https://www.hrsa.gov/grants/find-funding/HRSA-20-011

Becas
https://bhw.hrsa.gov/loans-scholarships/nhsc

National Health Service Corps (NHSC)
https://nhsc.hrsa.gov/scholarships/index.html

Para Hispanos:
https://www.colgatepalmolive.com/en-us/core-values/community-responsibility/make-the-u

El programa de becas médicas diversas incluye becas de renovación para estudiantes de la escuela de medicina: https://nmfonline.org/about-our-scholarships-and-awards/service-learning-programs/united-health-foundationnmf-diverse-medical-scholars-program/

https://nmf.fluidreview.com/

Fondo Thurgood Marshall College:
https://tmcf.org/students-alumni/scholarships/open-scholarships/

Fundacion Jackie Robinson:
https://www.jackierobinson.org/

apply/applicants/

TYLENOL® Future Care
https://www.tylenol.com/news/
scholarship

Herbert W. Nickens Medical Student
Scholarships
https://www.aamc.org/what-we-do/aamc-awards/nickens-medical-student-scholarships

Recursos para estudiantes aspirantes y actuales de la Facultad de Medicina	Academia Estadounidense de Médicos de Familia https://www.aafp.org/home.html https://www.aafp.org/medical-school-residency.html Premios médicos del mañana: Beca de $ 10,000 para estudiantes de la escuela de medicina: https://www.ama-assn.org/about/awards/physicians-tomorrow-awards
Ayuda gratuita para prepararse para el MCAT	https://www.khanacademy.org/test-prep/mcat
Ayuda gratuita para prepararse para el SAT	https://www.khanacademy.org/test-prep/sat

Casper® test	https://takecasper.com/test-prep/
Obtener más recursos porque cree que su comunidad está experimentando una escasez de profesionales de la salud y desea solicitar la designación de escasez	https://bhw.hrsa.gov/shortage-designation/what-is-shortage-designation
Oportunidades de pasantías para estudiantes y programas de URM para abordar la grave escasez de médicos latinos y otros profesionales de la salud en el área.	http://www.fresno.ucsf.edu/latino-center-for-medical-education-and-research/admissions-hcop/

Latino Center for Medical Education and Research. Fresno
https://www.fresno.ucsf.edu/latino-center-for-medical-education-and-research/

Gateway to higher Education
https://www.csi.cuny.edu/academics-and-research/general-education/pathways/gateway-courses

Stanford Medical Youth Science Program (SMYP)
https://smysp.spcs.stanford.edu/about |

Seminarios web sobre herramientas para medir la igualdad, mejorar la atención a poblaciones diversas

El Centro de Soluciones de Disparidades
https://mghdisparitiessolutions.org/

podcast: https://anchor.fm/disparitiessolutions

DATOS Y ESTADÍSTICAS

Datos del servicio de solicitud de residencia electrónica (ERAS)	https://www.aamc.org/data/facts/eras/
Datos sobre la demografía de los solicitantes de la Facultad de Medicina, residentes y profesores de la facultad de medicina. Datos actuales sobre diversidad en Medicina, entre otros	Asociación de Colegios Médicos Americanos https://www.aamc.org/data
Publicaciones relacionadas con la subrepresentación de minorías en especialidades médicas específicas	[147-152]
Datos desde la primera infancia hasta la educación postsecundaria.	Departamento de Educación de EE. UU. Centro Nacional de Estadísticas de Educación (NCES) NCES obtiene información consistente de grupos específicos de individuos e instituciones representativos a nivel nacional. Recursos disponibles, incluyen data lab que se puede utilizar para generar tablas y figuras.

Cuidado y educación temprana	El Centro de Investigaciones Hispanas. Herramienta de datos interactiva https://www.hispanicresearchcenter.org/ https://www.hispanicresearchcenter.org/research-resources/data-tool-early-care-and-education-search-and-decision-making/ https://www.hispanicresearchcenter.org/research-resources/data-tool-families-utilization-of-early-care-and-education/
Datos sobre resultados de pruebas estandarizadas	**NAEP** National Assessment of educational progress proporciona comparaciones anuales por estado con respecto a las calificaciones
Leyes relacionadas con las pruebas estandarizadas, incluida la Ley Que Ningún Niño Se Quede Atrás y la Ley Cada Estudiante Triunfa	Departamento de Educación de EE. UU. https://www.ed.gov/essa
Universidades con el mayor número de estudiantes hispanos	10 Colleges With the Most Hispanic Students
Centro de investigación para mejorar la vida de los hispanos en tres áreas: economía, estructura familiar y educación y cuidado infantil temprano.	El Centro Nacional de Investigación sobre Niños y Familias Hispanas (Centro) http://www.hispanicresearchcenter.org/focus-areas/#early-care-and-education

Datos sobre niños y familias bienestar infantil en los Estados Unidos	Kids Count [KIDS COUNT Data Book](https://datacenter.kidscount.org/) https://datacenter.kidscount.org/
Datos sobre los principales indicadores de derechos civiles relacionados con el acceso y las barreras a las oportunidades educativas desde la primera infancia hasta el grado 12.	Departamento de Educación, Oficina de Derechos Civiles Oficina de Derechos Civiles El CRDC recopila el informe anual: https://www2.ed.gov/about/offices/list/ocr/congress.html Para presentar una queja ante la oficina de derechos civiles: https://www2.ed.gov/about/offices/list/ocr/docs/howto.html?src=rt
Datos sobre estudiantes STEM	Centro Nacional de Estadísticas de Ciencias e Ingeniería https://ncses.nsf.gov/pubs/nsf19304/digest/field-of-degree-minorities#hispanic-or-latino-graduates https://ncses.nsf.gov/pubs/nsf19304/
Análisis de la fuerza laboral de salud-HRSA	El Centro Nacional de Análisis de la Fuerza Laboral de la Salud (NCHWA) es el recurso nacional para la investigación, la información y los datos de la fuerza laboral de la salud. La NCHWA realiza análisis de la fuerza laboral en varias ocupaciones de atención médica y métricas de desempeño y evaluaciones de los programas de capacitación y educación de la fuerza laboral de la salud.

Health Workforce Analysis: herramienta de pronóstico del Centro Shep de la Universidad de Carolina del Norte.

Este modelo pronostica la utilización en lugar de la necesidad o la demanda, y tiene en cuenta una serie de variables que incluyen el número futuro de visitas médicas para una población en un área geográfica específica por condición de salud y en diferentes entornos médicos (por ejemplo, consultorios médicos y hospitales y emergencias). configuración). [153] Que yo sepa, la variable raza / etnia en el modelo de oferta no se tiene en cuenta, lo que impide el uso de este modelo tan dinámico para estimar la escasez o el excedente de médicos hispanos específicamente.

CAPÍTULO 4

LOGRO EDUCATIVO MÁS ALLÁ DE LOS NÚMEROS:

¿Por qué hay escasez de médicos hispanos en los Estados Unidos?

"Los objetivos de equidad en salud para los grupos de población desatendidos seguirán siendo esquivos si no consideran cómo los trabajadores de salud pueden ser reclutados y retenidos de manera efectiva para trabajar entre ellos."
- World Health Report 2008

"Hasta que obtengamos igualdad en la educación, no tendremos una sociedad igualitaria"
- Sonia Sotomayor, Juez de la Corte Suprema de Estados Unidos

ANA MARÍA
ENFRENTA
MÚLTIPLES
FACTORES DE
RIESGO
PARA
BAJO LOGRO
EDUCATIVO

'Tus padres ya están luchando para pagar los tratamientos de tu hermana. ¿Cómo podrían ayudarte con la universidad? ¿Cómo puedes dedicar suficiente tiempo a la escuela cuando tienes que cuidar a tus hermanos menores? ¿Quién se encargaría de ellos si te fueras? "Cuando pido ayuda, estas son las preguntas que la gente sigue haciéndome!"

Ana María se sintió marginada desde los primeros días de la escuela. A pesar de sus esfuerzos por impresionar a sus maestros, todos los que la rodeaban la desanimaban constantemente. Ella seguía soñando con ir a la escuela de medicina y constantemente buscaba tutoría y apoyo, pero esto a menudo parecía faltar.

Esta parte de la historia de Ana María ilustra un tema común entre los hispanos en los EE. UU. Además del alto costo de la escuela de medicina con la que sus padres no pueden ayudar, tiene todos los factores de riesgo asociados con un bajo nivel educativo. Pobreza, padres con bajo nivel de educación, un hogar donde se habla español, y además asiste a una escuela segregada con altas tasas de deserción y falta de tutoría y apoyo docente. [82, 154]

La trayectoria educativa

En la figura que se muestra a continuación se muestra la trayectoria de un estudiante a lo largo de su vida educativa, destacando algunas de las barreras para el éxito que se discutirán en este capítulo.

En comparación con los estudiantes blancos, los estudiantes de minorías raciales y étnicas reciben una educación K-12 de calidad notablemente más baja, obtienen una puntuación más baja en las pruebas estandarizadas y tienen menos probabilidades de completar la escuela secundaria.

En la escuela primaria y secundaria, un problema importante es la calidad de los programas educativos, que es muy heterogéneo en todo el país y de menor calidad para las escuelas con un alto número de estudiantes hispanos y estudiantes de inglés.

En la escuela secundaria, los factores de riesgo más importantes incluyen altas tasas de deserción y disparidades asociadas con los exámenes estandarizados. La pobreza y otras circunstancias descritas en el próximo capítulo impiden que muchos estudiantes siquiera soliciten admisión a la universidad en primer lugar. Entre los que aplican, muchos son rechazados y no pueden asistir debido a restricciones financieras, o no están preparados adecuadamente y tienden a desertar. A nivel de residencias, algunos de los problemas más importantes son la falta de financiamiento, la mala distribución geográfica y la discriminación.

Factores de riesgo asociados con bajo logro educativo

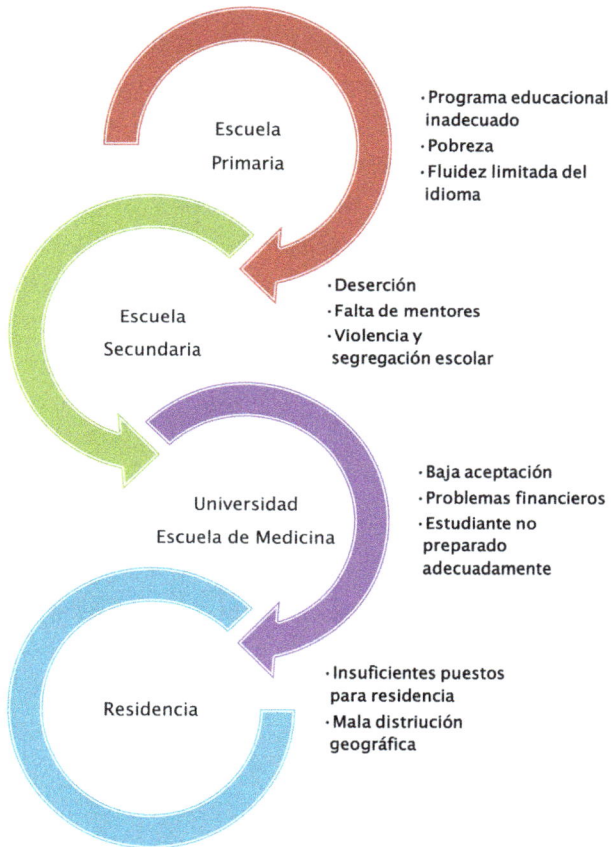

```
                                    · Programa educacional
                                      inadecuado
            Escuela                 · Pobreza
            Primaria                · Fluidez limitada del
                                      idioma

                                    · Deserción
            Escuela                 · Falta de mentores
            Secundaria              · Violencia y
                                      segregación escolar

                                    · Baja aceptación
            Universidad             · Problemas financieros
            Escuela de Medicina     · Estudiante no
                                      preparado
                                      adecuadamente

                                    · Insuficientes puestos
                                      para residencia
            Residencia              · Mala distriución
                                      geográfica
```

FIGURA 35. LA TRAYECTORIA EDUCATIVA, DESDE LA ESCUELA PRIMARIA HASTA LA RESIDENCIA.

Un estudio realizado por Salud América estimó que hasta el 78% de los niños hispanos sufren un evento adverso en la infancia, que incluye pobreza, abuso, negligencia, divorcio, entre otros. La exposición a más de uno de estos factores de riesgo tiene un efecto acumulativo en los resultados a largo plazo y esto aplica por supuesto, no solo para los niños hispanos sino todas las minorías. El Estudio de familias frágiles y bienestar infantil fue una cohorte nacional que incluyó aproximadamente un 25% de niños hispanos. Mostró que la exposición a 3 o más experiencias adversas durante la niñez da como resultado habilidades de matemática, lenguaje y alfabetización por debajo del promedio, así como problemas de atención y agresión en el jardín de infantes. La Figura 36 muestra algunos de los factores de riesgo más importantes para el bajo nivel educativo.

Muchos académicos han propuesto que las diferencias en la inscripción a la educación formal se deben principalmente a las diferencias en ingreso económicos familiares. Los niños hispanos a menudo viven en hogares de dos padres y con padres que tienen empleo, pero el ingreso de las familias hispanas es aproximadamente el 60% del de las familias blancas. [155-157] Estas diferencias continuarían aplicándose a los mismos niños con el tiempo hasta la adolescencia y la edad adulta. Sin embargo, es casi imposible separar la pobreza de cualquier otro factor de riesgo individual para un bajo nivel educativo. [158] Por ejemplo, un factor de riesgo para el bajo rendimiento académico es nacer de padres poco educados, pero es más probable que los padres poco educados también sean personas de bajos ingresos. Esto demuestra que todos estos factores están relacionados.

La investigación sobre la importancia crítica de la educación Pre-K en los resultados a largo plazo es tan clara que se han implementado numerosos programas para apoyar a la educación Pre-K en todo el país. [159] Sin embargo, pocos estudios han evaluado el impacto de la Educación de la Primera Infancia (ECE, por sus siglas en inglés) o los entornos domésticos específicos de la primera infancia en los resultados educativos en la edad adulta. [160, 161] Algunos han encontrado una correlación entre el entorno durante la vida temprana y los resultados a largo plazo de acuerdo a las tasas de deserción y el rendimiento académico, [161-163] bpero falta una investigación longitudinal rigurosa que analice diferentes razas y etnias. [160] Esto hace que sea difícil concluir que las diferencias en ECE entre los niños hispanos y no hispanos que viven en los Estados Unidos sean directa o indirectamente responsables de su bajo nivel educativo en el futuro.

Debido a la variabilidad en el diseño y los objetivos de los diferentes programas de ECE, es difícil determinar con precisión su impacto a largo plazo. Por lo tanto, los estudios que examinan los resultados a largo plazo deben ajustarse a factores tales como los objetivos del programa, la duración, la intensidad, la calidad del programa y del maestro, y muchos otros factores. La mayoría de los estudios sistemáticos sobre el impacto de los programas de ECE han concluido que la inscripción en "cualquier" programa no equivale a mejores resultados. Se necesitan programas intensivos caracterizados por grupos de tamaño apropiado, proporciones adecuadas de niños versus personal educativo y maestros calificados. [164]

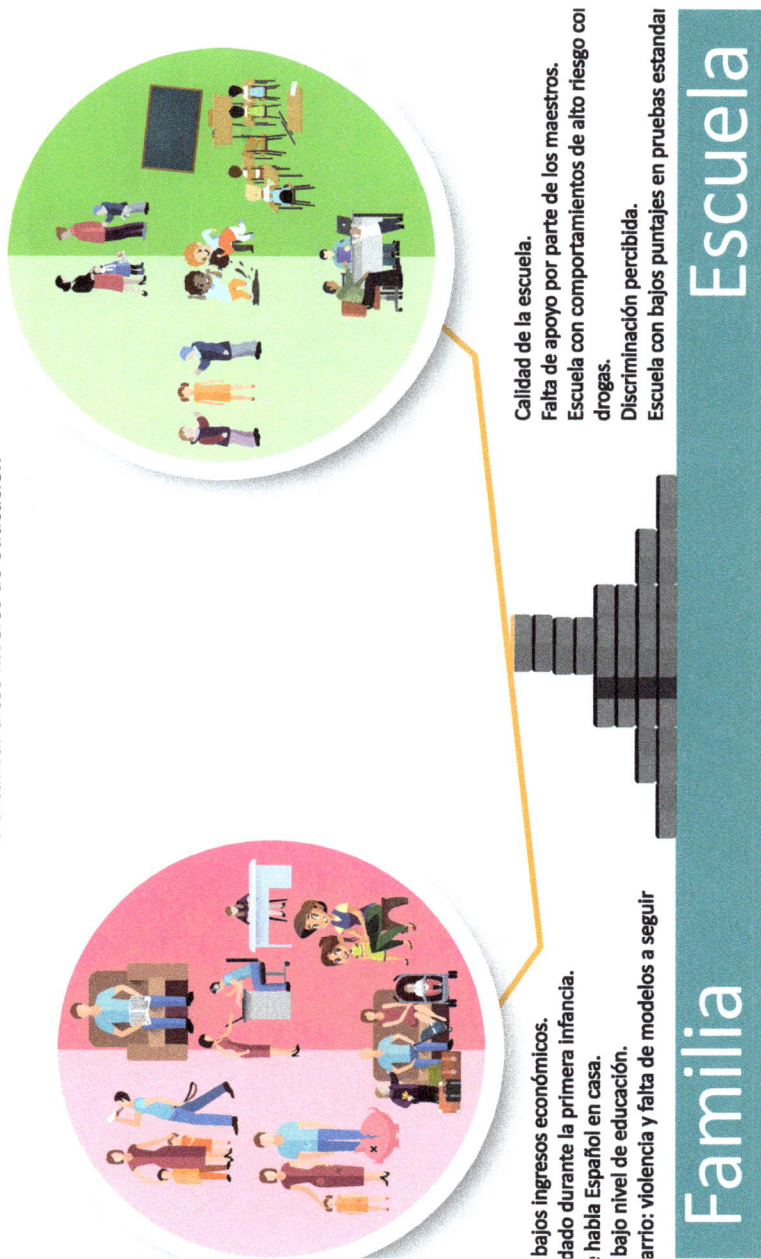

Algunos de los factores que contribuyen a que muchos estudiantes minoritarios sean menos propensos a alcanzar altos niveles de educación

Escuela

Calidad de la escuela.
Falta de apoyo por parte de los maestros.
Escuela con comportamientos de alto riesgo coi
drogas.
Discriminación percibida.
Escuela con bajos puntajes en pruebas estandar

Familia

bajos ingresos económicos.
dado durante la primera infancia.
habla Español en casa.
bajo nivel de educación.
arrio: violencia y falta de modelos a seguir

FIGURA 36. FACTORES DE RIESGO PARA BAJO NIVEL EDUCATIVO

Por lo tanto, el objetivo de este capítulo no es sacar conclusiones directas sobre la asociación entre la educación de la primera infancia y los resultados a largo plazo, como las tasas de matriculación en la escuela de medicina, sino describir las similitudes y diferencias entre los hispanos y otros grupos raciales y étnicos, particularmente negros y blancos a lo largo de la trayectoria educativa desde ECE hasta la universidad y más allá. También trataré de no centrarme sólo en los déficits, sino también en las fortalezas en torno a la educación hispana en relación con el logro educativo. El último informe "Estado y tendencias en la educación de grupos raciales y étnicos" publicado en febrero del 2019 es un gran recurso para obtener información detallada sobre los desafíos de los estudiantes por antecedentes raciales y étnicos en los EE. UU. [165]

Pobreza y nivel educativo de los padres

En el Estudio longitudinal de la primera infancia (ECLS, por sus siglas en inglés), el estado de pobreza se basó en el ingreso familiar por debajo de los umbrales de pobreza definidos por la oficina del censo de EE. UU. Los hispanos tenían una tasa oficial de pobreza del 17.6% en el 2018 (que representa 10.5 millones de personas), significativamente más alta que la tasa general de pobreza de los EE. UU. que es del 11.8% y la tasa de pobreza entre personas de raza blanca que es de 10.8% (15.7 millones de personas).

Algunos hallazgos clave de los datos demográficos disponibles son:

1. La clase social de los niños es uno de los predictores más significativos de éxito educativo. En el 2010, más de la mitad (50.4%) de los niños en el cuartil de nivel socioeconómico más bajo eran hispanos (en comparación con el 39.8% en 1998).

2. Provenir de una familia de bajos ingresos aumenta el riesgo de obtener bajas calificaciones en lectura, matemáticas y ciencias desde el jardín de infantes. En el 2016, los hombres hispanos ganaban 66 centavos por cada dólar ganado por hombres blancos. Las mujeres hispanas ganaban 69 centavos por dólar ganado por mujeres blancas.

3. Los estudiantes que viven en la pobreza y que no tienen un padre o madre que completó la escuela secundaria, tienden a obtener calificaciones más bajas en ciencias, matemáticas y lectura durante los primeros cuatro años de la escuela, en comparación con los estudiantes

que no tienen estos factores de riesgo. Es importante destacar que esto comienza temprano en la vida. El porcentaje de alumnos de jardín de infantes que tienen ambos factores de riesgo es mayor para los estudiantes hispanos (15%) que para otras razas, (Negros 8%, Blancos 1%).

4. Los niños que crecen en la pobreza tienen acceso limitado a alimentos saludables, programas educativos de alta calidad y espacios recreativos [166] todos asociados con mejores resultados a largo plazo. [167] El acceso

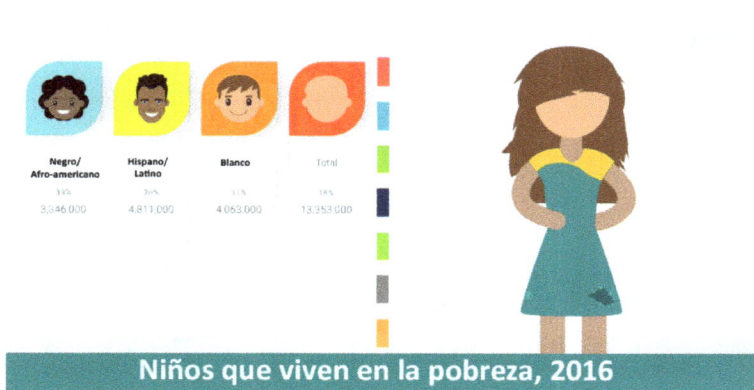

Niños que viven en la pobreza, 2016

FIGURE 37. PORCENTAJE DE NIÑOS QUE VIVEN EN LA EXTREMA POBREZA DE ACUERDO A RAZA Y ETNIA

limitado a alimentos saludables puede conducir a desnutrición, que se asocia con malos resultados escolares, así como también a obesidad. [168] [168] Los niños hispanos tienen más probabilidades de tener sobrepeso antes de comenzar la escuela primaria que los niños de otros grupos étnicos [169] y de ser menos activos físicamente, lo que también se asocia con malos resultados. [170]

5. El porcentaje de niños hispanos en pobreza fue del 26% en 2018, en comparación con el 11% entre los niños blancos.

6. Se ha reportado que las dificultades económicas del vecindario son un predictor significativo de bajos resultados académicos de los niños. [171]

7. En el 2016, el porcentaje de niños menores de 18 años que vivían en

1.   Children in poverty = children under age 18 who live in families with incomes below the federal poverty level

2.   This percentage varied significantly among Hispanic subgroups and geographic locations.

hogares sin un padre que había completado la escuela secundaria fue mayor para los niños hispanos (26%) que para los blancos (4%). El 6% de los hispanos en comparación con solo el 1% de los niños blancos de kínder no tenían un padre que haya completado la escuela secundaria.

8. En un informe de la AAMC del 2018, los autores concluyen que las tres cuartas partes de los matriculados a la escuela de medicina provienen de los dos quintiles de ingresos familiares más altos. Los quintiles superiores corresponden a ingresos de $ 74,870-$ 121,018 y de ≥ $ 121,019 a ≥

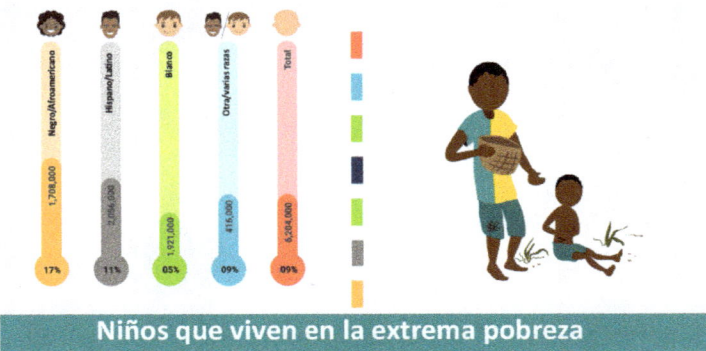

Niños que viven en la extrema pobreza

FIGURE 38. NIÑOS QUE VIVEN EN LA EXTREMA POBREZA, POR RAZA/ETNIA

$ 125,251. De hecho, en este análisis más de un tercio de todos los estudiantes de primer año de la escuela de medicina en EE. UU. provienen de familias en el quintil de ingresos más altos que comprende el 5% de los hogares de EE. UU. (≥ $ 225,251). Esta distribución no ha cambiado en tres décadas. [172]

9. La forma en que los estudiantes pagan por la educación superior varía considerablemente según la raza y el origen étnico, especialmente en términos de quién hace préstamos y quién abandona la universidad con altos niveles de deuda por préstamos estudiantiles. Los estudiantes asiáticos e hispanos son los menos propensos a endeudarse.

10. Existen requisitos de admisión para garantizar que solo se acepte a los candidatos más calificados. Sin embargo, cumplir con esos requisitos

significa pasar por un proceso que es demasiado costoso financiera y emocionalmente para los estudiantes de bajos ingresos sin una sólida red de apoyo.

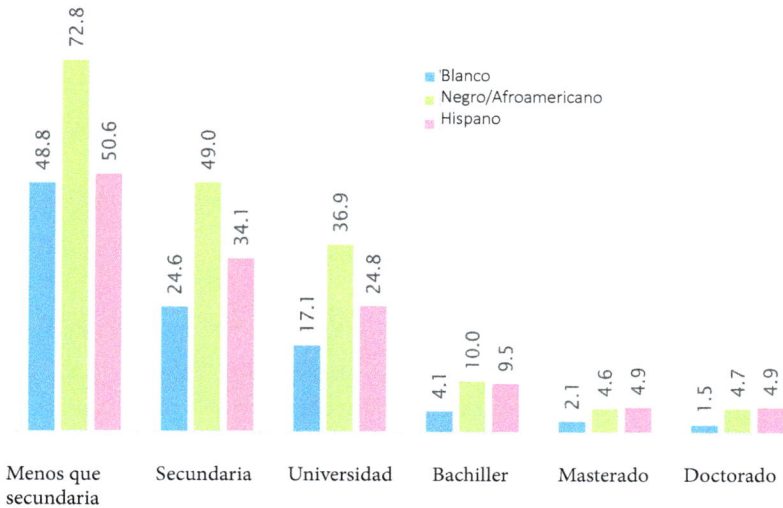

FIGURA 39. NIÑOS EN EXTREMA POBREZA POR NIVEL DE EDUCACIÓN DE LOS PADRES

Conflicto parental y hogares de padres solteros

La mayoría de los datos disponibles respaldan la suposición intuitiva de que los niños que crecen en familias estables, de bajo conflicto y con dos padres, tienen una mayor probabilidad de tener éxito, en comparación con los niños que crecen en otros tipos de familias. El conflicto entre los padres está asociado con bajo rendimiento académico, mayor uso de sustancias y mayor riesgo de abandonar la escuela secundaria. [173]

Sin embargo, las correlaciones son complejas porque las definiciones no son claras. Es decir, cómo se define un matrimonio de "bajo conflicto" o "alto conflicto" y como se estudia su relación con los resultados de los niños a largo plazo de manera precisa? Aspectos como la frecuencia con la que los desacuerdos entre los padres se vuelven violentos, la frecuencia con la que los padres alcanzan resoluciones pacíficas y la pregunta de cómo medir el impacto psicológico de un conflicto mínimo generalmente no se tienen en cuenta en la mayoría de los estudios.

Los datos sobre tipos de vivienda y conflictos parentales por raza y etnia son todavía más controversiales. Se ha afirmado que los números están inflados debido a problemas asociados con reporte inexacto por parte de los encuestados, como por ejemplo la suposición de que hay ventajas fiscales para madres que reportan ser solteras. En otras palabras, muchas familias que viven en unión estable, pero no están casados, reportan ser madres o padres solteros por razones de impuestos. Sin embargo, se podría argumentar que una familia en la que la madre no informa los arreglos de vivienda debido a la pobreza, a la necesidad de ahorrar en impuestos, al estado migratorio, o a una disfunción de la relación es de todas formas una familia de alto riesgo en términos de los resultados de los niños.

Por otro lado, algunos estudios han encontrado que los niños hispanos pueden tener una ventaja en varios aspectos del entorno de su vida temprana. [160, 174] Por ejemplo, los datos muestran que los niños hispanos a menudo viven en hogares biparentales relativamente estables con padres que trabajan constantemente, lo que se puede percibir como una ventaja al menos cuando se compara con niños de otras razas y etnias, particularmente negros. De hecho, en el 2016, el porcentaje de niños hispanos que viven con padres casados fue del 57%. Esto se compara con 33% para niños negros y 73% para niños blancos.

Las asociaciones claras entre el tiempo que los padres invierten ayudando a sus niños con las tareas y otras actividades, han sido difíciles de medir. [173] Sin embargo, la participación de los padres en la vida escolar y la participación de los padres en las actividades del hogar relacionadas con la escuela tienden a correlacionarse con mejores resultados a largo plazo. [82, 175] Los padres hispanos parecen dedicar menos tiempo a actividades educativas como la lectura. Además, tienden a tener niveles más bajos de educación y algunos expertos afirman que la educación materna puede ser más predictiva del desarrollo de los niños que la pobreza.

Tipo de cuidado durante la primera infancia

El tipo de atención que reciben los niños menores de 5 años está relacionado con el nivel de pobreza de sus cuidadores. Los tipos de atención más comunes incluyen:

1.   Atención basada en centros, como guarderías,

2. padres que cuidan a sus propios hijos en casa,

3. familiares que cuidan a los niños en casa,

4. personas que no son parientes, como las niñeras,

5. una combinación de dos o más de los anteriores.

Algunos de los factores considerados como "muy importantes" por padres de familia cuando seleccionan ti[ps de cuidado infantil

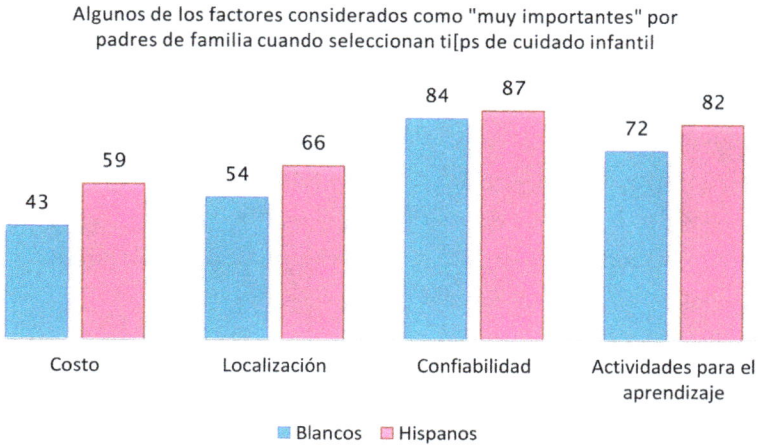

FIGURA 40. FACTORES SELECCIONADOS COMO IMPORTANTES AL SELECCIONAR ARREGLOS DE CUIDADO SEMANAL

Cuando se les pidió elegir el factor más importante para hacer los arreglos para el cuidado de sus hijos, casi 6 de cada 10 padres hispanos dijeron que el costo y la ubicación son "muy importantes". Solo 4 de cada 10 padres blancos dicen lo mismo. [176]

Debido al alto costo, el porcentaje de niños que regularmente reciben atención en un centro educativo es menor entre los niños hispanos que entre los niños blancos. Por el contrario, el porcentaje de niños que reciben cuidado parental en casa es mayor entre los niños de familias pobres y entre los niños hispanos en comparación con los blancos.

Basado en búsquedas electrónicas de estudios, comentarios de expertos y publicaciones políticas que abordan aspectos importantes del desarrollo de la primera infancia en niños latinos, Salud América estima que el 42% de los niños hispanos viven en lo que ellos llaman "desiertos de cuidado infantil" que son áreas sin centros de atención y educación temprana, o con centros que se consideran sobrepoblados.

A continuación se muestra una lista de hallazgos clave sobre este tema:

1. En el otoño de 2015, alrededor de 4.9 millones de estudiantes de escuelas públicas fueron identificados como aprendices del idioma inglés (ELL, por sus siglas en inglés). [87]

2. Aproximadamente 8 de cada 10 estudiantes (ELL) en los Estados Unidos son hispanos. Muchos de estos estudiantes nacieron en los Estados Unidos pero crecieron hablando español en casa.

3. Una cuarta parte de los niños hispanos viven en un hogar donde los adultos tienen dificultades para hablar inglés. [177]

4. Solo el 34.5% de los hispanos nacidos en América Latina que viven en los Estados Unidos dicen que hablan inglés bien. 72,4% de ellos hablan español en casa. [54]

5. El dominio del idioma inglés está directamente asociado con la pobreza y los padres que no han completado la escuela secundaria. Los niños cuyo idioma principal no es el inglés son mucho más propensos a vivir en la pobreza y mucho menos propensos a tener padres que terminaron la escuela secundaria. El dominio del idioma inglés está asociado con un mayor rendimiento educativo. [82, 178]

6. Los estudiantes hispanos asisten a escuelas con concentraciones más altas de maestros que carecen del entrenamiento necesario para enseñar a estudiantes con bajos niveles de dominio del inglés. Según el NCES, un porcentaje muy pequeño de maestros (2.5%) en realidad tienen un título en educación bilingüe.

7. En algunas escuelas, los estudiantes con dominio limitado del inglés se colocan en clases separadas que se imparten en español. Si bien esto parece ser ventajoso, estos estudiantes terminan rezagados con respecto a sus compañeros debido a su mejora limitada en el dominio del idioma con el tiempo y porque generalmente no están expuestos a clases de alto nivel.

8. Los asiáticos y los hispanos son los grupos que más usan una segunda lengua, así como los grupos que tienen más probabilidades de reportar que necesitan tutorías o cursos de preparación de inglés al ingresar a la

universidad. [179]

9. La riqueza de vocabulario en español e inglés en el jardín de infantes predice el desempeño en inglés hasta el octavo grado, lo que sugiere que, al menos dentro de una población de estudiantes bilingües de habla hispana, la enseñanza del lenguaje oral a temprana edad juega un papel clave en los puntajes de lectura más tarde en la vida. [180, 181]

10. La Oficina de Derechos Civiles (OCR) ha reportado sobre los distritos que no identifican a los estudiantes y padres cuyo idioma materno no es el inglés, o que no proporcionan suficiente tiempo de instrucción para los estudiantes ELL de la escuela primaria, garantizando que haya intérpretes disponibles cuando sea necesario.

Falta de apoyo de maestros y mentores

El esfuerzo por diversificar el grupo de maestros no se ha mantenido al ritmo del rápido crecimiento de los estudiantes de color, por lo que la brecha racial / étnica entre los estudiantes minoritarios y sus maestros ha aumentado con los años.

Varios estudios han demostrado que los docentes influyen en la motivación de los estudiantes y, por lo tanto, en su capacidad para lograr resultados en la escuela. Además, se ha reportado que los estudiantes que sienten que son parte de una comunidad y se sienten conectados con sus maestros y mentores tienden a tener más éxito. [182-184] Una interesante revisión sistemática publicada recientemente describe a los maestros y las escuelas con menos apoyo como uno de los factores asociados con malos resultados en ciencias y matemáticas entre estudiantes desfavorecidos. [175]

En un estudio cualitativo realizado entre hispanos que abandonaron las escuelas públicas en la ciudad de Lawrence, MA, [185] el investigador dividió a los participantes en dos grupos a) los "jóvenes con oportunidad" que no están matriculados en la escuela ni participan en el mercado laboral, [186] y b) los "líderes de la comunidad", que son profesionales mayores de 18 años que se graduaron de una escuela secundaria en Lawrence y trabajaron con jóvenes locales. Casi el 40% del tiempo de la entrevista con ambos grupos se dedicó a hablar sobre la importancia de las interacciones sociales con sus compañeros, maestros, mentores y miembros de la comunidad. Pero curiosamente, mientras que los "jóvenes con oportunidad" vieron estas interacciones como un factor de riesgo para un bajo nivel educativo, los "líderes de la comunidad" lo vieron como un aspecto positivo de su carrera educativa, lo que sugiere una correlación percibida entre las interacciones sociales positivas y el rendimiento educativo.

Otro hallazgo interesante fue que al observar los tipos individuales de interacción social, las calificaciones más altas incluían interacciones con maestros, mentores y con la comunidad. Estas calificaciones fueron significativamente más altas que las interacciones con miembros de la familia o compañeros. Además, los participantes del estudio dijeron que los mentores eran escasos en su experiencia en la escuela secundaria. Sin embargo, una vez más, los participantes en el grupo de jóvenes con oportunidad describieron a sus consejeros de orientación como inútiles, poco acogedores y difícil de identificarse con ellos, mientras que los líderes de la comunidad recordaron que sus consejeros iban más allá de sus obligaciones para ayudarlos a ingresar a la universidad.

A pesar del tamaño pequeño y el diseño empírico de este estudio, sus hallazgos están de acuerdo con las publicaciones que han sugerido que incluso en ausencia de un ambiente hogareño de apoyo, el clima escolar puede proporcionar suficiente apoyo para garantizar el éxito. Por ejemplo, un estudio concluyó que el éxito educativo es el resultado de una combinación entre la influencia de los compañeros y las relaciones con los maestros, mientras que las actividades extracurriculares no influyen directamente en el rendimiento académico. En resumen, los estudiantes están más motivados cuando sienten un fuerte sentido de comunidad dentro de su entorno de aprendizaje. [183, 184]

En otro estudio de 467 personas de diferentes áreas geográficas en los EE. UU. que se salieron de la escuela entre los 16 y 25 años, el 66% de los entrevistados dijeron que habrían trabajado más duro si sus maestros y padres hubieran tenido mayores expectativas sobre ellos. Muchos también dijeron que se sentían insuficientemente desafiados por sus maestros y que las clases no los motivaban. [182, 187]

La tutoría es uno de los factores más importantes para el éxito profesional en todas las etapas del trayecto educativo. De hecho, tanto el Comité de Enlace sobre Educación Médica como el Consejo de Acreditación de Educación Médica para Graduados han considerado la tutoría como un tema obligatorio en la educación médica.

Se encuentran disponibles numerosas publicaciones sobre el impacto de la tutoría en los resultados educativos y la calidad de los centros médicos. [102-108, 188-191] Por ejemplo, un estudio prospectivo y longitudinal realizado entre el 2009 y el 2016 incribió a 23 miembros de la facultad y 91 controles de los Departamentos de Oncología Radioterápica y Anestesia, Cuidado Crítico y Manejo del Dolor en un programa formal de tutoría. Los participantes reportaron una mayor satisfacción en la mayoría de los dominios relacionados con la tutoría, mientras que el grupo de control no reporto ningún cambio. Más importante aún, los aprendices que recibieron tutoría resultaron más propensos que los controles a ocupar puestos de profesores superiores y recibir financiamiento y / o promoción. [190]

Cabe destacar que, aunque existen numerosos programas de tutoría en todo el país, la tutoría de grupos subrepresentados no se ha implementado de manera universal. Un ejemplo de un programa de mentoría en profesiones médicas que ha puesto especial énfasis en aquellos que abordan el tema de la diversidad es la Red Nacional de Mentoría en Investigación (NRMN). En el 2012, el Comité Asesor de los Institutos Nacionales de Salud (NIH) publicó un informe en el que consideraban inaceptable la falta de diversidad entre los investigadores biomédicos y del comportamiento.

En el informe, el Grupo de Trabajo sobre Diversidad en la Fuerza Laboral de Investigación Biomédica (WGDBRW) identificó la disponibilidad y la calidad del apoyo de mentoría para estudiantes graduados y doctorados recién graduados como una variable importante para mejorar con éxito la proporción de estudiantes de minorías subrepresentadas que en algún punto obtendrán un puesto independiente en una universidad de investigación, en la escuela de medicina o en un instituto de investigación independiente, y que competirán con éxito por becas R01, un proxy para la independencia científica. [192]

Como resultado de esta recomendación, los NIH establecieron el programa "Mejora de la diversidad de la fuerza laboral financiada por los NIH" [193] también conocido como Consorcio del Programa de Diversidad, para preparar a personas de entornos subrepresentados para el éxito y mejorar la diversidad en la fuerza laboral de investigación biomédica. El programa abarca tres iniciativas:

a. The National Research Mentoring Network" (NRMN) https://nrmnet.net/#undergradPopup

b. "Building Infrastructure Leading to Diversity" (BUILD) que incluye 10 escuelas en varias partes del país: https://diversityprogramconsortium.org/pages/build y

c. "Coordination and Evaluation Center" (CEC) basado en la Universidad de California.

Otros programas de los NIH incluyen los Programas del Instituto de Verano del Instituto Nacional de Corazón, Pulmones y Sangre (NHLBI) para aumentar la diversidad [194] y los Programas para aumentar la diversidad entre las personas dedicadas a la investigación relacionada con la salud (PRIDE). Hay varias publicaciones disponibles que informan las características de los participantes, así como los resultados hasta la fecha. [194-197] Algunos de los programas se centran en la diversidad entre los docentes, por ejemplo, la iniciativa nacional sobre género, cultura y liderazgo en medicina: "C-Change" [94]

Un estudio en la Universidad de Michigan matriculó a un total de 289 estudiantes, incluyendo un 26% de hispanos, afroamericanos y asiáticos. De esa muestra, aproximadamente el 80% creció en vecindarios en su mayoría blancos y aproximadamente el 68% afirmó que sus amigos eran en su mayoría blancos o casi todos blancos. La mayoría de ellos (75%) nunca había participado en un programa de diversidad. Después de la intervención, que involucró la inscripción en cursos de diversidad, los estudiantes obtuvieron puntajes más altos en varias herramientas que miden la disposición del pensamiento crítico, la autoconfianza, la participación social (por ejemplo, cuán importante es influir en los valores sociales, ayudar a otros que están en dificultades, participar en un programa de acción comunitaria y ayudar a promover la comprensión racial son para ellos personalmente), la cantidad de interacción que los estudiantes tienen con sus compañeros diversos y la calidad de esas interacciones. [198]

Segregación escolar

La segregación escolar es otro tema complejo y controvertido que solo abordaré brevemente aquí desde el punto de vista de su impacto potencial en los resultados a largo plazo relacionados con las profesiones de la salud.

Algunos estudios han analizado las consecuencias a corto y largo plazo de la segregación escolar, pero la mayoría se enfoca en estudiantes afroamericanos. [199, 200] El problema es que es difícil determinar de manera concluyente el efecto de la segregación racial en el logro de la vida a largo plazo debido a los numerosos factores que influyen los resultados y confunden el análisis. Por ejemplo, la segregación escolar está estrechamente relacionada con la segregación residencial. [201] Por lo tanto, es difícil decir que un resultado es exclusivamente determinado por segregación en la escuela, sin tomar en cuenta el entorno en la vecindad.
Para obtener más información sobre la segregación escolar, recomiendo leer una publicación reciente de investigadores de UCLA Berkeley titulada: "¿Empeoramiento de la segregación escolar entre niños latinos?" [202] y las referencias incluidas en ese artículo.

Los hispanos están desproporcionadamente inscritos en los programas para estudiantes dotados y talentosos. Algunas de las iniciativas implementadas para ayudar a los estudiantes de alto rendimiento, como los programas para 'Dotados y Talentosos', parecen conducir a más segregación, una observación que ha creado controversia significativa en lugares como la ciudad de Nueva York, donde se ha presentado una propuesta para eliminar tales programas. [203]

Se ha informado que el acceso a clases avanzadas es un mejor predictor de resultados a largo plazo que los factores socioeconómicos. [204] Las escuelas con altos porcentajes de estudiantes hispanos a menudo carecen de cursos de alto nivel como matemáticas y ciencias, lo que pone a estos estudiantes en aún más riesgo de bajo logro educativo a largo plazo.

Si bien los estudiantes negros e hispanos representan el 40% de los estudiantes matriculados en escuelas que ofrecen programas para estudiantes superdotados y talentosos, ellos representan solo el 26% de los estudiantes matriculados en esos programas y solo el 18% de todos los estudiantes que reciben una calificación de 3 o más en un examen de colocación avanzada (AP).

RESULTADOS CLAVE:

Se ha informado que el número de estudiantes que asisten a escuelas intensamente segregadas (escuelas donde el 90% o más de los estudiantes no son blancos) se ha triplicado desde 1988. Según una publicación reciente, las posibilidades de que un niño hispano asista a una escuela con compañeros blancos ha disminuido [202] particularmente en escuelas con al menos un 10% de estudiantes hispanos y en los 10 distritos más pobres del país. Esto no ocurre de manera uniforme en todo el país, ya que ciertas áreas como Nueva York muestran mayores probabilidades de interacción entre estudiantes hispanos y blancos, un fenómeno conocido como "integración".

Algunos estudios que han dividido a los estudiantes en cuartiles de rendimiento en el cuarto grado sugieren que, al menos entre afroamericanos, compartir la clase con alumnos de bajo rendimiento aumenta sus probabilidades de tener un bajo rendimiento. Esto puede estar relacionado con la presión de grupo y las menores expectativas de los maestros. Estas hipótesis son controversiales y difíciles de probar, pero plantean una pregunta importante relacionada con el impacto de la segregación en la autopercepción y la llamada amenaza de estereotipo, que también es un factor importante en el logro académico en otros contextos, como se discutió anteriormente en este libro. [68, 70] Del mismo modo, un estudio realizado en Dartmouth descubrió que cuando los estudiantes con bajos promedios comenzaron a compartir su habitación con estudiantes con calificaciones más altas, sus promedios aumentaron. Este importante efecto entre pares demuestra la importancia del medio ambiente en el rendimiento escolar. [205]

Con respecto a la segregación en la escuela de medicina, solo resumiré algunos de los eventos históricos que han conformado la estructura actual de la educación médica en los Estados Unidos en el Recuadro 3.

RECUADRO 3. EVENTOS HISTÓRICOS RELACIONADOS CON LA SEGREGACIÓN DE LA ESCUELA DE MEDICINA

La estructura actual de las escuelas de medicina estadounidenses es, en gran medida, un resultado del "Informe Flexner", publicado en 1910. Abraham Flexner era un maestro de escuela de Louisville, KY, que asistió a la Universidad Johns Hopkins gracias a un regalo de su hermano, que era farmacéutico y director del Instituto Rockefeller. Flexner utilizó las ganancias de la venta de su escuela privada para financiar su propia educación de maestría en Harvard, así como sus viajes a Europa, donde visitó escuelas en diferentes países, particularmente Alemania, comparando la educación europea y estadounidense en su libro titulado The American College.

La Fundación Carnegie había identificado la necesidad de mejorar la atención médica en los Estados Unidos al aumentar la calidad de la educación médica y elevar los estándares de requisitos para el grado de médico en todas las escuelas de medicina en los Estados Unidos. Otro objetivo era aumentar los ingresos de los médicos y la competencia con homeópatas.

Después de leer el libro de Flexner, el director de la Fundación Carnegie invitó a Flexner a estudiar escuelas de medicina en los Estados Unidos y Canadá. Aunque Flexner nunca había asistido a la escuela de medicina, la fundación creía que el problema con las escuelas de medicina en los EE. UU. era un problema educativo y, por lo tanto, un educador profesional estaría en una mejor posición para evaluarlo y proporcionar recomendaciones. Flexner creía que el modelo alemán de educación médica era el ideal. En Alemania, los médicos recibían capacitación como científicos de laboratorio como requisito previo a la capacitación clínica. Flexner colaboró con la Universidad Johns Hopkins y la usó como el "estándar de oro" contra el cual comparó todas las escuelas de medicina en su informe, clasificándolas como (1) escuelas comparables a Johns Hopkins, (2) escuelas consideradas deficientes pero que podrían mejorarse con recursos financieros y asistencia, o (3) escuelas con una calidad tan pobre que el cierre era necesario. Flexner visitó personalmente 168 escuelas de medicina en los EE. UU. y Canadá. Su evaluación se concentró en las instalaciones, el equipo de laboratorio, la perspicacia científica de los instructores, los hospitales de entrenamiento, la capacidad de los estudiantes para practicar en lugar de simplemente observar, los requisitos de admisión y otros factores. Su poderoso informe ayudó a convertir las escuelas de medicina en una estructura más científica que requiere la enseñanza de ciencia y la tecnología.

Las consecuencias del informe Flexner sobre la educación médica de los afroamericanos son bien conocidas. El informe condujo a la reducción de las siete escuelas de medicina afroamericanas existentes a dos, debido a la conclusión del informe de que la atención médica a la raza afroamericana "nunca debería dejarse totalmente en manos de los médicos afroamericanos". También son conocidas las declaraciones antisemitas incluidas en el informe que dieron lugar a protestas después de su publicación.

Menos discutidas son las consecuencias de las recomendaciones de Flexner sobre educación médica entre otras minorías en los Estados Unidos. Esto es difícil de determinar porque los hispanos no se contaron en el censo hasta los años setenta y ochenta y al menos tres eventos históricos ocurrieron desde principios de los años sesenta que han influido en la participación de las minorías en la educación superior: el requerimiento de que las agencias federales tuvieran planes de acción afirmativa a mediados de los años sesenta; el Título VII de la Ley de Servicios de Salud Pública que proporcionó fondos que resultaron en un aumento muy significativo en el número de estudiantes de medicina y residentes entre 1970 y 1984; y el hecho de que a mediados de la década del 2000, la Association of American Medical Colleges recomendó un aumento del 30% en el suministro de médicos en respuesta a un informe del Consejo de Educación Médica para Graduados (COGME) sobre el aumento de las necesidades debido a la creciente población de EE. UU.

La violencia escolar

No es difícil entender por qué la exposición a delitos violentos en la escuela puede contribuir a un bajo nivel educativo. Sin embargo, al igual que con los otros factores de riesgo, es difícil atribuir el bajo rendimiento educativo a lo largo de la vida exclusivamente a este factor de forma aislada. Las escuelas con alta prevalencia de eventos criminales tienden a albergar una serie de otros factores de riesgo. Sin embargo, varios académicos que han analizado la influencia de la violencia en los resultados escolares han concluido que el crimen violento parece tener un impacto directo y negativo en el aprendizaje de los estudiantes, cuando se mide de acuerdo a los puntajes en pruebas de matemáticas y lectura.

embargo, varios académicos que han analizado la influencia de la violencia en los resultados escolares han concluido que el crimen violento parece tener un impacto directo y negativo en el aprendizaje de los estudiantes, cuando se mide de acuerdo a los puntajes en pruebas de matemáticas y lectura. [206-208]

HALLAZGOS CLAVE:

1. 5% de los estudiantes hispanos en los grados 9–12 reportaron portar un arma en la escuela al menos 1 día durante los 30 días anteriores. Esto se compara con el 4% de los estudiantes blancos. [209]

2. El 6% de los estudiantes hispanos informaron haber sido amenazados o heridos con un arma en la escuela, en comparación con el 5% de los estudiantes blancos. [209] Sin embargo, este porcentaje disminuyó significativamente desde el 2007 (8,7%).

3. Entre los estudiantes hispanos y negros expuestos a delitos violentos antes de la prueba de lenguaje inglés y artes (ELA, por sus siglas en inglés) en la ciudad de Nueva York, aquellos estudiantes que asistieron a escuelas menos seguras y que estuvieron expuestos a violencia comunitaria antes de la prueba obtuvieron puntajes 0.06 desviaciones estándar más bajos, lo cual equivale a una diferencia del 40% que también fue la diferencia en el puntaje entre estudiantes pobres y no pobres en el estudio. El mayor efecto se observó entre estudiantes hispanos que asisten a las escuelas menos seguras, quienes obtuvieron puntajes con 0.09 desviaciones estándar más bajos. Los autores concluyen que los climas escolares más fuertes podrían tener un efecto protector entre los estudiantes hispanos. Una hipótesis que puede explicar los hallazgos negativos de otros autores. [210,211]

4. Solo durante el año escolar de 2016, la Oficina de Derechos Civiles recibió 2,450 denuncias de acoso y hostigamiento por motivo de raza, color y origen nacional y afirma haber resuelto 2,218 de ellas. [212]

Se mencionan varios ejemplos ilustrativos en el informe de Oficina de Derechos Civiles, incluido uno en el que un estudiante hispano se acercó a un maestro de habla inglesa para decirle que se había caído y lastimado la cabeza. El profesor lo ignoró porque no pudo explicar lo que había sucedido en inglés. Más de una hora después, el estudiante finalmente pudo explicar la lesión a un maestro de habla hispana que buscó atención médica para el estudiante.

Baja calidad escolar

Los estudiantes hispanos obtienen los mismos beneficios de los cursos de matemáticas y ciencias de nivel superior que los estudiantes blancos no hispanos. [213] Desafortunadamente, la segregación entre muchos factores ha dejado a las escuelas pobres y minoritarias con instalaciones de menor calidad, clases más grandes y maestros menos efectivos. [214]

Más de la mitad de los estudiantes hispanos (60%) y negros (58%) asistieron a escuelas públicas en las que la inscripción combinada de estudiantes minoritarios era al menos el 75% de la inscripción total. En contraste, solo el 5% de los estudiantes blancos asistieron a esas mismas escuelas.

Independientemente de la raza / etnia, es importante tener en cuenta que solo el 48% de las escuelas secundarias en los Estados Unidos ofrecen cursos de cálculo, solo el 60% ofrece cursos de física y el 72% ofrece cursos de química. Entre el 10% y el 25% de las escuelas secundarias no ofrecen más de uno de los cursos básicos en la secuencia típica de educación secundaria en matemáticas y ciencias, como álgebra I y II, geometría, biología y química.

Algunos hallazgos específicos para la población hispana se resumen a continuación:

1. Hasta una cuarta parte de las escuelas secundarias con el mayor porcentaje de estudiantes negros y latinos no ofrecen álgebra II; y un tercio de estas escuelas no ofrecen química. ·[212]

2. Solo el 33% de las escuelas secundarias con altos números de estudiantes negros e hispanos ofrece cálculo, en comparación con el 56% de las escuelas con bajos números de estudiantes negros e hispanos. [212]

3. Los estudiantes hispanos asisten a escuelas con mayores concentraciones de maestros nuevos (en su primer año) que los estudiantes blancos, y esto es aún más pronunciado entre los estudiantes con bajo dominio del inglés.

Altas tasas de retención

Se sabe que la retención (repetición de un año) en los primeros grados de la escuela aumenta las probabilidades de que un estudiante abandone la escuela antes de graduarse de la escuela secundaria.

Un estudio siguió a más de 700 escolares de Texas durante 14 años para investigar las diferencias en la finalización de la escuela secundaria entre los estudiantes que pierden años en los grados 1 a 5 en comparación con los que avanzan continuamente. El estudio mostró que las niñas hispanas son particularmente susceptibles a verse afectadas a largo plazo cuando tienen dificultades a temprana edad. [215]

MAYOR PÉRDIDA DE AÑO EN LOS GRADOS 1-5

MENOR PORCENTAJE DE GRADUACIÓN DE LA SECUNDARIA

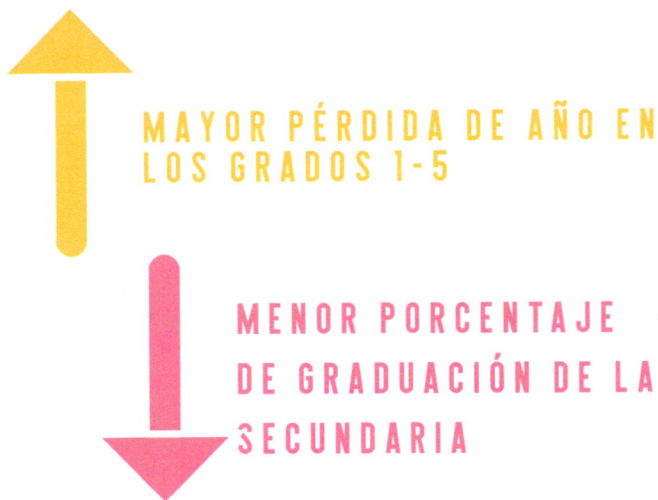

FIGURA 41. LAS ALTAS TASAS DE RETENCIÓN EQUIVALEN A UNA BAJA FINALIZACIÓN DE LA ESCUELA SECUNDARIA

Altas tasas de deserción

Desafortunadamente, no hay una medida común de deserción de la escuela secundaria y dado que cada estado puede usar diferentes medidas, es difícil identificar qué escuelas secundarias tienen altas tasas de deserción escolar. El NCES utiliza el término "tasa de deserción" para representar el porcentaje de jóvenes de 16 a 24 años que no están matriculados en la escuela y no han obtenido una credencial de escuela secundaria (ya sea un diploma o una credencial equivalente, como por ejemplo un Certificado de Educación General [GED]).

La tasa de deserción hispana ha disminuido del 2000 a al 2016 (27.8 a 8.6%). Esto es alentador, a pesar de que la tasa se mantuvo más alta que las tasas de blancos y negros. Es importante destacar que las tasas varían entre los hispanos de diferente ascendencia. Por ejemplo, la tasa de deserción de la escuela secundaria fue de 2.4% para personas de ascendencia peruana, 6.1 para ecuatorianos y 22.9% para personas de ascendencia guatemalteca. [165]

Entre las características demográficas asociadas con el riesgo de deserción escolar de la escuela secundaria se encuentran: [182]

1. Proceder de una familia de bajos ingresos,
2. ser miembro de un grupo minoritario racial o étnico,
3. ser mayor que el estudiante promedio en ese grado y
4. ser hombre.

En su artículo "Localizando la crisis de deserción" [215] Robert Balfanz y Nettie Legters describen una medida que ellos llaman "poder de promoción", la cual compara el número de estudiantes de primer año en una escuela secundaria con el número de estudiantes de último año cuatro años después. Las escuelas secundarias con el peor poder de promoción corresponden a aquellas que promueven el 50% o menos de estudiantes de primer año hacia nivel senior a tiempo. Estos investigadores van todavía más lejos al tratar de cuantificar el número de escuelas con un 60% de poder de promoción, que corresponde a las escuelas en las que graduarse ni siquiera es la norma y que llaman "Fábricas de deserción". Identifican 2.000 escuelas de este tipo y concluyen que estas escuelas tienen principalmente estudiantes minoritarios. Balfanz y Legters hacen importantes conclusiones relacionadas con los estudiantes hispanos:

1. Casi el 40% de los estudiantes latinos, en comparación con solo el 11% de los estudiantes blancos, asisten a escuelas secundarias en las cuales la graduación no es la norma.
2. El 80% de las escuelas secundarias con el peor poder de promoción (medido como promover el 50% o menos de estudiantes de primer año a nivel senior a tiempo) se concentran en estados con una alta concentración de estudiantes hispanos como Arizona, California, Georgia, Florida, Illinois, Luisiana, Michigan, Mississippi, Nuevo México, Nueva York, Carolina del Norte, Ohio, Pensilvania, Carolina del Sur y Texas.
3. En comparación con una escuela blanca mayoritaria, una escuela secundaria minoritaria tiene cinco veces más probabilidades de ascender a tiempo a menos de 50% de estudiantes de primer año. Hay pocas excepciones de escuelas secundarias que educan predominantemente a estudiantes de minorías y que de todos modos tienen un fuerte poder

de promoción. Estas escuelas están ubicadas principalmente en grandes áreas metropolitanas como la ciudad de Nueva York, Newark y Filadelfia, así como en áreas suburbanas afluentes cerca de la ciudad de Nueva York.

4. Sin embargo, las grandes ciudades, incluidas la ciudad de Nueva York, Filadelfia y otras como Los Ángeles y Chicago, albergan un tercio de las escuelas con el menor poder de promoción. En las ciudades con alta concentración de escuelas secundarias que tienen un bajo poder de promoción, para muchos estudiantes no hay otra opción que asistir a una de estas escuelas

5. La correlación más fuerte con las escuelas secundarias con bajo poder de promoción es la pobreza.

Un aspecto importante asociado con la deserción escolar a nivel universitario es el "sentido de pertenencia". Muchos estudiantes que vienen de escuelas públicas se sienten alienados en la universidad, [217] especialmente si logran acceder a las mejores escuelas con entornos que no son familiares. [140] Además, los hispanos tienen más probabilidades de asistir a colegios comunitarios, lo que algunos investigadores han encontrado que a menudo desalientan el avance entre los estudiantes minoritarios, un fenómeno conocido como la "hipótesis de enfriamiento" que recientemente ha sido evaluado en un estudio interesante por K. Broton tomando en cuenta la ayuda financiera. [218]

Según el Centro de Estudios del Mercado Laboral, los que abandonan la escuela secundaria ganan en promedio $ 9,200 menos por año que aquellos que se gradúan y en el transcurso de sus vidas, obtendrán un promedio de $ 375,000 menos que los graduados de la escuela secundaria y $ 1 millón menos que los graduados de la universidad.

Conclusiones clave para el capítulo 4

01

Los principales factores de riesgo para el bajo nivel educativo son la pobreza, el dominio limitado del inglés y asistir a una escuela de baja calidad.

02

Establecer una relación directa entre el entorno temprano de un niño (por ejemplo exposición a violencia o pobreza) y su logro más adelante en la vida (por ejemplo probabilidades de graduarse) es difícil porque múltiples factores juegan un papel importante. La exposición a múltiples factores de riesgo tiene un efecto acumulativo en los resultados a largo plazo.

03

Los niños hispanos tienen menos probabilidades que los niños de otras razas de recibir atención temprana en centros educativos. El 42% de los niños hispanos viven en áreas donde no hay centros de educación y cuidado infantil temprano, o están muy llenos. Sin embargo, los niños hispanos pueden tener una ventaja cuando se trata de arreglos de vivienda porque a menudo viven en hogares estables de dos padres con padres que trabajan. En el 2016, el porcentaje de niños hispanos que viven con padres casados fue del 57%. Esto se compara con el 33% para los negros y el 73% para los niños blancos.

05

La tasa de deserción estudiantil ha disminuido entre los hispanos entre el 2000 y el 2016 (27.8% a 8.6%).

04

La segregación de estudiantes de bajos ingresos y minoritarios comienza temprano en la vida. El número de estudiantes que asisten a escuelas intensamente segregadas (escuelas donde el 90% o más de los estudiantes no son blancos) se ha triplicado desde 1988.

06

La tutoría es uno de los factores más importantes para el éxito profesional en todas las etapas de la trayectoria educativa. La presencia de maestros dispuestos a apoyar a los estudiantes es uno de los factores asociados con mejores resultados a largo plazo.

Recursos en línea para el capítulo 4

SI ESTA INTERESADO EN:	VAYA AQUI:
Composición familiar y del hogar, formación y estabilidad familiar, dinámica de relaciones, crianza de los hijos	Centro de Investigaciones Hispanas: https://www.hispanicresearchcenter.org/research-resources/data-tool-measuring-hispanic-families-and-households/
Asistencia para el cuidado de niños para familias de bajos ingresos.	**Child Care and Development Block Grant (CCDBG)** es la mayor fuente de financiamiento federal para ayudar a los estados a brindar asistencia de cuidado infantil a familias de bajos ingresos. [218]
Información sobre violencia escolar	Dos fuentes clave son la Encuesta de comportamiento de riesgo juvenil (YRBS), realizada por el Sistema de vigilancia de comportamiento de riesgo juvenil (YRBSS) en los Centros para el Control y la Prevención de Enfermedades. https://www.cdc.gov/healthyyouth/data/yrbs/index.htm y el Suplemento de delitos escolares (SCS) de la Encuesta nacional de victimización por delitos. https://safesupportivelearning.ed.gov/survey/school-crime-supplement-scs-national-crime-victimization-survey-ncvs

Reporte y recopilación de datos sobre violencia escolar y derechos civiles

Oficina de Derechos Civiles del Departamento de Educación (OCR) esfuerzo del DOE para hacer que la recopilación y el intercambio de datos sean transparentes y estén disponibles para el público.

¿POR QUÉ NECESITAMOS MÁS DOCTORES HISPANOS?

Cuando piensas en las disparidades de salud, generalmente piensas en problemas con el acceso desigual a la atención médica o el impacto de cosas como la pobreza y los vecindarios inseguros. Pero hay disparidades en la atención médica que reciben los niños, incluso cuando ya están en nuestros hospitales."
- Casey Lion, MD, MPH, Pediatra en el Seattle Children's e Investigador, Centro de Salud, Comportamiento y Desarrollo Infantil

CAPÍTULO 5

SALUD HISPANA SEGÚN LOS NÚMEROS

"De todas las formas de desigualdad, la injusticia en la atención médica es la más impactante e inhumana."
— Martin Luther King

En capítulos anteriores describí las dificultades para cuantificar la representación de los hispanos en medicina en los Estados Unidos. En esta sección voy más allá de los números para describir por qué se necesitan más médicos hispanos.

Debido a todas las razones descritas hasta ahora, es difícil estimar la escasez de médicos hispanos en los EE. UU. **Sin embargo, la verdadera pregunta que ningún modelo tiene en cuenta es cuánto podría mejorar el estado de salud de la población hispana al garantizar que la diversidad en las profesiones de atención médica coincida con la diversidad racial y étnica del país. Faltan datos sobre este tema.**[220] Sin embargo, la mayoría de los datos disponibles y los testimonios de pacientes y proveedores de atención médica sugieren que la atención médica lingüísticamente y culturalmente competente se correlaciona con un mejor acceso a la atención y la calidad de la atención entre los desfavorecidos. Es más fácil para las personas recibir atención si sus médicos hablan su idioma o si al menos conocen los aspectos culturales relacionados con sus determinantes de salud.

La diversidad en la fuerza laboral de la salud es un imperativo moral y de políticas públicas y las razones para una mayor diversidad que se enumeran a continuación, que han sido propuestas por muchos otros, no indican que los médicos de las minorías estén obligados a atender a las poblaciones minoritarias desatendidas, o que los médicos o médicas blancos o de otras razas no puedan cuidar a esas poblaciones. Al contrario, el enfoque es lograr una atención de mayor calidad y con más competencia cultural y lingüística.

Primero reviso la información disponible sobre la competencia cultural y lingüística en la atención médica y luego describo el estado de salud actual de la población hispana en los Estados Unidos. En el siguiente capítulo, presentaré ejemplos de programas cultural y lingüísticamente competentes que se han utilizado en un intento de mejorar los principales determinantes de la salud.

LA HERMANA DE ANA MARÍA SIGUE SALTÁNDOSE DOSIS DE SU TRATAMIENTO PORQUE SUS PADRES NO PUEDEN PAGARLO

"Lamento haber llegado tarde señor Martínez", le dice Ana María a su consejero escolar. "Mi hermana está en el hospital y yo realmente tenía que ayudar. Como sabe, mis padres no hablan inglés y alguien necesitaba explicarle al médico lo que pasó con mi hermana después de que se saltó su inyección de insulina anoche.

Ana María se sintió en conflicto. "Me preguntaba, ¿cómo pueden ayudarme mis padres con mi educación universitaria cuando ni siquiera pueden pagar un tratamiento que salve la vida de mi hermana!

Aunque los hispanos experimentan tasas de mortalidad más bajas que las personas de otras razas / etnias, existe una gran heterogeneidad entre subgrupos hispanos. Por ejemplo, los mexicoamericanos y los puertorriqueños, sufren desproporcionadamente de diabetes. [220-222]

Además, los hispanos tienen niveles más bajos de seguro de salud y acceso a la atención médica. En este capítulo, veremos los datos sobre el estado de salud de la población hispana en los EE. UU.

La salud es multidimensional

De la misma forma que la definición de hispano / latino es limitada y no tiene en cuenta las muchas dimensiones de la identidad de la población, la definición tradicional de salud también es limitada y no tiene en cuenta las múltiples dimensiones que son importantes para la mayoría de las personas, incluyendo aspectos físicos, mentales y sociales, conocidos colectivamente como calidad de vida.

Muchos de estos aspectos se refieren a las propias percepciones de bienestar de las personas que son difíciles de medir, razón por la cual los científicos y epidemiólogos a menudo se centran en resultados objetivos como las tasas de enfermedad (morbilidad) y muerte (mortalidad) como medidas del estado general de salud de una población.

Del mismo modo como llegamos a una nueva definición de identidad racial, hay también una nueva definición de salud, que va más allá de los aspectos físicos. De acuerdo con esta definición, la salud de una persona está determinada por interacciones complejas entre factores genéticos, ambientales, sociales y económicos, así como también comportamientos individuales como las elecciones dietéticas.

Todos estos factores se conocen colectivamente como **determinantes de la salud** [223] y se definen como "una gama de factores personales, sociales, económicos y ambientales que influyen en el estado de salud de las personas y las poblaciones".

> *"La salud es un estado de completo bienestar físico, mental y social, no simplemente la ausencia de enfermedad."*
> *—Organización Mundial de la Salud, 1948*

La OMS incluyó la calidad de vida como parte de su definición de salud hace décadas.

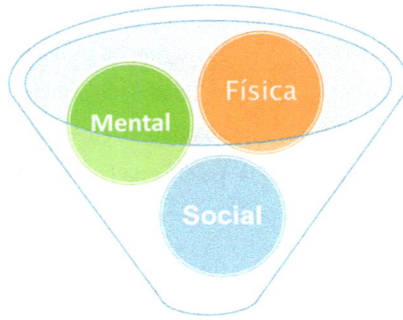

Calidad de vida

FIGURA 42. CALIDAD DE VIDA

Como resultado, varias medidas de calidad de vida ahora se usan rutinariamente al evaluar el efecto de diferentes intervenciones. Dos ejemplos de preguntas para evaluar la calidad de vida de las personas son: [225]

- ¿Diría que en general su salud es excelente, muy buena, buena, regular o mala?
- Pensando en su salud mental, que incluye el estrés, la depresión y los problemas emocionales, ¿cuántas veces durante los últimos 30 días diría usted que su salud mental no fue buena?

Los individuos no pueden controlar todos los determinantes de la salud. Por lo tanto, varias organizaciones se han propuesto mejorar el estado de salud de la población mediante la identificación de indicadores cuantificables del estado de salud que están relacionados con determinantes clave de la salud, para monitorear el progreso a lo largo del tiempo a medida que se implementan cambios de políticas y otras iniciativas. Una de esas organizaciones en los Estados Unidos es la Oficina de prevención y promoción de enfermedades, que financia un programa llamado "Iniciativa Gente Saludable". El objetivo de este progrma es mejorar el estado de salud de la población a lo largo del tiempo y crear una sociedad en la que todos tengan la oportunidad de vivir una vida larga y saludable. La Iniciativa de Gente Saludable ha incluido la mejora de la calidad de vida como un objetivo central de salud pública.

Cada década, esta iniciativa desarrolla un nuevo conjunto de objetivos nacionales para 10 años, con el objetivo de mejorar la salud de todos los estadounidenses. La lista original de 18 indicadores del estado de salud se ha modificado con el tiempo. Existe un subconjunto de "principales indicadores de salud" que representan problemas y desafíos de salud de máxima prioridad. En la versión actual de Healthy People Initiative (Gente Saludable 2020), la lista de los principales indicadores de salud está organizada en 12 temas:

1. Acceso a servicios de salud
2. Servicios clínicos preventivos
3. Calidad ambiental
4. Lesiones físicas y violencia
5. Salud materna e infantil
6. Salud mental
7. Nutrición, actividad física y obesidad
8. Salud oral
9. Salud reproductiva y sexual
10. Determinantes sociales
11. Abuso de sustancias
12. Consumo de Tabaco

Una discusión detallada de los determinantes de la salud, particularmente los determinantes sociales, está más allá del alcance de este libro y se puede encontrar más información en el sitio web de Iniciativa de Personas Saludables: : https://www. healthypeople.gov/.

Cuando uno de los factores se ve afectado, todos los demás también pueden verse influidos (Figura 43). Por ejemplo, una población de bajos ingresos gasta menos en educación y vivienda y tiene niveles más bajos de seguro y educación, lo que está relacionado con una mayor exposición a la violencia, mala calidad ambiental, problemas de salud mental y tasas más altas de abuso de sustancias. Las personas con empleo estable tienen más probabilidades de vivir en vecindarios con escuelas de mayor calidad, menos delincuencia y menor prevalencia de enfermedades prevenibles. El bajo nivel socioeconómico se asocia con un mayor riesgo de enfermedades, incluidas enfermedades cardiovasculares, artritis, diabetes, enfermedades respiratorias crónicas y cáncer, así como enfermedades mentales.

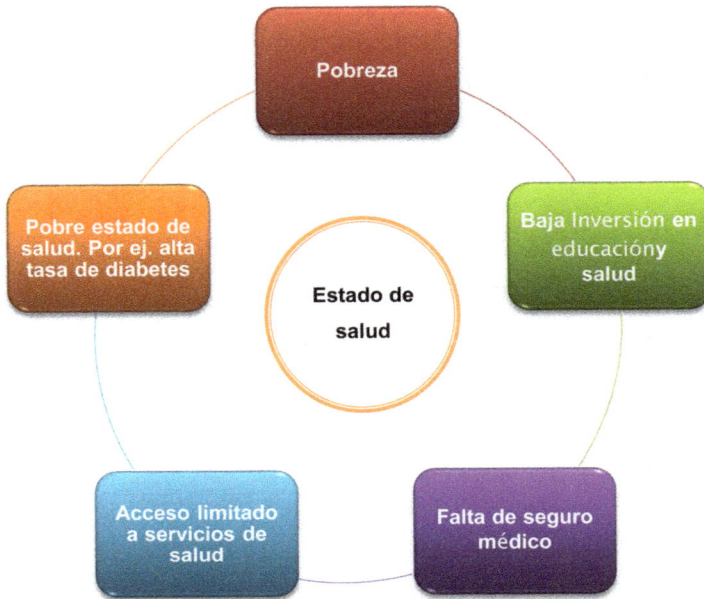

Algunos de los determinantes sociales de la salud relevantes para la población hispana debido a las disparidades conocidas basadas en la raza y el origen étnico son:

- Condiciones socioeconómicas como pobreza concentrada y segregación residencial
- Normas y actitudes sociales, como la discriminación
- Aspectos sociales como el "familismo", que constituye uno de los valores latinos clave, en los que se confía mucho cuando se trata de problemas de salud y se relaciona con el hecho de que la familia tiene prioridad al tomar decisiones de atención médica. [225]

- Apoyo social e interacciones sociales
- Estado de inmigración
- Distribución desigual de ingresos y educación; acceso desigual a la educación
- Peor acceso a la atención médica debido a la falta de disponibilidad, el alto costo, la falta de cobertura de seguro, el transporte limitado, las barreras del idioma y los horarios inconvenientes de citas médicas
- Falta de familiaridad con el sistema de salud.
- La falta de proveedores de servicios de salud bilingües y biculturales para comunicar de manera efectiva la información sobre la salud también resulta en un menor acceso a la atención médica
- Falta de educación en salud y baja alfabetización en salud

Este libro trata sobre la importancia de aumentar el número y la competencia cultural de los proveedores de atención médica como un mecanismo para mejorar los indicadores específicos del estado de salud. Por esa razón, he estructurado esta sección de la siguiente manera:

1. Breve discusión sobre el estado general de salud de la población hispana y la llamada "paradoja hispana"
2. Breve resumen de datos sobre acceso a servicios de salud entre hispanos
3. Estado de indicadores de salud relevantes para la población hispana junto con ejemplos de la aplicación de intervenciones bilingües y biculturales que ya han demostrado mejorar los resultados relacionados con estos indicadores. [226]

La paradoja hispana / latina

Hasta ahora en este capítulo, hemos hablado sobre el hecho de que las tasas de mortalidad por sí solas no representan con precisión el estado de salud de una población. Es necesario tener en cuenta otros aspectos que forman parte de la calidad de vida. También hemos hablado sobre el hecho de que todos los determinantes de la salud son interdependientes y por lo tanto, cuantificar la salud de una población utilizando una sola medida no es lo ideal. Por esa razón, cuando uno cuantifica la salud de la población hispana utilizando solo las tasas de mortalidad, los resultados son inesperados. Esto es lo que los epidemiólogos han llamado la "paradoja hispana".

Los hispanos en los EE. UU. tienen tasas de mortalidad más bajas que los blancos no hispanos y los negros no hispanos. Esto a pesar del hecho de que casi todos los demás determinantes sociales de la salud son peores para los hispanos que para otras razas / etnias.

Además del número total de muertes, otra medida utilizada se conoce como "mortalidad evitable" y representa el número de muertes por ciertas causas que no deberían ocurrir si se tuviera acceso a una atención médica oportuna y efectiva. Esta es una buena medida de muertes debido a factores prevenibles y tratables. [227] Según datos del Sistema Nacional de Estadísticas Vitales (NVSS), la tasa de mortalidad evitable entre el 2016 y el 2017 fue de 66.7 por 100,000 hispanos, 78.5 por 100,000 blancos y 154.9 por 100,000 negros. Una vez más, según esta medida, a los hispanos les va mucho mejor que a las personas de raza blanca y negra. Hay varios aspectos a considerar al pensar en la paradoja hispana. Al igual que muchas otras estadísticas a nivel de población, esa observación agrupa a todas las personas hispanas dentro de la misma categoría, sin tener en cuenta que las tasas de mortalidad varían entre géneros, grupos de edad, regiones geográficas, país de origen, ocupación, entre muchos otros factores. Por ejemplo, los datos muestran que los trabajadores hispanos tienen más probabilidades de realizar trabajos de alto riesgo en servicios de construcción, mantenimiento y reparación, manufactura y servicios para el hogar, en comparación con los blancos (59% versus 38.1%), y esto aumenta la tasa de mortalidad entre ese grupo de hispanos debido a riesgos laborales. Esto es particularmente cierto para los trabajadores agrícolas estacionales que están expuestos a pesticidas, calor, enfermedades de la piel y lesiones físicas. [229-232] Sin embargo, estas tasas aumentadas se diluyen cuando se considera la población general y, en algunos casos, los migrantes que son trabajadores temporales no se cuentan en las estadísticas debido a su estado migratorio y al hecho de que no participan en el censo u otras encuestas de salud.

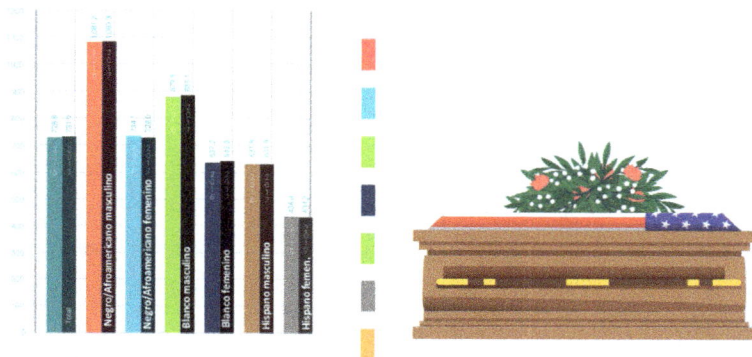

MUERTES DE ACUERDO A RAZA, ETNIA Y GENERO (POR 100,000 HABITANTES)

FIGURA 44. MUERTES EN LOS EE.UU. DE ACUERDO A RAZA/ETNIA Y GENERO

Otros ejemplos incluyen la obesidad y la diabetes tipo 2, que ocurren con mayor frecuencia entre ciertos subgrupos de hispanos, como los mexicoamericanos, lo que resulta en una mayor mortalidad debido a estas causas dentro de este grupo, o la hipertensión que está presente en más del 30% de hombres dominicanos, pero solo entre el 15% de las mujeres sudamericanas. Una vez más, estas diferencias se pierden cuando se considera a la población hispana como un todo. Es importante destacar que se ha predicho que la diabetes tipo 2 aumentará, haciendo que las diferencias de mortalidad entre hispanos y blancos se desvanezcan con el tiempo. [232]

Una hipótesis propuesta para explicar la paradoja hispana es que las tasas más bajas de tabaquismo entre los hispanos conducen a una disminución de la mortalidad. Otra observación es que los hispanos son en general una población más joven (~ 15 años más joven que los blancos). Otra teoría es que los inmigrantes recientes son más saludables que los blancos no hispanos, lo que sesga las tasas de mortalidad para toda la población hispana. [234] Los partidarios de esta última teoría afirman que la salud de los hispanos es mejor entre aquellos que emigraron recientemente a los EE. UU. desde otros países, incluso en comparación con los hispanos nacidos en los EE. UU. [235] Podría ser que las personas que emigran a los EE. UU. son las más saludables de sus países de origen, que los comportamientos de salud fuera de los EE. UU. son más favorables, o que las personas inmigrantes hispanas que se enferman regresan a sus países de origen.

Sin embargo, estudios recientes sugieren que a pesar de que los hispanos viven vidas más largas, sus vidas son más difíciles debido a dificultades socioeconómicas, estrés y riesgos para la salud. [236] Esto nos regresa a la discusión sobre la calidad de vida y el hecho de que las comparaciones en medidas como la mortalidad no tienen en cuenta aspectos de la salud que realmente importan en la vida de las personas. Esto es relevante para nuestra discusión porque, como se menciona a lo largo del libro, nuestro objetivo debe ser mejorar la calidad de vida de las personas y garantizar que todos, independientemente de su raza o estado socioeconómico, reciban atención médica adecuada, oportuna, cultural y lingüísticamente competente.

El Estudio de salud de la Comunidad Hispana o Estudio de Latinos (HCHS/SOL, por sus siglas en inglés) es un gran proyecto de investigación multicéntrico que incluye a más de 16,000 hispanos y recopila información extensa sobre resultados de salud y genética entre los latinos en cuatro áreas metropolitanas de EE. UU. Este estudio ha generado una gran cantidad de publicaciones y seguramente continuará arrojando luz acerca de muchas de las preguntas sobre la salud de la población hispana en los EE. UU.

Se ha demostrado que los bebés nacidos de madres hispanas tienen menos probabilidades de bajo peso al nacer (peso menor a 2,500 gramos o 5 libras, 8 onzas al nacer) y mortalidad infantil, en comparación con los bebés de mujeres blancas. Esto se conoce como la "paradoja latina".

El porcentaje de bebés de madres hispanas con bajo peso al nacer ha aumentado año tras año desde el 2010 de 6.9 a 7.4%, mientras que la tasa de bebés nacidos de madres blancas no hispanas ha disminuido ligeramente durante el mismo período de tiempo de 7.3 a 7.0%.

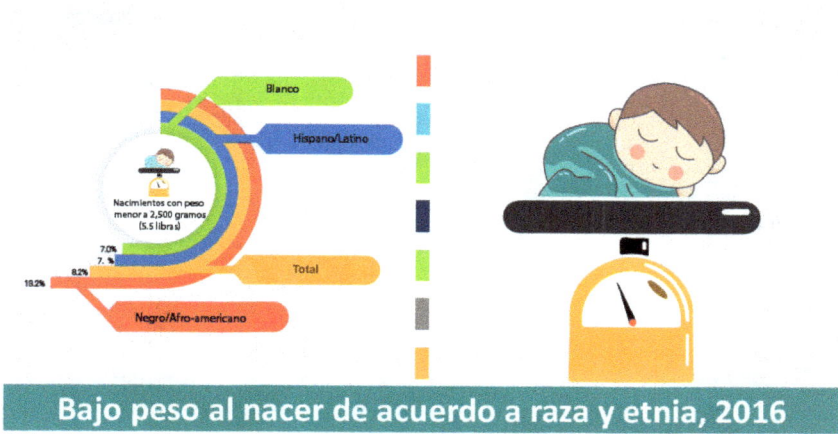

Bajo peso al nacer de acuerdo a raza y etnia, 2016

FIGURA 45. BAJO PESO AL NACER DE ACUERDO A RAZA Y ETNIA, 2016

Existen diferencias entre subgrupos hispanos. En general, las mujeres hispanas nacidas en los Estados Unidos tienen un riesgo similar o mayor de resultados adversos en maternidad en comparación con las mujeres blancas y las hispanas nacidas en el extranjero. Las mujeres hispanas nacidas en el extranjero tienen un riesgo menor de parto prematuro, bajo peso al nacer y nacimientos de bebés pequeños para la edad gestacional que las latinas nacidas en los EE. UU. [237] Estas diferencias pueden explicar el aumento en el porcentaje de bebés con bajo peso al nacer de mujeres hispanas con el tiempo. Alternativamente, como algunos investigadores han propuesto, tal vez nunca hubo una paradoja latina [237] aporque al menos en California, las latinas tienen peores resultados de nacimiento que las mujeres blancas, lo que es consistente con sus desventajas socioeconómicas.

Igual que no la paradoja latine, otro factor a tener en cuenta es la variabilidad según el país de origen. Por ejemplo, los puertorriqueños tienen una tasa de bajo peso al nacer que es el doble que la de los blancos, y también se ha reportado que sufren desproporcionadamente la mortalidad infantil.

En términos de mortalidad infantil, definida como la muerte de un bebé antes de su primer cumpleaños, la tasa de muertes infantiles por cada 1.000 nacimientos vivos en el 2017 fue de 5,0 para blancos, 5,0 para hispanos y 11,0 para negros. Al igual que con otros resultados, existen claras diferencias entre subgrupos. [239-241] Por ejemplo, las madres hispanas negras tienen mayor mortalidad infantil que las hispanas blancas, independientemente de sus características sociodemográficas. [242]

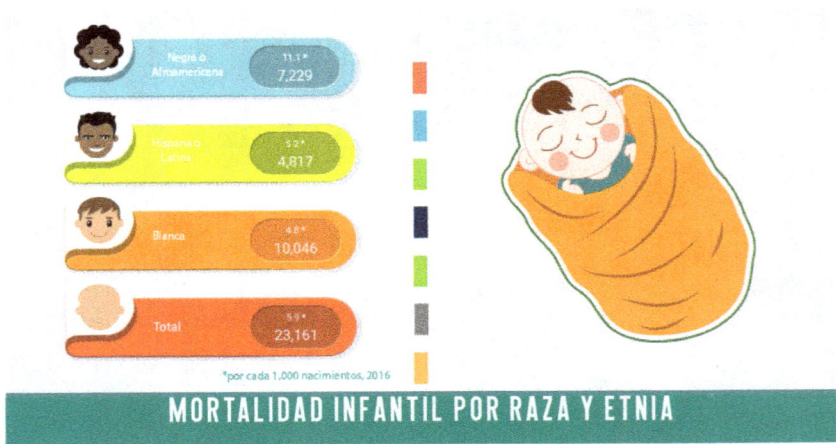

MORTALIDAD INFANTIL POR RAZA Y ETNIA

FIGURA 46. MORTALIDAD INFANTIL POR RAZA Y ETNIA EN LOS ESTADOS UNIDOS

Acceso a servicios de salud

A pesar de que la cantidad de hispanos sin seguro de salud ha disminuido significativamente desde el 2010, los hispanos siguen siendo la minoría sin seguro más alta en los Estados Unidos.

Según un informe del Centro Nacional de Estadísticas de Salud basado en una muestra de 19.510 individuos, durante los primeros 3 meses del 2018, 24,2% de hispanos, 14,1% de negros no hispanos, 8,9% de blancos no hispanos y 6,4% de blancos asiáticos entre 18 y 64 años no tenía seguro médico. [243] **Sin embargo, es importante señalar que esta tasa del 24,3% en el 2018, es inferior al 40,6% en el 2013, lo que corresponde a la disminución más significativa en las tasas de personas sin seguro de salud entre todas las razas y grupos étnicos.**

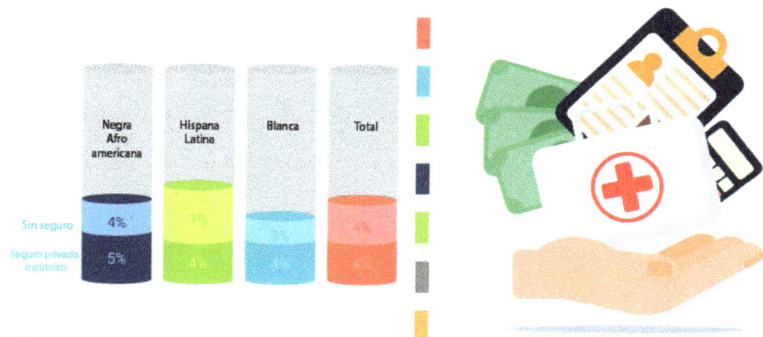

Niños sin seguro médico por raza y etnia

FIGURA 47. ESTADO DEL SEGURO MÉDICO POR RAZA Y ETNIA EN LOS ESTADOS UNIDOS, 2016

Muchos hispanos no están inscritos en programas de salud pública porque simplemente no saben de su existencia o por barreras del idioma. Se ha informado que hasta el 70% de los niños latinos sin seguro son elegibles para cobertura por Medicare o CHIP. Incluso aquellos que ganan por encima del nivel de pobreza tienen menos probabilidades de estar asegurados y tienen niveles más bajos de cobertura de seguro de salud a través de sus empleadores. Es importante destacar que la tasa de seguro de salud es significativamente mayor entre aquellos con un título avanzado, en comparación con aquellos sin educación secundaria.

Servicios clínicos preventivos

La Iniciativa de Gente Saludable define los servicios de prevención clínica como aquellos destinados a prevenir y detectar enfermedades en sus etapas más tempranas y más tratables, reduciendo significativamente el riesgo de enfermedad, discapacidad, muerte prematura y altos costos de atención médica. Algunos ejemplos incluyen la detección del cáncer y el control de la presión arterial.

En esta sección proporciono un breve resumen de los datos estadísticos sobre los servicios clínicos preventivos que corresponden a las principales causas de muerte entre los hispanos, es decir, enfermedades cardíacas, cáncer y diabetes. En el próximo capítulo proporcionaré numerosos ejemplos de iniciativas que tienen como objetivo mejorar los indicadores de salud entre los hispanos en los Estados Unidos, mediante la aplicación de una educación cultural y lingüísticamente apropiada.

Principales causas de muerte entre mujeres Hispanas de acuerdo a la edad

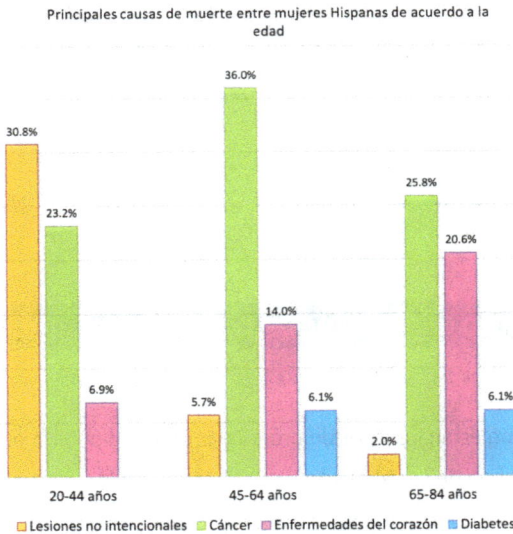

FIGURA 48. PRINCIPALES CAUSAS DE MUERTE ENTRE LAS MUJERES HISPANAS, 2017 (VÉANSE LAS NOTAS SOBRE LA METODOLOGÍA DE CLASIFICACIÓN EN EL INFORME [243])

El informe Disparidades Nacionales en Atención Medica declaró que los hispanos reciben menos consejos sobre el ejercicio y la atención relacionada con ataques cardíacos que los pacientes blancos, a pesar de que:

1. Las enfermedades cardíacas son la principal causa de muerte entre los hispanos mayores de 84 años, y la segunda causa de muerte entre los que hispanos de entre 45 y 84 años, tanto hombres como mujeres. [244]
2. Los hispanos tienen tasas más altas de obesidad en general que los blancos no hispanos, aunque existen disparidades entre subgrupos y los géneros, con mujeres hispanas con mayor riesgo de obesidad que los hombres e hispanos nacidos en los Estados Unidos con mayor riesgo que los hispanos nacidos en el extranjero. [245, 246]
3. Los hispanos, en particular los mexicoamericanos y los puertorriqueños, sufren desproporcionadamente de diabetes. [2210-223]
4. 4. Los niños hispanos tienen un 50% de posibilidades de desarrollar diabetes en su vida debido a factores de riesgo como la obesidad y la falta de actividad física.

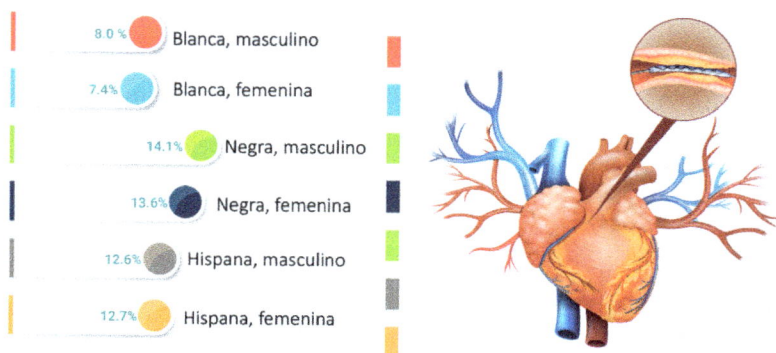

8.0 %	●	Blanca, masculino
7.4%	●	Blanca, femenina
14.1%	●	Negra, masculino
13.6%	●	Negra, femenina
12.6%	●	Hispana, masculino
12.7%	●	Hispana, femenina

DIABETES DE ACUERDO A RAZA, ETNIA Y GENERO

FIGURA 49. PREVALENCIA DE DIABETES DE ACUERDO A LA RAZA, ETNIA Y GENERO

Según la medida de las disparidades de salud realizada por la Iniciativa Gente Saludable, al comparar la proporción de personas diagnosticadas con diabetes, se estima que los mexicoamericanos tienen una tasa 2,651 veces mayor que los blancos, no hispanos. En algunos de los condados fronterizos Texas-México, hasta el 50% de los mexicoamericanos mayores de 35 años son diagnosticados con diabetes tipo 2. [247] El mecanismo detrás de esta alta prevalencia de diabetes entre los mexicoamericanos parece estar relacionado con la predisposición genética, más que con la obesidad. [248]

Cáncer

El cáncer es la principal causa de muerte entre los hispanos, tanto hombres como mujeres, entre las edades de 45 y 84. . [244, 249] Se calculaba que más de 22.000 hombres hispanos y más de 20.000 mujeres hispanas morirían de cáncer hasta el 2018, con el cáncer de pulmón como la principal causa de muerte entre los hombres, y el cáncer de seno como la principal causa de muerte entre las mujeres. [249]

Sin embargo, los hispanos tienen menor mortalidad por cáncer que las personas de raza blanca o negra.

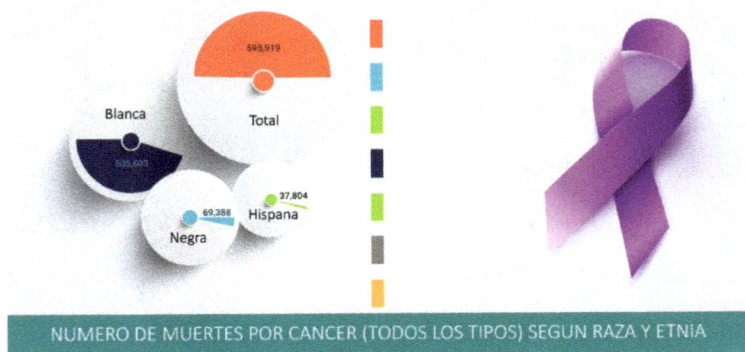

NUMERO DE MUERTES POR CANCER (TODOS LOS TIPOS) SEGUN RAZA Y ETNIA

FIGURA 50. NUMERO DE MUERTES POR CANCER (TODOS LOS TIPOS) 2015

Aunque la incidencia de cáncer de seno es menor entre las mujeres hispanas, es el tipo de cáncer más común entre ellas. [244] Las tasas de supervivencia a 5 años son más bajas entre los hispanos en comparación con los blancos no hispanos y sus tasas de mortalidad no han bajado tanto como las tasas entre los blancos no hispanos. [250] Algunos de los factores asociados con estas diferencias son:

1. El cáncer metastático de seno ocurre a edades más tempranas entre las latinas y las tasas de supervivencia son más bajas. [251]

2. Las mujeres hispanas se someten a pruebas genéticas con menor frecuencia y muestran tasas más bajas de prácticas de manejo del riesgo de cáncer, incluso entre aquellas que ya saben que tienen una mutación genética patógena. [252]

3. Relevante para este libro, l**as barreras del idioma afectan la probabilidad de que las mujeres hispanas se sometan a pruebas genéticas y preventivas.** Un estudio encontró que la discusión sobre las pruebas genéticas con un proveedor es casi 2 veces menos probable entre las mujeres hispanas que hablan español en comparación con las mujeres blancas no hispanas. [251]

4. Las mujeres hispanas tienen un mayor riesgo de tumores negativos a estrógenos y progesterona, que son más difíciles de tratar y se asocian con tasas de supervivencia más bajas. [253]

5. Las mujeres hispanas tienen más probabilidades de identificar a un miembro de la familia como la persona que toma la decisión final sobre el tratamiento. Además, cuanto menos aculturadas (menos acostumbradas a la cultura estadounidense), más probable es que digan que los miembros de su familia toman decisiones de tratamiento. [254]

Salud reproductiva y sexual

Según los Centros para el Control de Enfermedad (CDC), los hispanos adultos y adolescentes constituyeron el 26% (9.889) de los 38.739 nuevos diagnósticos de VIH en los Estados Unidos. A fines del 2016, se estimaba que hasta 254.600 hispanos tenían VIH y hubo 2.863 muertes entre hispanos / latinos con diagnóstico de VIH ese año.

Muchos hispanos no usan servicios de prevención ni se hacen pruebas diagnósticas, por temor a revelar su estado migratorio. Entre los hombres hispanos, el tipo de transmisión más frecuente es el contacto sexual entre hombres y el uso de drogas inyectables.

Solo el 16,8% de las estudiantes hispanas de secundaria que son sexualmente activas informan haber usado anticonceptivos hormonales efectivos la última vez que tuvieron relaciones sexuales. Esto se compara con el 37.4% de las estudiantes blancas y el 22.5% de las estudiantes de raza negra. [209] Del mismo modo, solo aproximadamente la mitad de los estudiantes hispanos de secundaria informan haber usado un condón, aunque no hay diferencias significativas en el uso del condón entre las diferentes razas. Al analizar los métodos duales, como el control hormonal de la natalidad junto con el uso del condón, el grupo de jóvenes hispanos es el peor, ya que solo el 4% informa haber usado métodos duales, en comparación con el 11.6% de los blancos.

La campaña **Detengamos Juntos el VIH** , also disponible en Español proporciona mensajes cultural y lingüísticamente apropiados sobre las prueba de diagnóstico, prevención y tratamiento del VIH.

La campaña de mercadeo social **Tú No Me Conoces** fue una campaña de 8 semanas que incluyó radio en español, medios impresos, un sitio web y una línea telefónica gratuita de referencia para pruebas de VIH para aumentar el conocimiento sobre el riesgo de VIH entre los hispanos que viven en la frontera con México. Esta intervención resultó en un mayor uso de pruebas de diagnóstico en las clínicas participantes, con casi un tercio de los evaluados mencionando específicamente la campaña como el motivo de la visita. [254]

RECUADRO 4. TASA DE FERTILIDAD TOTAL, TASAS DE NATALIDAD Y ANTICONCEPCIÓN ENTRE LOS HISPANOS EN LOS EE. UU.

La tasa de fertilidad total (TFR) se define como la cantidad esperada de nacimientos que un grupo de 1.000 mujeres tendrían en sus vidas de acuerdo con las tasas de natalidad actuales específicas para mujeres de esa edad en los Estados Unidos. En el 2017, el TFR fue de 1.765,5 y, por lo tanto, un 16% por debajo del nivel considerado como necesario para reemplazar la población (2.100,0). Sin embargo, entre las mujeres hispanas, 29 estados tenían TFR por encima de 2.100,0 . [256]

Sin embargo, al observar los datos a lo largo del tiempo, la tasa de natalidad entre las mujeres hispanas disminuyó un 31% entre el 2006 y el 2017, en comparación con el 5% entre las mujeres blancas y el 11% entre las mujeres negras. Los factores contribuyentes pueden incluir aumentos en los niveles promedio de educación, costos de vida relativamente altos y quizás cambios en las actitudes sobre la maternidad. Además, las mujeres hispanas nacidas en el extranjero generalmente tienen una mayor fertilidad que las mujeres hispanas nacidas en los Estados Unidos. [257]

Durante la última década, la población hispana de los Estados Unidos se ha vuelto más propensa a nacer en los Estados Unidos. (En el 2006, el 54.9% de la población hispana adulta nació en el extranjero, en comparación con el 47.9% en el 2015). Si la tasa de fertilidad hispana continúa disminuyendo, podría disminuir aún más la tasa de fertilidad total en los Estados Unidos, que ya es de 1.77 hijos por mujer, debajo del nivel de reemplazo que es de 2.1 hijos por mujer, en promedio. [257] Sin embargo, la importancia de estos hallazgos en la demanda de médicos hispanos es desconocida y difícil de calcular.

En términos de anticoncepción, el porcentaje de mujeres blancas no hispanas que actualmente usan anticonceptivos no es diferente del porcentaje de mujeres hispanas que lo hacen (67.0% vs 64.0%), según el informe más reciente del NHCS sobre el uso de anticonceptivos entre las mujeres de 15 a 49 años. [258]

Salud mental

Las minorías tienen, en general, igual o mejor salud mental que los estadounidenses de raza blanca, pero sufren disparidades en la atención de salud mental.

Los pacientes de minorías raciales y étnicas subutilizan los servicios de salud mental (Cirujano General de EE. UU., 2001). Los hispanos con problemas de salud mental tienen menos probabilidades de recibir tratamiento que los blancos. Si reciben tratamiento, es probable que vean a médicos de atención primaria, en lugar de especialistas en salud mental.

Usando datos del Estudio Nacional Latino y Asiático Americano, Alegria y sus colegas estimaron la prevalencia de trastornos psiquiátricos en 28.1% para hombres y 30.2% para mujeres. [260] Sin embargo, los hispanos y los negros reportan un menor riesgo de tener un trastorno psiquiátrico en comparación con los blancos. [261, 262] IA pesar de las tasas más altas de pobreza entre las personas pertenecientes a minorías en comparación con los blancos en los EE. UU., todos los subgrupos de minorías (con la excepción de los puertorriqueños) informaron tasas más bajas de trastornos mentales durante su vida que los estadounidenses blancos. [263] De hecho, otros estudios también han demostrado que el menor riesgo de trastornos psiquiátricos entre las minorías fue más pronunciado en grupos con niveles más bajos de educación. [261]

La tasa de suicidios entre los hispanos en el 2017 fue de 6,9 por 100.000 habitantes, en comparación con 17,8 entre los blancos. El porcentaje de adolescentes (de 12 a 17 años) que sufrió un episodio depresivo mayor en los últimos 12 meses es el mismo entre hispanos y blancos (15.1%). Entre los adultos (18+) ese porcentaje es más bajo entre los hispanos 6.2% que los blancos 7.5%.

Aunque las tasas de prevalencia de trastornos psiquiátricos son más bajas entre los hispanos, se ha sugerido que aquellos que se enferman tienden a tener una enfermedad más persistente y más grave [264 265] y algunos subgrupos reciben atención inadecuada. Por ejemplo, el porcentaje de niños (4-7 años) con problemas de salud mental que reciben tratamiento es más bajo entre los hispanos (63.8%) que entre los blancos (74.4%).

Conclusiones clave capítulo 5

01

De la misma manera que llegamos a una nueva definición de raza e identidad racial, existe una nueva definición de salud que va más allá de los aspectos físicos para incluir aspectos físicos, mentales y sociales, conocidos colectivamente como calidad de vida. De acuerdo con esta definición, la salud de una persona está determinada por interacciones complejas entre factores genéticos, ambientales, sociales y económicos, y comportamientos individuales como elecciones dietéticas, conocidas colectivamente como determinantes de la salud.

02

Cuando se cuantifica la salud de la población hispana utilizando solo las tasas de mortalidad, sin tener en cuenta la calidad de vida, los resultados son inesperados. Esto es lo que los epidemiólogos han llamado la "paradoja hispana". Los hispanos en los EE. UU. Tienen tasas de mortalidad más bajas que los blancos no hispanos y los negros no hispanos. Esto es a pesar del hecho de que casi todos los demás determinantes sociales de la salud son peores para los hispanos que para otras razas / etnias.

03

Cuando se tiene en cuenta la calidad de vida, estudios recientes sugieren que, aunque los hispanos viven más, sus vidas son más difíciles debido a las dificultades socioeconómicas, el estrés y los riesgos para la salud.

04

Se ha demostrado que los bebés nacidos de madres hispanas tienen menos probabilidades de experimentar bajo peso al nacer y mortalidad infantil, en comparación con los bebés de mujeres blancas. Esto se conoce como la "paradoja latina".

05

Las causas más comunes de muerte entre los hispanos son las enfermedades cardíacas, el cáncer y la diabetes. Los hispanos tienen tasas más altas de diabetes y obesidad que los blancos no hispanos, aunque la prevalencia varía según los diferentes grupos.

06

Los hispanos adultos y adolescentes representaron casi un tercio de los nuevos diagnósticos de VIH en los Estados Unidos.

07

A pesar de que las tasas de prevalencia de los trastornos psiquiátricos son más bajas entre los hispanos, los que se enferman tienden a tener una enfermedad más persistente y más grave, y algunos subgrupos reciben atención inadecuada.

Recursos en línea para el capítulo 5

SI ESTA INTERESADO EN:

VAYA AQUI:

Información sobre la salud de las poblaciones minoritarias en los EE. UU.

La Iniciativa Gente Saludable
https://www.healthypeople.gov/2020/leading-health-indicators/2020-lhi-topics/Social-Determinants/data
https://minorityhealth.hhs.gov/omh/opac.aspx?lvl=3&lvlid=24

Departamento de Salud y Servicios Humanos de EE. UU., Oficina de salud de las minorías
https://minorityhealth.hhs.gov/omh/opac.aspx?lvl=3&lvlid=24

Estadísticas de cáncer
https://seer.cancer.gov/archive/csr/1975_2013/browse_csr.php?sectionSEL=2&pageSEL=sect_02_table.15

Robert Graham Center
https://www.graham-center.org/rgc/home.html

Fundación para el desarrollo infantil
https://www.fcd-us.org/

Salud América

https://salud-america.org/

The Center for Latino Adolescent and
Family Health (CLAFH)
http://clafh.org/about/
https://bhw.hrsa.gov/
loansscholarships/nhsc

America's health rankings
https://www.
americashealthrankings.org/about/
methodology/introduction

Consorcio Interuniversitario de
Investigaciones Políticas y Sociales
ICPSR es un consorcio internacional
de más de 750 instituciones
académicas y organizaciones de
investigación, que mantiene un
archivo con datos sobre campos
sociales y conductuales que van
desde la educación hasta el abuso
de sustancias y otros campos.
Está alojado por la Universidad de
Michigan y está abierto para uso
público.

Estadísticas de datos de salud
infantil

Estadísticas de niños
https://www.childstats.gov/
americaschildren/health2.asp

Multimedia	https://corazonfilm.com/ La película del Hospital Montefiore sobre el trasplante de órganos es un excelente ejemplo del uso de los medios de comunicación para educar sobre las necesidades de salud.
La Encuesta Nacional de Entrevistas de Salud (NHIS)	https://www.cdc.gov/nchs/nhis/index.htm Esta encuesta ha monitoreado la salud de la nación desde 1957 e incluye datos de 75,000 a 100,000 personas.
Salud de las minorías	Departamento de Salud y Servicios Humanos de EE. UU. https://www.minorityhealth.hhs.gov/
Programas de seguros para hispanos	https://www.cuidadodesalud.gov/es/

CAPÍTULO 6

SALUD HISPANA MÁS ALLÁ DE LOS NÚMEROS

¿Por qué necesitamos más médicos hispanos en los Estados Unidos?

"La diversidad en la atención médica no se trata de una representación justa, se trata de salvar vidas"
—Comisionado George Strait, Vicecanciller adjunto de Asuntos Públicos, Universidad de California, Berkeley [124]

ANA MARÍA PARTICIPA EN LA INTERACCIÓN ENTRE SU FAMILIA Y EL MÉDICO

"Lamento haber llegado tarde señor Martínez", le dice Ana María a su consejero escolar. "Mi hermana está en el hospital y necesitaba ayudar. Como sabe, mis padres no hablan inglés y alguien necesitaba explicarle al médico lo que sucedió con mi hermana después de que saltó otra inyección de insulina anoche".

Nada ha sido igual para Ana María desde esta experiencia. El hecho de que su hermana pudiera haber muerto porque sus padres no podían explicar la situación al médico de la sala de emergencias la ayudó a comprender cuánto podían ayudar los médicos hispanohablantes a familias como la suya.

"Solía sentirme desmoralizada", dice ella, "¡pero esta experiencia me motivó! Sabía que quería ser médico para ayudar a personas como mi hermana, pero después de esta experiencia, ¡me di cuenta de que el problema es aún más importante! No puedo imaginar cuántas familias pasan por la misma experiencia".

¿Qué es la competencia cultural?

En palabras simples, un profesional culturalmente competente proporciona información y servicios en el idioma y en el contexto educativo y cultural más apropiado para las personas a las que sirve.

Los Centros de Servicios de Medicare y Medicare definen la competencia cultural y lingüística como la capacidad de los proveedores de atención médica y las organizaciones de atención médica para comprender y responder de manera efectiva a las necesidades culturales y lingüísticas que el paciente tiene durante el encuentro de atención médica.

La AAMC establece que "**cuando los proveedores de atención médica tienen una experiencia de vida que se asemeja más a las experiencias de sus pacientes, los pacientes tienden a estar más satisfechos con su atención y a seguir el consejo médico. Este efecto se ha visto en estudios que analizan comunidades minoritarias raciales, étnicas y sexuales, cuando la demografía de los proveedores de atención médica refleja la de las poblaciones desatendidas**" [219]

La competencia cultural reconoce las variaciones en las costumbres, tradiciones, valores, creencias y estilos de comunicación y los tiene en cuenta al evaluar y tratar a las personas. "Cultura" se refiere a patrones integrados de comportamiento humano que incluyen el lenguaje, pensamientos, acciones, costumbres y creencias, o instituciones de ciertos grupos raciales, étnicos, sociales o religiosos. "Competencia" implica tener la capacidad de funcionar de manera efectiva como individuo u organización dentro del contexto de las creencias, prácticas y necesidades culturales presentadas por los pacientes y sus comunidades".

La cultura tiene un impacto dramático en la salud general. [266] Es importante destacar que aunque no estoy abordando las prácticas religiosas y de salud espiritual colectivamente conocidas como "etnomedicina", este es otro aspecto importante de la cultura hispana que es muy frecuente y sobre el que es difícil educar a los profesionales de salud debido a su diversidad y heterogeneidad. [267]

Los Centros de Servicios de Medicare y Medicaid (CMS) definen la competencia lingüística de la siguiente manera: "Provisión de servicios de lenguaje oral y escrito que sean culturalmente apropiados y fácilmente disponibles, para personas con dominio limitado del inglés a través de medios tales como personal bilingüe / bicultural, intérpretes médicos capacitados y traductores calificados".
La comunicación efectiva importante en todo tipo de interacciones, pero puede significar la diferencia entre la vida y la muerte en ciertas circunstancias relacionadas con enfermedades potencialmente mortales como la atención de emergencia, el diagnóstico y tratamiento del cáncer y el tratamiento de enfermedades crónicas. [268] La comunicación efectiva es clave no solo durante la conversación entre el paciente y el médico (encuentro clínico), sino también durante otras actividades como conversaciones con farmacéuticos, enfermeras, personal de registro hospitalario, ambiente posquirúrgico, etc.

La competencia lingüística es el conocimiento lingüístico que poseen los hablantes nativos de un idioma. Sin embargo, la comunicación efectiva no solo se trata del dominio del idioma, sino también de la capacidad de apreciar la cultura en relación con el idioma hablado. [269] Los intérpretes ayudan, pero se necesita un trabajo colaborativo para optimizar las interacciones entre los proveedores de atención médica y los intérpretes, para el beneficio de los pacientes. [270]

Entre las razones por las cuales la falta de competencia cultural y lingüística en la fuerza laboral de la salud conduce a peores resultados de salud están:
1. Bajos niveles de alfabetización en salud;
2. comunicación inadecuada a los pacientes sobre las opciones de tratamiento, incluida la necesidad de procedimientos quirúrgicos;
3. preferencia del paciente de ver solo médicos racialmente concordantes;
4. sesgo explícito o implícito del proveedor de atención médica y variaciones raciales en el uso de tratamientos y procedimientos, y
5. baja participación en la investigación.

Alfabetización en salud

La competencia cultural y lingüística es particularmente relevante cuando se comunica información relacionada con la salud a una población con baja alfabetización en salud.

El Instituto de Medicina define la alfabetización en salud como **"el grado en que las personas son capaces de obtener, procesar y comprender la información sobre servicios básicos de salud que necesitan para tomar decisiones de salud apropiadas".**

La alfabetización en salud permite a los pacientes comprender sus condiciones y los tratamientos que mejorarán su bienestar general.

Se ha reportado que los adultos hispanos tienen el puntaje promedio más bajo de alfabetización en salud en comparación con los adultos en otros grupos raciales y étnicos. [271-273] Otros informes muestran que casi 2 de cada 5 hispanos tienen problemas de comunicación con su médico. [135, 274] Según los datos de la Fundación Robert Wood Johnson, uno de cada cinco residentes de habla hispana en los EE. UU. retrasó o rechazó la atención médica necesaria debido a barreras de idioma.

Si se mide el nivel de alfabetización en salud como competente, intermedio, básico, o inferior al básico, el 41% de los adultos hispanos tiene un nivel de alfabetización que se considera inferior al básico. Esto se compara con el 9% de los blancos y el 14% de los pacientes de raza negra. El 24% de los hispanos tiene un nivel básico de alfabetización en salud, en comparación con el 19% de los blancos y el 33% de los negros.

Tener un nivel inferior al básico en alfabetización de salud corresponde a dificultades para completar tareas como marcar la fecha de una cita médica en un recibo de cita hospitalaria, o comprender lo que está permitido beber antes de un examen médico después de leer un conjunto de instrucciones breves. Un nivel básico de alfabetización en salud corresponde a la capacidad de una persona para completar tareas tales como explicar dos razones por las que una persona sin

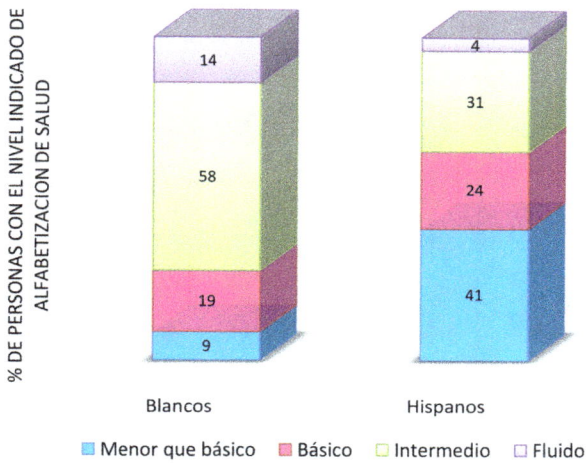

Más hispanos tienen un nivel de alfabetizacion "menor a basico" en comparacion con individuos de otras razas y etnias

% DE PERSONAS CON EL NIVEL INDICADO DE ALFABETIZACION DE SALUD

Blancos: 14 / 58 / 19 / 9

Hispanos: 4 / 31 / 24 / 41

■ Menor que básico   ■ Básico   □ Intermedio   □ Fluido

FIGURA 51. ALFABETIZACIÓN EN ATENCIÓN MÉDICA DE ADULTOS POR RAZA Y ETNIA. FUENTE: DEPARTAMENTO DE EDUCACIÓN DE EE. UU. 2003 [270]

síntomas de una enfermedad específica debe hacerse un examen para diagnosticar o prevenir la enfermedad, después de leer la información en un folleto claramente escrito.

Los proveedores de atención médica pueden recibir capacitación sobre cómo comunicarse de manera clara y efectiva, pero mejorar la alfabetización en salud entre los pacientes es fundamental y actualmente uno de los objetivos de la Iniciativa Gente Saludable 2020 y de otras organizaciones. [275]

El dominio del idioma y la alfabetización en salud van de la mano. Los pacientes que no hablan inglés como idioma principal o los que hablan español en el hogar tienen menos probabilidades que otros de recibir atención preventiva, tienen más probabilidades de tener dificultades con el uso de sus medicamentos y requieren más visitas al consultorio médico para satisfacer sus necesidades. Un paciente no entenderá las instrucciones si se proporcionan en un idioma extranjero. Los adultos que solo hablan inglés antes de comenzar la escuela tienen una mayor alfabetización en salud que los adultos que hablan otros idiomas, ya sea solos o como lengua adicional aparte del inglés.

Los Hispanos tienenlos niveles más bajos de alfabetización en salud

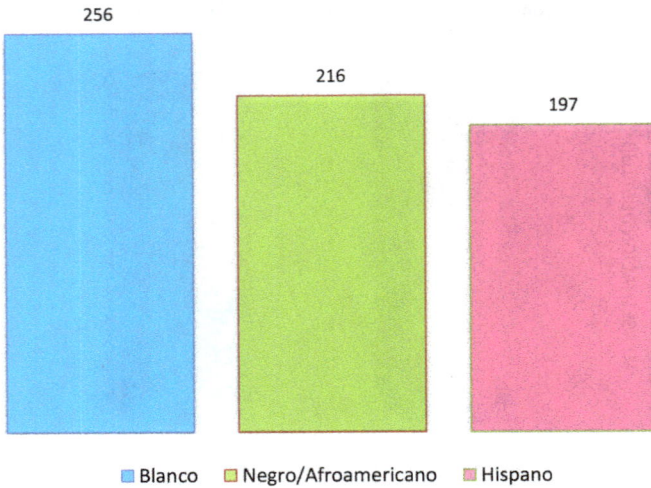

FIGURA 52. PUNTUACIONES MEDIAS DE ALFABETIZACIÓN SANITARIA DE LOS ADULTOS, POR RAZA / ETNIA: 2003

Según la Oficina del Censo de EE. UU., más de 500,000 médicos hablan solo inglés en casa. En contraste, solo 50,000 reportan hablar español en casa. Esto demuestra la escasez de médicos que hablan español con fluidez y, por lo tanto, pueden comunicarse sin problema con pacientes que solo hablan español.

Los pacientes con dominio limitado del inglés a menudo reciben una atención de peor calidad y tienen peor acceso a la atención que los pacientes que hablan inglés con fluidez.

Una encuesta administrada en inglés y español comparó dos grupos de pacientes en su mayoría hispanos [276] Un grupo informó tener habilidades limitadas para hablar inglés o reportó que usa un traductor. El segundo grupo informó no usar un traductor y tener buena habilidad en inglés. La encuesta evaluó el conocimiento sobre los efectos secundarios de medicamentos, la satisfacción con la atención médica, el uso de pruebas preventivas y la idea de que sus médicos los cuidan como pacientes. Los pacientes con poco dominio del inglés dijeron con más frecuencia que no se les explicaron los efectos secundarios de sus medicamentos, lo cual es un problema para el cumplimiento de las indicaciones médicas que pueden conducir a hospitalizaciones más frecuentes. [277-279] También informaron una menor satisfacción con la atención médica y fueron menos propensos a decir que los médicos entendían cómo se sentían, aunque la diferencia entre los dos grupos no fue estadísticamente significativa. [276]

Estos resultados han sido reproducidos por otros grupos. Por ejemplo, un estudio de más de 2.000 pacientes, 50% de los cuales eran hispanos [280] encontró no solo una menor satisfacción con la atención médica, más problemas con las pruebas diagnósticas y más dificultades para comunicarse con sus proveedores, sino que los que no hablaban inglés también estaban menos dispuestos a volver al mismo servicio de urgencias si no estaban satisfechos con su atención o tenían problemas comunicándose con sus proveedores.

Otros estudios han demostrado que los pacientes tratados por médicos que no hablan el mismo idioma tienen más probabilidades de omitir medicamentos, faltar a las citas en el consultorio y hacer más visitas a la sala de emergencias que los pacientes tratados por médicos concordantes con el lenguaje. Esto tiene implicaciones no solo en el pronóstico de los pacientes, sino también en el costo de la atención médica en general. Estos hallazgos se han informado en múltiples entornos, como el tratamiento de pacientes con asma en la sala de emergencias y retrasos en la firma de consentimientos informados que conducen a procedimientos quirúrgicos demorados. [281, 282]

Un estudio evaluó los efectos de la concordancia étnica y lingüística entre pacientes y médicos sobre los resultados de salud, el uso de servicios de salud entre pacientes hispanos y no hispanos, hispanohablantes y no hispanohablantes con hipertensión o diabetes. De los 74 hispanos que hablaban español, el 60% fueron tratados por médicos que también hablaban español. Tener un médico que concuerde con el idioma se asoció con un mejor estado físico, bienestar psicológico, percepción del estado de salud y menor dolor, y este hallazgo fue cierto incluso después de controlar la edad de los pacientes, la presencia de otras afecciones médicas y los medicamentos recetados, entre otros posibles factores que podrían haber creado confusión en el análisis de los datos. También encontraron una mayor satisfacción del paciente con la atención médica y una mayor adherencia a los planes de tratamiento cuando el médico compartió no solo el mismo idioma, sino el mismo trasfondo cultural. [283] Como es de esperar, estos hallazgos no son exclusivos de la población hispana, sino que también son ciertos para otras poblaciones minoritarias. [284]

Las tecnologías modernas, como los servicios de telemedicina y traducción electrónica, están ayudando a abordar las barreras del idioma porque facilitan el acceso a profesionales que hablan español u otros idiomas y que trabajan "a pedido" para proporcionar servicios de interpretación. Aunque todavía no se dispone de datos exhaustivos sobre su efectividad, se recomienda su ayuda en circunstancias en las que las barreras del idioma pueden influir en la calidad de la atención médica brindada.

Traducción y transcreación

Cuando los miembros de la familia actúan como traductores, los proveedores de salud reportan mayor tensión y dificultad en la toma de decisiones, así como preocupaciones sobre privacidad legal. Aunque a menudo hay intérpretes disponibles, particularmente en centros de salud grandes y urbanos, este no es siempre el caso en entornos más pequeños o más rurales. Además, las palabras y expresiones específicas de ciertos países o regiones pueden ser difíciles de entender incluso para un intérprete experimentado. Esta es la razón por la cual un miembro de la familia a veces se prefiere como intérprete, incluso si el miembro de la familia es un niño que habla el idioma con fluidez (dependiendo de su edad y nivel de alfabetización en salud). De hecho se ha reportado que los niños tienden a tener niveles más altos de alfabetización en salud que sus padres y debido a que están acostumbrados a servir como intérpretes, tienden a tener habilidades de interpretación más avanzadas de lo que se esperaría para su edad. [285]

Una consideración importante es que simplemente traducir del inglés al español no es suficiente. El término "transcreación" se usa a menudo en el contexto de materiales de información sobre la salud para referirse a un proceso por el cual la información no simplemente se trasfiere de un idioma a otro (traducción), sino que se tiene en cuenta el contexto emocional (creación). El objetivo es hacer que el receptor de los materiales sienta las mismas emociones que el receptor original. La transcreación de materiales de educación médica generalmente requiere la participación de grupos de personas que son hablantes nativos y que pueden llegar a un consenso sobre el uso de palabras o expresiones específicas que transmiten el significado deseado y desencadenan las reacciones deseadas, como por ejemplo la aceptación a someterse a un procedimiento médico o seguir ciertas instrucciones de tratamiento. La participación y el aporte de la comunidad son importantes al transcrear materiales, realizar investigaciones y educar a los proveedores de atención médica. [286]

Nuevamente, esto es importante porque algunas expresiones no tienen el mismo significado en todos los países de habla hispana y pueden conducir a una interpretación incorrecta de los materiales. Un gran ejemplo de transcreación exitosa de materiales médicos incluye el plan de estudios "Cáncer 101" utilizado para capacitar a estudiantes de Maestría en Salud Pública para educar a comunidades puertorriqueñas. [287]

La transcreación también puede interpretarse como "adaptación cultural" de información hacia audiencias específicas. Algunos ejemplos relacionados con la población hispana en particular incluyen documentos conocidos como "ayudas para toma de decisiones". Las ayudas para la toma de decisiones son esencialmente formas de transmitir información que ayuda a los pacientes a tomar decisiones relacionadas con enfermedades graves como el cáncer o la diabetes, las cuales están asociadas con altos niveles de estrés e incertidumbre. Estos estudios han encontrado que involucrar a los miembros de la familia en el proceso de toma de decisiones es más apropiado entre las mujeres hispanas y da como resultado una preparación más efectiva para las mujeres que toman decisiones importantes relacionadas con la atención médica. [288]

Se ha utilizado un enfoque similar entre los sobrevivientes de cáncer hispanos masculinos al adaptar culturalmente una herramienta que mide las necesidades insatisfechas dentro de esta población de pacientes. El proceso de adaptación incluyó grupos de pacientes, proveedores de salud y análisis psicométricos y otras técnicas de entrevista destinadas a garantizar que el contenido, la semántica y los aspectos técnicos de la herramienta fueran los más apropiados. Este es un gran ejemplo de un proceso que toma en cuenta no solo el idioma, sino también la cultura, la alfabetización de salud y las necesidades del paciente. [289]

Concordancia racial paciente-médico

¿Eligen los hispanos consultar a médicos de su propia raza u origen étnico? ¿Brindan los médicos de minorías atención a las poblaciones desatendidas con más frecuencia que sus homólogos de raza blanca?

Muchos factores, incluida la proximidad geográfica, la cobertura del seguro y la presencia de un médico que habla su idioma, influyen en las decisiones de los pacientes sobre dónde buscar atención.

Una encuesta que incluyó a 542 hispanos que tenían médicos regulares investigó si su elección de médico estaba influenciada por la raza y el origen étnico del médico o por su capacidad para hablar su idioma. De hecho, los pacientes negros e hispanos buscaron atención de los médicos de su propia raza debido a su preferencia personal e idioma, no solo por la accesibilidad geográfica y hasta el 42% de los encuestados hispanos reportaron haber elegido a su médico debido a su habilidad para hablar español. [290] Los autores afirman que aunque el lenguaje parece ser un factor importante, otros factores están claramente en juego. Otros autores han propuesto precisamente la sensibilidad cultural como otro factor clave. Otro hallazgo importante de la encuesta fue que, aunque solo el 4% de todos los médicos eran hispanos, atendían al 23% de los pacientes hispanos. Esto puede deberse en parte a la ubicación geográfica, pero la preferencia del paciente es un factor importante. [290]

En una publicación reciente, los autores analizaron 199 artículos relacionados con médicos subrepresentados y apoyo a poblaciones de pacientes vulnerables. La conclusión fue que a pesar de que falta información sobre el tema y las evaluaciones son muy complejas; los pacientes minoritarios tienen más probabilidades de elegir un médico que también pertenece a una minoría subrepresentada (URM por sus siglas en inglés) y estar más satisfechos con su atención cuando la brinda un médico de URM. [220, 291]

En tres estudios individuales, López et al mostraron que los estudiantes universitarios mexicoamericanos tienen una clara preferencia por consejeros o psicoterapeutas étnicamente similares. [292] Esto es independiente del género del estudiante, los objetivos de la investigación y sus experiencias pasadas relacionadas con búsqueda de consejería.

Un estudio utilizó el archivo AMA Physician Masterfile de 1990 para determinar el número de médicos que practican en comunidades de California; el censo de 1990 de EE. UU. para determinar las características demográficas de la población de cada área y además una encuesta a 718 médicos de atención primaria de 51 comunidades de California en 1993, para examinar la relación entre la raza o el grupo étnico de los médicos y las características de los pacientes que atienden. El estudio mostró que los médicos hispanos practicaban en áreas donde el porcentaje de residentes hispanos era el doble que en las áreas donde otros médicos practicaban. Después de controlar la composición racial y étnica de la comunidad, **el estudio mostró que los médicos hispanos atendieron significativamente más pacientes hispanos y más pacientes sin seguro que otros médicos**. [118]

Un estudio que analizó datos de la Encuesta Nacional de Gastos Médicos, que proporciona estimados nacionales de la utilización y los gastos de atención médica, concluyó que los médicos no blancos tienen más probabilidades de atender a pacientes minoritarios, médicamente indigentes y enfermos. L**os pacientes de minorías tenían más de cuatro veces más probabilidades de recibir atención de médicos no blancos en comparación con pacientes blancos.** Es más probable que estos pacientes reporten peor estado de salud, padezcan enfermedades crónicas o trastornos psicológicos y sean hospitalizados, lo que según los autores, puede penalizar a los médicos que no son blancos. [292]

Utilizando datos de 48.388 médicos, Walker et al descubrieron que los afroamericanos, latinos e isleños del Pacífico tenían más probabilidades de trabajar en áreas conocidas como áreas de minorías subrepresentadas y área de escasez de profesionales de la salud (MUA y HPSA, ver glosario) que los médicos blancos. [294]

Otra encuesta planteó la cuestión de si la concordancia racial médico-paciente afecta la satisfacción del paciente y el uso de la atención médica. La mayoría de los encuestados hispanos eran mexicanos o puertorriqueños. Los pacientes hispanos no calificaron a los médicos hispanos de manera diferente que a los médicos no hispanos en cuanto a preguntas relacionadas con trato respetuoso o explicaciones de problemas médicos. Sin embargo, **los pacientes hispanos tenían más probabilidades de estar muy satisfechos con su atención médica en general cuando tenían un médico hispano**. [295]

Otro estudio reporó datos de un análisis transversal de 7.070 adultos en la Encuesta del Panel de Gastos Médicos de 2010 en la que los autores estimaron la probabilidad de tener un médico no blanco para pacientes que pertenecían a minorías raciales y étnicas de bajos ingresos, Medicaid, o al grupo de personas que no hablan inglés. Los médicos no blancos tenían más probabilidades de practicar en atención primaria y atender a los pacientes minoritarios, incluidos los de las comunidades con un nivel socioeconómico más bajo. Los investigadores ajustaron los probables factores de confusión como la ubicación geográfica, el tipo de consultorio, el sexo del médico y otros. Como resultado, el estudio descubrió que los médicos no blancos atendían al 53,5% de los pacientes minoritarios y al 70,4% de los pacientes que no hablaban inglés, y que los pacientes de los grupos desatendidos eran significativamente más propensos a ver médicos no blancos [296]

Según la Encuesta Nacional de Atención y Educación Temprana, [297] es más probable que los centros con mejores servicios para hispanos ayuden a los niños y las familias a acceder a servicios integrales como evaluaciones de desarrollo, servicios sociales, exámenes de salud y acceso a especialistas. Los centros que brindan un alto porcentaje de servicios a niños hispanos se comparan favorablemente con otros centros en cuanto a predictores clave de calidad.

Parcialidad médica y variaciones raciales en el uso de tratamientos y procedimientos

La parcialidad o prejuicio explícito se refiere a actitudes negativas o positivas que incluyen "pensamientos y sentimientos que las personas piensan deliberadamente y sobre las que pueden hablar de manera consciente". En contraste, los prejuicios raciales implícitos se refieren a actitudes subconscientes, a menudo automáticas, hacia los miembros de diferentes grupos raciales / étnicos, de los cuales el individuo a menudo no es consciente y sobre los cuales no podría expresarse explícitamente. Se ha propuesto que debido a la ansiedad que rodea su propia capacidad de relacionarse con personas de una raza diferente o que hablan otro idioma, los médicos blancos pueden mostrar inconscientemente conductas evasivas al interactuar con pacientes no blancos, lo que conduce a deficiencias en la comunicación médico-paciente.

Según el Instituto de Medicina, incluso cuando están asegurados al mismo nivel, las poblaciones minoritarias reciben atención de menor calidad y menos servicios de atención médica.

Se ha demostrado que los pacientes hispanos atendidos en entornos de atención de emergencia tienen menos probabilidades de recibir analgesia, y esto es cierto incluso después de controlar el idioma hablado. [298-300]

Se realizó un análisis retrospectivo de cinco años en Florida para cuantificar el número de complicaciones mayores entre los pacientes adultos que ingresaron a hospitales con diagnósticos como sepsis, infección del sitio quirúrgico, embolia pulmonar, insuficiencia renal aguda, infarto de miocardio, accidente cerebrovascular y neumonía. Se analizaron más de medio millón de casos, que incluyeron a más de 5,000 cirujanos y más de 200 hospitales. [301] El 14,2% de los pacientes incluidos en el estudio eran hispanos. Una quinta parte de los cirujanos fueron considerados " tratantes infrecuente de minorías", mientras que el 9,4% eran " tratantes frecuentes de minorías". La mayoría de los pacientes hispanos (70,6%) no recibió atención de cirujanos que tratan minorías con frecuencia. El análisis mostró que los pacientes minoritarios tenían en general mayores probabilidades de sufrir complicaciones, pero que las probabilidades de complicaciones disminuían cuando eran tratados por cirujanos que tratan minorías con frecuencia, incluso después de controlar varias características como el tipo de instalaciones hospitalarias. Aunque el grupo de pacientes negros e hispanos tratados por cirujanos que infrecuentemente trata minorías era pequeño, el análisis ajustado mostró mayores probabilidades de complicaciones, aunque estos resultados no fueron significativos. Los resultados sugieren que los cirujanos que tratan minorías con frecuencia podrían brindar atención de más alta calidad a pacientes no blancos.

Los autores plantearon la hipótesis de que los cirujanos que tratan minorías con frecuencia se sienten más cómodos al relacionarse con pacientes que no son blancos y pueden comunicarse mejor, generar confianza y aconsejar mejor a los pacientes, lo que conduce a una mejor calidad general de la atención. También propusieron que tal vez su interacción frecuente con pacientes no blancos les ayuda a estar más en sintonía con los prejuicios relacionados con las inequidades en la atención médica, lo que los hace más consciente de sus propios prejuicios raciales implícitos, lo que a su vez resulta en una mejor atención. De hecho, se ha informado que negar parcialidades y prejuicios inconscientes es una característica clave del racismo "aversivo", una actitud subconsciente mantenida por personas que expresan externamente valores igualitarios y justifican sus comportamientos por factores distintos de la raza, como la predisposición genética entre hispanos y negros.

Participación en la investigación y acceso a tratamientos nuevos e innovadores

Las poblaciones minoritarias participan en la investigación clínica como sujetos humanos con menos frecuencia que las poblaciones no minoritarias a pesar del hecho de que algunas minorías experimentan las mismas o mayores tasas de prevalencia de algunas de las enfermedades siendo investigadas.

Existen numerosas herramientas utilizadas en medicina para evaluar la respuesta de un paciente a una intervención. Algunos ejemplos incluyen: el número de pacientes que respondieron a un tratamiento experimental, el impacto de una enfermedad en la calidad de vida de un paciente, el porcentaje de pacientes que sobrevivieron después de un trasplante, etc.

La investigación con poblaciones de minorías étnicas requiere metodologías culturales y lingüísticamente apropiadas. Muchas de estas herramientas se traducen al español sin tener en cuenta las diferencias culturales, los matices regionales del idioma, la alfabetización, la edad de la población de pacientes participando en el estudio, entre otros factores. Tener en cuenta estos factores da como resultado una mejor comprensión y aceptabilidad de las herramientas, lo que puede dar como conclusión una recopilación de datos más precisa.

La participación en la investigación también nos ayudaría a descifrar la misteriosa "paradoja latina" por la cual los hispanos de primera generación tienen un mejor estado de salud que los blancos y los hispanos de segunda y tercera generación que viven en los Estados Unidos.

¿Se puede enseñar y medir la competencia cultural y lingüística?

Desde el año 2000, el Comité de Enlace sobre Educación Médica (LCME) introdujo un estándar para la educación de competencia cultural en las escuelas de medicina: "El profesorado y los estudiantes deben demostrar una comprensión de la forma en que las personas de diversas culturas y sistemas de creencias perciben la salud y la enfermedad y responden a varios síntomas, enfermedades y tratamientos. Los estudiantes de medicina deben aprender a reconocer y abordar adecuadamente los prejuicios culturales y de género en la prestación de servicios de salud, a la vez que consideran primero la salud del paciente".

La competencia cultural ahora se enseña en muchas escuelas de medicina, hospitales, clínicas y otros entornos de atención médica. Se están implementando diferentes modalidades de capacitación, incluidas algunas dirigidas por los propios estudiantes, con buenos resultados. [302]

Sin embargo, pocos estudios demuestran el beneficio de la capacitación en competencia cultural sobre los resultados de salud del paciente, [303-305] quizás porque la educación sobre este tema se ha implementado recientemente y todavía no está claro qué tipo de capacitación es más efectiva o cómo evaluar su efectividad tanto a nivel individual como institucional, así como entre los líderes de salud. [306, 307]

Aunque algunos de los datos existentes sugieren que los prejuicios médicos son "maleables" y pueden ser "desaprendidos" [308], y que la capacitación en competencia cultural conduce a un mayor conocimiento y confianza entre los profesionales de la salud y una mejor satisfacción del paciente durante el encuentro clínico [309, 310], programas de educación breve de tipo taller, así como otras formas de capacitación a pequeña escala, parecen ser efectivas inmediatamente después de la intervención, pero no a largo plazo.

Lo que es más importante, los resultados de salud de los pacientes no parecen verse afectados significativamente por la capacitación en competencia cultural.

[307, 310, 311] Muchos han calificado este tipo de capacitación como cursos intensivos "Latinos 101" que enseñan a los médicos a ser más conscientes de las diferencias y barreras culturales y lingüísticas, pero no los preparan para la tremenda diversidad que enfrentan a diario e incluso podrían considerarse poco prácticos e incluso divisivos. [310, 311]

Las intervenciones para aumentar la alfabetización en salud entre los inmigrantes también han mostrado resultados mixtos. En una revisión sistemática, Fernández-Gutiérrez et al. [312] mostraron que la mayoría de los estudios publicados reportan sobre tamaños de muestra inadecuados (muy pocos pacientes) o utilizan instrumentos que no han sido validados para medir los resultados de la alfabetización en salud de manera adecuada. De los pocos estudios científicamente sólidos identificados, la mayoría mostró un aumento en la alfabetización funcional de la salud, lo que significa un mayor conocimiento y comprensión de la información, pero un impacto mucho menor en los comportamientos reales. Se necesita más investigación sobre este tema.

La competencia lingüística es aún más difícil de implementar en general. Como se mencionó anteriormente, los Centros de Servicios de Medicare y Medicaid (CMS) recomiendan proporcionar servicios apropiados de lenguaje oral y escrito a través de personal bilingüe / bicultural, intérpretes médicos capacitados y traductores calificados. Se reconoce el hecho de que un proveedor que no habla el idioma no podrá proporcionar servicios de lenguaje oral y escrito a pacientes con dominio limitado del inglés.

Una alternativa es identificar a los médicos lingüísticamente competentes de manera proactiva para asegurarse de que estén disponibles cuando sea necesario. En un estudio realizado en California California [313] los investigadores validaron un cuestionario simple que identifica a los médicos con competencia lingüística. Curiosamente, una sola pregunta de competencia autoinformada proporcionó una forma rápida, de bajo costo y razonablemente precisa para que una institución de salud evalúe la competencia médica española.
Se podría argumentar que el dominio percibido por el mismo individuo es subjetivo y, de hecho, los resultados de la validación muestran correlaciones relativamente bajas entre el dominio percibido y los reportes de satisfacción de los pacientes. Además, los médicos con competencia lingüística deberían obtener

una certificación para evitar resultados negativos. La Agencia para la Investigación y la Calidad de la Atención Médica (AHRQ) ha desarrollado pautas con respecto a la participación de miembros del personal competentes en idiomas. [314] Estas herramientas y protocolos deberían, como mínimo, ayudar a las instituciones que apliquen este simple cuestionario a identificar a los médicos que son más aptos que el resto para tratar a los pacientes de habla hispana, reduciendo los riesgos y los costos asociados con las interacciones de los pacientes con médicos que no son lingüísticamente competentes. [315]

La enseñanza de la competencia cultural y lingüística es difícil, y la mayoría de los datos disponibles no demuestran beneficios significativos en los resultados del paciente. Esto puede deberse a que la capacitación en competencia cultural tiende a ser superficial y breve.

Sin embargo, según los datos demográficos presentados en este libro, está claro que no hay un número suficiente de médicos hispanohablantes disponibles para satisfacer esta necesidad.

Como muchos otros autores han reportado, el propósito de estos comentarios no es menospreciar la educación en competencia cultural, que se necesita desesperadamente. Al contrario, estoy tratando de resaltar el hecho de que es difícil enseñarla y que muchos de los modelos actuales de educación en competencia cultural y lingüística no parecen cambiar los comportamientos o decisiones a largo plazo que afectan los resultados del paciente.

Elegir un proveedor de atención médica y comunicarle información sobre su salud es un asunto muy delicado y personal. Como otros han dicho, faltan datos para explicar por qué la concordancia racial en el encuentro médico-paciente es tan importante, tal vez simplemente porque es imposible medir los aspectos emocionales de ese encuentro. Si pudiéramos medirlo y comprenderlo, enseñaríamos a toda la fuerza laboral cómo lograr esos resultados.

Hay dos formas de abordar esta brecha. Primero, la educación en competencia cultural debe ser reevaluada y deben establecerse métodos de capacitación

nuevos, más sólidos y más consistentes. En segundo lugar, los esfuerzos para aumentar la diversidad en las profesiones de la salud permitirán un número suficiente de médicos que coincidan con la diversidad de la población general y que estarán disponibles para tratar adecuadamente a los pacientes de su propia cultura e idioma.

En la siguiente sección, resumo varios ejemplos de programas cultural y lingüísticamente apropiados que abordan las causas más comunes de mortalidad en la población hispana, así como las condiciones más impactantes desde el punto de vista de la calidad de vida.

Aplicación de la atención cultural y lingüísticamente competente entre pacientes hispanos

Enfermedades del corazón y diabetes

La **Iniciativa de Salud Fronteriza del Starr County** fue una intervención de autocontrol de la diabetes culturalmente competente que inscribió a 256 mexicanos estadounidenses de entre 35 y 70 años con un diagnóstico de diabetes tipo 2. El 97,7% de los habitantes del Condado de Starr, TX eran mexicoamericanos. Es importante destacar que el estudio también inscribió a un familiar cercano como persona de apoyo. Investigadores bilingües realizaron entrevistas telefónicas y en persona haciendo un esfuerzo por hacer que los participantes se sintieran cómodos, leyendo preguntas en voz alta en español e inglés, y evitando juzgar las prácticas de salud de los participantes, como la medicina alternativa. La intervención también incluyó sesiones de instrucción para individuos y sus personas de apoyo. El 90% de los participantes eligió el español como su idioma preferido y el 78% hablaba español en casa. Se evaluó el conocimiento de la diabetes, la glucosa en sangre en ayunas (FBG) y la HbA1c, que es una prueba que permite a los médicos obtener una idea general de cuáles han sido nuestros niveles promedio de azúcar en la sangre durante un período de semanas/meses. Cuanto mayor sea la HbA1c, mayor es el riesgo de desarrollar complicaciones relacionadas con la diabetes. Entre los resultados clave de la intervención se encontraba una mejora en el conocimiento de la diabetes del 14,4% desde el inicio en el grupo de intervención, en comparación con una mejora del 4,8% en el grupo control y diferencias estadísticamente significativas entre los dos grupos en los niveles de FBG y HbA1c. [316, 317]

Cuidando el Corazón fue un programa de ejercicios y reducción de peso adaptado culturalmente para los mexicoamericanos, también en Texas. El programa incluyó a mujeres de 18 a 45 años de edad, con al menos un hijo y que estaban >20% por encima del peso ideal. La mayoría de ellas tenían un ingreso familiar de aproximadamente $20,000 y un nivel educativo promedio de décimo grado. Los participantes se dividieron en tres grupos que estuvieron expuestos a diferentes modalidades de intervención. Un grupo recibió un manual con consejos conductuales y nutricionales, un segundo grupo recibió el mismo manual además de asistir a clases durante todo el año y un tercer grupo recibió una intervención familiar para evaluar y modificar los hábitos de alimentación y ejercicio. El proyecto tuvo una alta tasa de deserción, y aunque la mayoría de los participantes no lograron cambios significativos en su peso, la mayor pérdida de peso ocurrió en el grupo familiar. Esto resalta la importancia de la participación familiar en las intervenciones dirigidas a participantes de minorías de bajos ingresos. [318]

Los hispanos que viven en California también sufren una alta prevalencia de diabetes tipo 2. Lumetra, la organización de mejora de la calidad de Medicare para California, desarrolló el programa Viva Su Vida. El proyecto de tres años tenía como objetivo mejorar la atención de la diabetes para los beneficiarios de Medicare de origen hispano disminuyendo la disparidad en las tasas de pruebas de HbA1c entre beneficiarios blancos y latinos en cuatro condados. Los materiales creados incluyeron un folleto dirigido a los pacientes y a sus familias con gráficos fáciles de entender, una tarjeta con preguntas de muestra para facilitar las interacciones entre el médico y el paciente y para registrar los resultados de las pruebas, una lista de todos los suministros y servicios cubiertos por Medicare, y una guía de recursos para proveedores que incluía una sección sobre competencia cultural. A pesar de que la disparidad había comenzado a reducirse durante los años previos a la intervención, se cree que el programa Viva Su Vida ayudó a reducir aún más dicha disparidad, disminuyendo la diferencia entre las tasas de evaluación de blancos e hispanos de 7.1% a 3.0% al final de la intervención. [319]

El proyecto Secretos de la Buena Vida evaluó a mujeres hispanas después de diferentes tipos de intervención que iban desde visitas personales de asesores de salud hasta piezas de información sobre nutrición enviadas por correo. Los grupos que recibieron la intervención en persona mostraron niveles significativamente más bajos de ingesta total de grasas y carbohidratos. Aunque los cambios no fueron duraderos, el estudio demostró la importancia de la interacción interpersonal en el cambio de comportamiento. [320, 321] Las mujeres hispanas parecen necesitar un mayor número de visitas u otros modos de interacción interpersonal (por ejemplo, llamadas telefónicas) para adoptar un cambio de comportamiento. [322]

Un grupo de investigadores de la Universidad de California realizó una adaptación cultural y lingüística de los mensajes de texto de dieta saludable. El grupo tradujo **HealthyYouTXT**, que es un programa diseñado para enviar a los usuarios cinco mensajes de texto al día durante varias semanas para promover prácticas dietéticas saludables. El programa fue desarrollado por el Instituto Nacional del Cáncer y está disponible de forma gratuita para los residentes continentales de EE. UU. El contenido para este tipo de herramienta tiende a desarrollarse a través de investigaciones realizadas principalmente entre participantes no hispanos y, por lo tanto, el marco teórico se basa en creencias y valores que pueden no ser necesariamente relevantes para la población hispana. Algunos ejemplos enumerados por los autores incluyen: familiarismo (es decir, priorizar los valores familiares sobre los propios), destino (creencias de que los resultados están destinados a ocurrir), entre otros. Los investigadores continuaron incorporando algunos de estos conceptos en los mensajes de texto al introducir información sobre los beneficios de una alimentación saludable para toda la familia, o al sugerir comidas familiares para abordar el familiarismo. Es importante destacar que los investigadores trataron de mejorar la adecuación cultural y de abordar las divergencias generacionales y de creencias basadas en los comentarios de los participantes. Por ejemplo, los hispanos más jóvenes preferían el uso de tu en lugar de usted. También usaron "palabras panamericanas" para hacer que el idioma sea accesible para la mayoría de los hispanohablantes, por ejemplo plátano en lugar de guineo o banano. Un ejemplo interesante y muy informativo fue el uso de la expresión comida chatarra para referirse a "junk food". La mayoría de los participantes consideraron que la expresión en español era inapropiada e incluso recomendaron el uso del término en inglés. Además, el uso de símbolos gramaticales en español pareció aumentar la credibilidad de los mensajes. En general, este interesante estudio demuestra la importancia de una cuidadosa adaptación lingüística y cultural de los materiales desarrollados con la ayuda de participantes no hispanos. [323]

Algunos otros programas que vale la pena revisar, especialmente si están en su área, son los siguientes:

- • Programa de la Coalición de Salud Latina para Todos, incluyendo Wyandotte Deserves, que proporciona información sobre acceso a alimentos saludables y actividad física para los latinos en el condado de Wyandotte en Kansas; el programa de prevención de diabetes que proporciona servicios de educación y detección de diabetes y el Proyecto de Competencia Cultural, que ofrece sesiones de capacitación y talleres dirigidos a organizaciones de atención médica.
- The Latino Health Outreach Project del Instituto para la Salud de la Familia en Nueva York. Múltiples publicaciones de interés están disponibles en su sitio web. Recomiendo particularmente el siguiente artículo sobre los factores necesarios para guiar los esfuerzos futuros para eliminar las disparidades raciales / étnicas en el control de la diabetes. [250]
- La iniciativa del Montgomery County Latino Health initiative, un sistema de salud y bienestar cultural y lingüísticamente competente para latinos, que atiende a una población con bajos niveles de seguro de salud y bajo dominio del inglés.
- Proyecto Salud, que busca proporcionar servicios de atención primaria de salud de alta calidad, culturalmente competentes y asequibles a sus pacientes en Maryland.

Cáncer

Celebremos la Salud, fue un programa para aumentar la conciencia y mejorar los hábitos de salud relacionados con el cáncer colorrectal, de mama y de cuello uterino, así como la nutrición y el tabaquismo entre las comunidades rurales compuestas principalmente por hispanos. Aunque el estudio encontró más conciencia y participación en las actividades de intervención en el grupo de intervención que en el grupo de control, no hubo diferencias significativas en el uso de pruebas de detección para cáncer cervical (prueba de Papanicolaou), mama (mamografía) o colorrectal (sangre oculta en heces o colonoscopía) entre los dos grupos. [324]

Estos resultados demuestran una triste verdad que contradice la expectativa teórica. Un mayor conocimiento no siempre resulta en una mayor intención. En otras palabras, incluso cuando una intervención resulta en una mayor conciencia sobre los factores de riesgo y el manejo de una enfermedad específica, los participantes de bajos ingresos que carecen de seguro de salud no pueden tomar medidas.

De hecho, estas fueron las conclusiones de un estudio post-hoc que se realizó para determinar las razones de la falta de efectividad de la intervención de Celebremos la Salud. En el informe del estudio, los autores encontraron que haber participado en presentaciones en vivo en las organizaciones fue la única actividad que se correlacionó positivamente con el uso de pruebas de cáncer de mama en los últimos dos años, pero que la falta de éxito de la intervención probablemente se relacionó con el hecho de que muchos de las participantes eran mujeres hispanas con bajo nivel educativo y sin seguro médico. [325]

Aunque marginalmente significativos, otros estudios apoyan la necesidad de intervenciones grupales en persona para obtener cambios en la intención de un participante de obtener una mamografía y otras pruebas de detección de cáncer después de la intervención. Un enfoque que parece ser particularmente útil es la participación de promotores (trabajadores de salud comunitarios bilingües y biculturales) que aumenta la comprensión de la información y la interacción social. [326-329]

Un ejemplo de una exitosa intervención basada en promotoras, **Las Mujeres Saludables** fue un programa de 12 semanas que trabajó con promotoras que reclutó a 366 mujeres hispanas de organizaciones comunitarias y las educó en prevención y detección de cáncer de mama, cuello uterino y colorrectal mientras enfatizaban el apoyo social entre los miembros de la clase. Algunos de los resultados positivos de esta intervención incluyeron un aumento en la actividad física de 65.15 a 122.40 minutos/semana y más del 30% de los participantes sometidos a pruebas de Papanicolaou y mamografías. [330]

El Proyecto Tepeyac fue un proyecto de promoción de la salud llevado a cabo en la iglesia con el fin de aumentar las tasas de detección de cáncer de seno entre las mujeres hispanas en Colorado. El programa incluía paquetes educativos impresos o promotoras que entregan mensajes de educación sobre la salud de los senos personalmente. Al igual que con otros programas similares descritos aquí, el método de las promotoras arrojó resultados ligeramente mejores, pero no estadísticamente significativos, que los paquetes impresos. Sin embargo, la conclusión general fue que independientemente de si los participantes tienen seguro médico o no, la educación por sí sola puede no ser la respuesta para esta población. [331, 332]

Los datos de más de 500 latinas que habían participado en los programas Mujeres y Cáncer y Nutrición y Cáncer, que formaban parte del proyecto Por la Vida en San Diego, California, mostraron aumentos significativos en la frecuencia de las pruebas de Papanicolaou cuando participaron en el programa solamente cuando incluía información específica sobre la prueba de Papanicolaou. Participar en el programa sin la inclusión de dicha información no produjo ningún cambio. La intervención incluyó educación proporcionada por trabajadores comunitarios de salud. [333, 334]

Otro programa multifacético llamado A Su Salud, dirigido por University Health System en Texas y financiado por el Instituto de Prevención e Investigación del Cáncer de Texas [335], está dirigido a aumentar la conciencia sobre nutrición, prevención de cáncer y lesiones, entre otros temas. Comenzó como un programa para dejar de fumar en 1984, y principalmente busca mejorar los comportamientos relacionados con la salud en poblaciones con acceso limitado a la información médica y servicios de salud. Basado en la teoría cognitiva social, un enfoque central ha sido el uso de asesores de salud para reclutar participantes que se unan a ellos para escuchar o mirar programas de televisión o radio sobre temas específicos y luego tener una discusión con los participantes para mejorar la comprensión y reforzar los mensajes clave. Otro enfoque fue el uso de redes sociales, boletines y anuncios de servicio público para llegar a más de un millón de residentes de Texas. La parte del programa que se enfoca en la detección del cáncer colorrectal incluyó a hombres hispanos que nunca habían recibido una colonoscopia y resultó en más de 300 hombres examinados. Casi la mitad de ellos tenían pólipos que podrían haber provocado cáncer colorrectal, lo que demuestra el enorme valor de este tipo de programa.

El Instituto Nacional del Cáncer llevó a cabo un programa para aumentar el alcance del asesoramiento culturalmente competente para dejar de fumar entre los fumadores de habla hispana. El programa se llamó **Adiós al Fumar**. El programa utilizó promoción dirigida y a pesar de que la mayoría de los participantes tenían un nivel socioeconómico bajo, pudieron aumentar el número de llamadas al Servicio de Información sobre el Cáncer (CIS, por sus siglas en inglés) de 0,39 a 17,8%. [336] Una encuesta realizada a principios del año 2000 encontró que los hispanos tenían el mayor nivel de conocimiento del lenguaje usado por el CIS entre todos los grupos raciales y étnicos incluidos. [337]

Otra intervención familiar para prevenir el consumo de tabaco y alcohol entre los jóvenes hispanos migrantes financiados por el Instituto Nacional del Cáncer fue **Sembrando Salud**. Fue un programa culturalmente sensible de ocho sesiones presentado por estudiantes universitarios bilingües / biculturales. Los padres asistieron a tres de las ocho sesiones para ayudar a sus hijos a completar las tareas. El contenido de la intervención incluyó información sobre los efectos del tabaco y el alcohol, capacitación sobre habilidades de rechazo al fumar y de comunicación entre padres e hijos para apoyar decisiones saludables. Lamentablemente, no se demostró que la intervención fuera efectiva, lo cual según los autores, puede estar relacionado con las bajas tasas de tabaquismo y consumo de alcohol incluso antes de la intervención. [338]

Otros estudios han demostrado que el porcentaje de mujeres hispanas aconsejadas sobre las pruebas de Papanicolaou en 2015 fue menor (49,4%, ajustado por edad, 21-65 años) en comparación con las mujeres blancas (54,3%). En otras palabras, la tasa de asesoramiento sobre la prueba de Papanicolaou en la población blanca no hispana es 11% más alta que la tasa de la población hispana o latina.

Otro ejemplo de una intervención culturalmente sensible fue el uso de videos educativos reproducidos en salas de espera, lo que resultó en un aumento en la proporción de mujeres que se hacen pruebas de Papanicolaou después de la intervención. [339, 340]
Se utilizó un enfoque similar al incluir contenido educativo sobre el cáncer de mama

en una telenovela popular titulada Ladrón de Corazones. Esta intervención resultó en un aumento en el número de llamadas a la línea de información 1-800-4-CANCER cuando el número se presentó durante la transmisión. Además, una encuesta realizada después de la intervención mostró un mayor conocimiento sobre el tema en todo el país. [341]

Nueva Vida es un programa continuo que fue fundado en 1996 por sobrevivientes latinas de cáncer de seno como una asociación entre la comunidad y la academia para brindar apoyo culturalmente sensible a pacientes con cáncer en el área de Washington D.C. El programa ha publicado datos de varios estudios que se pueden encontrar en su sitio de internet. Un ejemplo es un estudio que cuantifica la calidad de vida y estrés psicológico, (conocido como Inventario de Comportamientos sobre el cáncer) durante el transcurso de un año, mientras los afiliados recibían asesoramiento individual, participaban en grupos de apoyo y participaban en pares apoyo. [342]

Se han publicado muchos otros artículos sobre el tema de las intervenciones contra el cáncer de seno entre las mujeres hispanas y animo a las lectoras interesadas a que revisen las siguientes referencias, incluido un enlace a la Conferencia sobre la ciencia detrás de las disparidades entre minorías raciales/etnicas de la Asociación Americana de Investigación del Cáncer. [328, 343]

Entre los hispanos varones, el tipo más común de cáncer es el cáncer de próstata, aunque es el cáncer de pulmón el que resulta en la mayoría de las muertes. Por lo tanto, las intervenciones centradas en el diagnóstico temprano del cáncer de próstata y el abandono del hábito de fumar son clave.

En términos del porcentaje de hombres aconsejados sobre las ventajas y desventajas de la prueba de PSA para la detección del cáncer de próstata (ajustada por edad, más de 40 años), las tasa de hombres blancos sometiéndose a la prueba fue 32,9% más altas que la tasa observada en la población de hispanos o latinos. La tasa de muertes por cáncer de próstata (ajustada por edad, por cada 100,000 habitantes) fue de 15,4 en el 2017 entre los hispanos, en comparación al 17,8 entre blancos y 36,8 entre los de raza negra.

Infosida (infoSIDA) es un sitio web de los Institutos Nacionales de Salud (NIH) con amplia información sobre terminología relacionada con el VIH, tratamientos disponibles, pruebas, estudios clínicos y guías clínicas, en español.

El Centro para la salud de adolescentes y familias latinas (CLAFH, por sus siglas en ingles) con programas para apoyar la comunicación entre padres y adolescentes, promueve comportamientos saludables, como evitar el consumo de tabaco y drogas, e incluso proporciona educación sobre el bienestar económico familiar. Se han implementado numerosos programas para ayudar a disminuir la cantidad de embarazos en adolescentes. Aunque no todos se han dirigido específicamente a adolescentes hispanas, que tienen las tasas más altas de embarazo de todas las razas y etnias, muchos han sido traducidos al español utilizando metodologías culturalmente apropiadas.

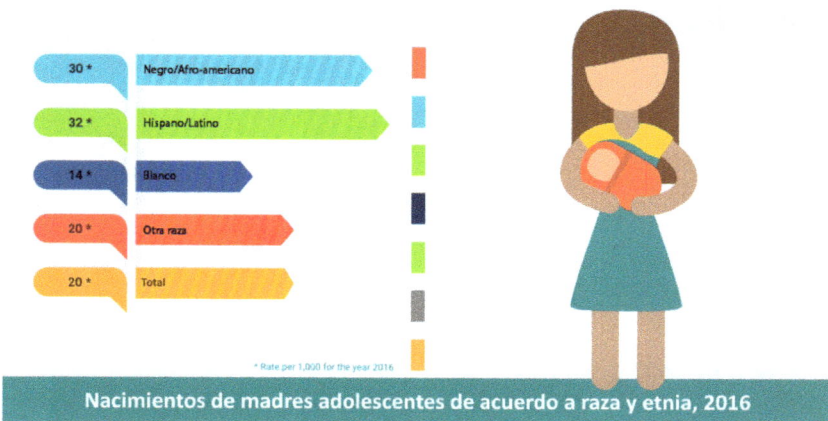

30 *	Negro/Afro-americano
32 *	Hispano/Latino
14 *	Blanco
20 *	Otra raza
20 *	Total

* Rate per 1,000 for the year 2016

Nacimientos de madres adolescentes de acuerdo a raza y etnia, 2016

FIGURA 53. NACIMIENTOS DE MADRES ADOLESCNETES EN LOS EE.UU.

All4you tes un programa de 26 horas de duración para prevenir el VIH, otras enfermedades de transmisión sexual y el embarazo entre estudiantes en los grados 9-12 en entornos de educación alternativa.

¡Cuidate! es un módulo cultural de 6 partes, diseñado para reducir el riesgo de transmisión sexual del VIH específicamente entre los jóvenes latinos.

La Oficina de Salud del Adolescente ha elaborado una lista de muchos programas disponibles que se centran en la prevención del embarazo en adolescentes y se puede encontrar en este sitio web: https://www.hhs.gov/ash/oah/sites/default/files/ebp-chart1.pdf

Conclusiones clave del capítulo 6

01

Hablar de algo tan serio e íntimo como su propia salud es más fácil cuando el proveedor de atención médica es capaz de comunicarse y entender, así como de relacionarse culturalmente con el paciente.

02

La competencia cultural reconoce las variaciones en las costumbres, tradiciones, valores, creencias y estilos de comunicación y los tiene en cuenta al evaluar y tratar a las personas.

03

Un profesional culturalmente competente proporciona información y servicios en el mismo idioma, así como en el contexto educativo y cultural más apropiado para las personas a las que atiende.

04

La competencia cultural y lingüística es particularmente relevante cuando se comunica información relacionada con la salud a una población con baja alfabetización en salud. La alfabetización en salud permite a los pacientes comprender sus condiciones y los tratamientos que mejorarán su bienestar general. Los adultos hispanos tienen el puntaje promedio más bajo de alfabetización en salud de otros grupos raciales y étnicos.

05

Traducir información médica del inglés al español no es suficiente. El término "transcreación" se refiere a un proceso mediante el cual la información no simplemente se transmite de un idioma a otro (traducción), sino que se tiene en cuenta el contexto emocional (creación). La transcreación también puede interpretarse como "adaptación cultural" de los materiales.

06

La satisfacción del paciente con el encuentro clínico aumenta cuando el médico tiene antecedentes raciales / étnicos y lingüísticos similares.

07

Casi la mitad de los pacientes hispanos eligen a su médico no solo en función de la cobertura del seguro y la proximidad geográfica, sino también en función de la capacidad del médico para hablar su idioma.

08

Los médicos no blancos brindan atención a las poblaciones desatendidas con mayor frecuencia, pero hay una escasez de médicos hispanos en áreas con alta concentración de hispanos.

09

Existen programas de capacitación en competencia cultural en las escuelas de medicina y en muchas instituciones, pero la evidencia que demuestra que "cursos intensivos" en competencia cultural tinen un impacto limitado en los resultados de los pacientes. Aunque esto no significa que estos programas no se deban llevar a cabo, su contenido y duración deberían ser evaluados cuidadosamente.

10

Pocos programas culturalmente competentes resultan en cambios significativos. Incluso cuando una intervención resulta en mayor conciencia sobre los factores de riesgo o sobre el manejo de una enfermedad específica, los participantes de bajos ingresos que carecen de seguro médico, tienen poca alfabetización en salud o no tienen acceso a un médico que sea competente cultural y lingüísticamente, no siempre pueden actuar.

11

La representación equitativa de los médicos hispanos en la fuerza laboral del cuidado de la salud es la mejor solución para asegurar que un número suficiente de médicos cultural y lingüísticamente competentes estén disponibles para atender las necesidades de la población hispana.

Recursos en línea para el capítulo 6

Formación en competencias culturales y lingüísticas para médicos

Departamento de Salud y Servicios Humanos de EE. UU. https://www.hhs.gov/ash/oah/resources-and-training/tpp-and-paf-resources/cultural-competence/index.html https://thinkculturalhealth.hhs.gov/education/behavioral-health

Centro para la diversidad y la inclusión (CDI) de la Universidad Tecnológica de Michigan https://www.mtu.edu/diversity-center/programs/competency/

Universidad de Wisconsin: Instituto de Salud de la Población con fondos de la Fundación Robert Johnson https://www.countyhealthrankings.org/take-action-to-improve-health/what-works-for-health/strategies/cultural-competence-training-for-health-care-professionals

AAMC- Herramienta para evaluar la formación en competencia cultural (TACCT)

https://www.aamc.org/what-we-do/mission-areas/diversity-inclusion/tool-for-assessing-cultural-competence-training

Podcast sobre disparidades en la atención médica

Desmantelar las disparidades en la atención médica
https://anchor.fm/disparitiessolutions

HISTORIAS DE MÉDICOS Y CIENTÍFICOS HISPANOS EN LOS ESTADOS UNIDOS

"Si he visto más lejos es por pararme sobre los hombros de gigantes."
— *Isaac Newton*

ANA MARÍA NO TIENE MENTORES O MODELOS A SEGUIR

"Doctor, ¿puedo hacerle otra pregunta?"

"Sí, por supuesto, Ana María, ¿qué pregunta tienes?"

"¿Alguna vez conoció un médico hispano?"

"¡Pero por supuesto! De hecho, uno de mis amigos cercanos en la escuela de medicina es de Perú, se llama Juan. No lo he visto en mucho tiempo. Fue a practicar en un área remota en la frontera mexicano-estadounidense después de la residencia y nunca lo volví a ver".

"¿Eran ricos los padres de Juan?"

"¡Esa es una pregunta extraña! ¿Crees que la única forma de ir a la escuela de medicina es si eres rico? Mis padres eran muy pobres. Seguí intentándolo hasta que encontré una escuela que me otorgó ayuda económica en forma de una beca en lugar de un préstamo y así pude ir a la escuela de medicina. También trabajé durante las noches durante años para ahorrar dinero para la escuela, y mi madre también. Recuerda lo que solía decir Walt Disney: "¡Si puedes soñarlo, puedes hacerlo!"

Un renovado sentimiento de esperanza llenó el corazón de Ana María, mientras caminaba junto a su hermana y su madre saliendo del hospital.

Ana María hace una observación importante durante su conversación con el médico de su hermana. Ella nunca ha conocido a un médico hispano.

Según el Centro de Investigación Pew, [344] cuando se les preguntó a los Hispanos: "¿En su opinión, quién es el líder hispano / latino más importante en el país hoy en día?", la mayoría de los hispanos (62%) dijo que no sabía y el 9% dijo que "nadie". Sin embargo, la mayoría de ellos dicen que es muy importante o extremadamente importante para la comunidad tener líder.

En el capítulo 4 hablé sobre la importancia crítica de la tutoría en los resultados educativos. En esta sección, quisiera compartir historias de médicos hispanos en los EE. UU. y estoy increíblemente agradecida con aquellos que aceptaron contribuir. Espero sinceramente que inspiren a los lectores de la misma manera que me inspiraron a mí.

Arturo Casadevall, M.D., Ph.D. es profesor distinguido de Bloomberg de microbiología molecular e inmunología y enfermedades infecciosas en la Escuela de Salud Pública Johns Hopkins Bloomberg y la Escuela de Medicina Johns Hopkins
Alfred y Jill Sommer profesor y jefe del Departamento de Microbiología e Inmunología Molecular del departamento W. Harry Feinstone de la Escuela de Salud Pública Johns Hopkins Bloomberg.

Dr. Casadevall se ha desempeñado como presidente de la Sociedad Estadounidense de Micología Médica, presidente de la División de la Sociedad Estadounidense de Microbiología, presidente del Comité de Desarrollo Profesional de la Sociedad Estadounidense de Microbiología y copresidente de la Junta de Consejeros Científicos del Instituto Nacional de Alergias y Enfermedades Infecciosas, y actualmente es miembro del Consejo Científico del Instituto Pasteur.

En 2014, se convirtió en miembro electo de la Academia Nacional de Medicina y, en 2017, fue elegido miembro de la Academia Estadounidense de Artes y Ciencias. El Dr. Casadevall fue el primer presidente de departamento hispano en la Facultad de Medicina Albert Einstein.

¿Qué nos puede contar sobre su trayectoria personal?

Soy un exiliado cubano. Vine a los Estados Unidos cuando tenía 11 años. Éramos pobres. Éramos ocho viviendo en un departamento en Elmhurst, Queens. Sin embargo, mi familia siempre tuvo la profunda creencia de que la educación era un boleto para el éxito. Esta puede ser la razón por la que decidí centrarme en la educación, para alejarme de esa situación.

¿Dónde fue a la escuela y cómo superó las limitaciones monetarias y de idioma?

Descubrí la ciencia en la secundaria. No podía creer que a la gente le pagaran por hacer investigación, así que decidí que quería seguir una carrera en ciencias. Con respecto al idioma, no hablaba bien el inglés y tal vez por eso me iba mejor en matemáticas y química. Me apliqué para obtener las mejores calificaciones que pude obtener. La idea de que la educación era mi boleto para salir de mis circunstancias fue mi motivación.

Mi familia no tenía dinero para la universidad. Ni siquiera podía considerar a Stony Brook, parte de la Universidad Estatal de Nueva York, que habría sido una opción natural debido a su ubicación. Sin embargo, la Universidad de la Ciudad de Nueva York era una opción. El primer año era gratis y luego pagabas matrícula. Trabajaba cuatro noches a la semana para poder cubrir el costo. Trabajaba sacando sangre en la Administración de Veteranos. Solía salir de Queens a las 4:00 a.m. para poder llegar al trabajo a las 6:00 a.m. Escuché que la supervisora era cubano-asiática, así que pensé que estaría dispuesta a darme una oportunidad. Nunca había sacado sangre, pero ella me enseñó. Recibí mi B.A. en Química de CUNY.

¿Apoyó su familia su elección de carrera?

Mi padre no prestó mucha atención a lo que estaba haciendo. Había sido abogado en Cuba. Cuando le dije que había sido aceptado en el programa de Química de la Universidad de Columbia, no entendió realmente las implicaciones. Un problema común con los padres hispanos es la falta de comprensión sobre las opciones de carrera para sus hijos. También hay una tendencia a elevar la atención al paciente por encima de la investigación. De hecho, cuando mi padre se dio cuenta de que me estaba yendo bien, me dijo que debía ir a la Escuela de Medicina.

Estudié todo el verano para convertirme en premed. Un día, descubrí que había un programa combinado de medicina y doctorado en la Universidad de Nueva York, que pensé que era lo mejor de ambos mundos. Me advirtieron que nadie de CUNY lograba entrar. Sin embargo fui aceptado, pero entré a último momento. Aunque no era mi intención original seguir una carrera en medicina, una vez que comencé, me encantó. Hice mi residencia en el Hospital Bellevue en la ciudad de Nueva York.

¿Tuvo un mentor? ¿Puede decirnos cómo él o ella le ayudó a llegar a donde está?

En el Departamento de Medicina del Queens College, mi inglés era malo así que realmente necesitaba ayuda con mi ensayo. Hice una cita para ver a un profesor allí. Pidió ver el ensayo y me ayudó enormemente. Descubrí que era un sobreviviente de un campo de concentración. No diría que fue mi mentor, pero estoy muy agradecido por lo que hizo por mí. Murió recientemente. Tuve la oportunidad de visitarlo para agradecerle antes de que falleciera. Después de eso, hubo asesores de doctorado, que lo asesoran cuando elige una carrera en ciencias.

¿Por qué cree que tan pocos hispanos siguen carreras en ciencia y medicina?

En realidad nunca tuve compañeros de clase hispanos. Había algunos en la Facultad de Medicina de la Universidad de Nueva York. Sólo 25 mujeres de 170 estudiantes y quizás 9 o 10 hispanos en general.

Por la reacción de mi padre cuando le dije que esta era mi elección de carrera, puedo decir que parece haber poca conciencia sobre las carreras en investigación dentro de la comunidad hispana. Y como mencioné antes, parece que la tradición cultural es la atención al paciente, no la investigación.

¿Por qué es importante ayudar a aumentar la representación latina en ciencia y medicina?

Cada cultura aporta cosas diferentes. Incluso si la contribución es solo un 1% diferente, son ideas completamente nuevas. La humanidad necesita esa diversidad. Por ejemplo, los medicamentos no funcionan de la misma manera para todas las razas y etnias, y las compañías farmacéuticas necesitan realizar ensayos clínicos en regiones específicas del mundo para explorar reacciones idiosincráticas.

Del mismo modo, cada cultura trae diferentes formas de hacer las cosas. Cuando se trata de experimentos creativos, los científicos latinoamericanos son, en mi opinión, particularmente creativos. Veo esto cuando viajo a América Latina para reunirme con científicos. Es la falta de recursos, no la falta de creatividad lo que impide que prospere la ciencia en los países latinoamericanos.

Tomo muchos cursos por internet a través de The Teaching Company. Un curso que tomé exploró la cuestión de si los sudamericanos deberían considerarse parte de la cultura occidental o si son una cultura completamente diferente. Somos claramente una cultura más joven. Notablemente diversa y creativa.

Habiendo experimentado la atención de los pacientes con hispanos tan de cerca, ¿cuán importante cree que es la competencia cultural y lingüística en la atención en salud entre los hispanos?

Creo que el idioma es la principal barrera. Más que competencia cultural y comprensión. El lenguaje proporciona un vínculo claro y común. Hay muchos matices de lenguaje que las personas desconocen. Yo mismo lo he experimentado cuando viajo a otros países de habla hispana donde las palabras simples y cotidianas pueden tener un significado completamente diferente. También lo experimenté en el Hospital Bellevue, donde la mayoría de la población de pacientes era hispana.

¿Qué consejo tiene para otros que quieren seguir su camino?

Bueno, el mundo es muy diferente ahora, en comparación como cuando fui a la escuela. Los jóvenes estudiantes hispanos son mejores que nunca. Tienen acceso a una gran cantidad de información y servicios hoy en día. Creo que el problema es que no saben qué oportunidades están disponibles. Puede que no sea una cuestión de igualdad. Más allá de la igualdad, hay falta de oportunidades. No es un campo de juego nivelado.

La ciencia ni siquiera está en su radar o dentro del alcance del pensamiento de sus padres. Mi padre, por ejemplo, se decepcionó cuando le dije que estaba interesado en una carrera en ciencias. También tuvo dificultades para comprender la oportunidad.

Recuerdo una de nuestras conversaciones en la cocina:

Mi padre: "¿Quieres decirme que has sido admitido en un programa en el que te pagarán por hacer investigación?"

Yo: "Sí, papá! Hay un programa donde pagan a los médicos para que se conviertan en científicos ".

Otras dos barreras son el tiempo y la ubicación. Para muchos hispanos que necesitan un salario para mantener a sus familias, la mera idea de un título universitario de cuatro años, seguido de cuatro años de escuela de medicina, cuatro años más de residencia y posiblemente otra capacitación adicional, no es práctica ni asequible. En términos de ubicación, hay problemas que son específicos de ciertos entornos. El acceso a la educación es una consideración importante. Me mudé a John Hopkins hace cinco años, y veo diferencias claras entre dónde yo fui a la escuela y esta institución.

Si tuviera recursos ilimitados, ¿qué acción priorizaría para ayudar a los jóvenes hispanos que viven en los Estados Unidos y que estén interesados en seguir carreras en medicina?

Cuando estaba en el Colegio de Medicina Albert Einstein, la escuela tenía una población muy diversa con un gran número de minorías subrepresentadas, probablemente debido a su ubicación en el Bronx, Nueva York. El problema era la alta tasa de deserción. A los estudiantes no les iba muy bien en los cursos. Las calificaciones con las que eran admitidos no coincidían con su preparación. Creo que todos deberían tomar un examen para identificar sus debilidades. Los déficits pueden ser corregidos. Me hubiera gustado que la escuela los enviara a clases específicas para compensar esos déficits. Si recibiera una subvención o tuviera recursos sin restricciones, los ayudaría creando programas para fortalecer sus áreas más débiles.

¿Qué libro recomendaría a los jóvenes estudiantes hispanos interesados en una carrera en medicina?

Anna Karenina por Leon Tolstoy. Me gusta porque es un libro muy rico y detallado que tiene mucho que decir sobre la experiencia humana. Incluso la primera oración del libro: "Todas las familias felices son iguales; cada familia infeliz es infeliz a su manera".

Anna Karenina te cuenta mucho sobre las experiencias de la vida. Lo leí en mi primer año de la escuela de medicina durante esos viajes en tren temprano en la mañana para llegar a mi trabajo como extractor de sangre. Solía pensar que todos los estudiantes graduados son felices o infelices a su manera.

¿Qué consejo tiene para otros que quieren seguir su camino?

Haz todo lo posible para ampliar tu conocimiento de la humanidad. La ciencia y la medicina siempre tratarán de especializarte, por lo que debes tratar de ser diferente.

CONSUELO (CONNIE) CASILLAS

Consuelo Casillas, M.D. es socio en Southern California Permanente Medical Group, médico de familia en Kaiser Permanente Los Angeles Medical Center e instructor clínico en Kaiser Permanente Bernard J. Tyson School of Medicine y David Geffen UCLA School of Medicine.

Dr. Casillas es miembro de la junta ejecutiva de Alliance in Mentorship, 501c3 para MiMentor y Latinx Physicians en California.

Dr. Casillas fue elegida como médico de familia del año en Kaiser Permanente, Los Ángeles Medical Center en 2017 y como Mujer líder en Salud por el periódico Los Angeles Business Journal en el 2020.

Recibió el premio MiMentor Alma por su liderazgo sobresaliente e inspiración para la próxima generación de líderes en atención médica en el 2019.

Como médico familiar latino, mi capacidad para reflejar valores culturales como "confianza", "respeto" y "familismo" facilita enormemente la relación médico-paciente. La experiencia humana compartida a través de estas relaciones es un privilegio incomparable que aprecio como médico. Los desafíos clínicos diarios son gratificantes, pero lo más importante, la medicina ha enriquecido mi vida con una infinita humildad para la experiencia humana. A medida que las poblaciones latinas se convierten rápidamente en una mayoría minoritaria en los Estados Unidos, se necesitan urgentemente líderes médicos que entiendan íntimamente la experiencia latina y puedan abogar por las necesidades de nuestras comunidades.

Una barrera que tuve que superar en mi carrera es el impostorismo. Impostorismo es el persistente miedo internalizado de ser expuesto como un "fraude", o de dudar de los logros de uno. En mi caso particular, el impostorismo se manifestó cada vez que minimicé mis logros. Esta tendencia puede estar enraizada en la interseccionalidad de mi género, cultura u otros rasgos personales. En la escuela secundaria, prefería relacionarme con aquellas personas que tenían más "cultura popular" que "inteligencia de libro" y cuyas trayectorias académicas terminaban en la escuela secundaria o antes. La falta de conciencia de cómo conciliar las responsabilidades como madre, compañera y líder médico llevó a la marginación de mis propias aspiraciones de liderazgo profesional. Estoy segura de que una tutoría efectiva más temprano en mi vida habría validado mis fortalezas y me habría permitido imaginar nuevas posibilidades de carrera.

Durante mi carrera, he visto disparidades en el cuidado de la salud de mis pacientes debido a las barreras culturales y / o de idioma. Para aumentar el número de médicos que pueden superar estas barreras, he trabajado los últimos 5 años para guiar a los jóvenes de comunidades con servicios médicos insuficientes para que se conviertan en médicos, enfermeras y asistentes médicos. Con la creciente diversidad en los EE. UU. Y la disminución simultánea en el porcentaje de la fuerza laboral de atención médica de Latinos, muchos de mis colegas médicos sienten profundamente la urgencia de esta tutoría. Cada vez que escucho: 'Que Dios me la cuide', y otras palabras de agradecimiento de mis pacientes, se fortalece mi determinación de centrarme en la tutoría de estudiantes de medicina de poblaciones subrepresentadas.

Actualmente soy miembro de la junta ejecutiva y director de información de Alliance in Mentorship, la entidad fundadora de MiMentor. MiMentor es una red de medios sociales multiplataforma gratuita que desarrolla y apoya oportunidades de mentoría innovadoras e inclusivas para inspirar a la próxima generación de líderes de atención médica para comunidades marginadas (MiMentor.org). También soy miembro de la junta ejecutiva de Latinx Physicians of California, que también está trabajando en la programación para crear una fuerza laboral de salud más equitativa para servir a nuestras comunidades latinas. Quiero inspirar a los profesionales más jóvenes de pre-salud a través de esta y otras formas en que una carrera en medicina puede ser extremadamente satisfactoria. Y cuando esta nueva generación se convierta en nuestra próxima generación de médicos, enfermeras y asistentes médicos, también se convertirán en los diversos líderes que nuestro sistema de atención médica necesita tan desesperadamente.

Juan Carlos Caicedo, M.D., es Profesor Asociado de Cirugía, Director del Programa Hispano de trasplante de órganos

Director Quirúrgico, Programa de Trasplante de Hígado y Cirugía Hepatobiliar

Director, Programa de Trasplante de hígado de donante vivo

Cirujano de trasplantes, Northwestern Memorial Hospital

Cirujano de trasplantes pediátricos, Hospital de niños de Lurie de la Facultad de Medicina Feinberg, Universidad de Northwestern

Cuéntenos sobre su pasado. ¿Siempre quiso ser médico?

En realidad, cuando era niño consideraba una carrera en ingeniería, porque mis padres eran ingenieros.

Qué le hizo cambiar de opinión? ¿Qué le atrajo a la medicina?

Yo siempre digo: "Las máquinas no sonríen". Medicina te brinda un nivel de satisfacción inmensa que ninguna otra carrera puede brindarte. La sonrisa sincera y agradecida de un paciente que sobrevive después de un encuentro cercano con la muerte; las lágrimas de gratitud de una familia cuyo hijo había estado enfrentando una muerte casi segura; son situaciones que no pueden ser reemplazadas por nada. Nada más puede ser tan satisfactorio, en mi opinión.

¿Cómo comenzó su carrera en trasplante?

Comencé a hacer trasplantes de riñón en mi país de origen, Colombia, pero estaba particularmente interesado en hígado, páncreas, riñón de donante vivo, trasplante de hígado y trasplante pediátrico junto con cirugía hepatobiliar que representa una gran necesidad insatisfecha. Desafortunadamente, no había lugar para entrenar para este tipo de cirugías en Colombia. Un día, un cirujano colombiano que trabajaba en los EE. UU. vino a dar una charla, así que me acerqué a él para preguntarle sobre posibles oportunidades para trabajar en los EE. UU. Me desanimó mucho escuchar su perspectiva tremendamente negativa. Básicamente dijo que sería imposible para mí entrenarme y practicar en los EE. UU. Los problemas de inmigración, de idioma y la competencia lo harían prácticamente imposible.

Cuando ya era cirujano de trasplantes en Colombia visité los EE. UU. para intentar entrevistarme con diferentes programas. Uno de mis contactos, el Jefe de un Centro de Trasplantes en Florida, era amigo de mi jefe en Colombia.

Cuando hablamos, me sugirió que trabajara para él como asistente médico durante un año, antes de darme la oportunidad de comenzar mi pasantía. Esto fue sorprendente y muy frustrante y obviamente ni siquiera lo consideré como una opción. Quería comenzar mi entrenamiento de trasplante abdominal multivisceral. Estaba extremadamente enfocado en mi sueño.

¿Qué pasó después?

No hablaba nada de inglés, así que vine a la Universidad de Indiana en Bloomington para aprender. Un día, mis compañeros de clase y yo viajamos a Chicago como turistas. Debido a que había estado soñando con la posibilidad de visitar el Centro de Trasplantes, decidi visitar la Universidad de Northwestern. Vestido como turista, con mi cámara fotográfica, pero con mis objetivos siempre en mi mente, decidí "tocar la puerta". A pesar de mi pobre inglés, pregunté por el jefe de trasplante, que yo sabía que era un ex Presidente de Sociedad Americana de Cirujanos de Trasplantes. La secretaria fue muy amable conmigo. Me pidió mi currículo, que yo había llevado conmigo en un disquete, y me dijo que esperara una hora. (Como nota al margen, para los chicos de hoy que no saben qué es un disquete, es lo que solíamos usar para almacenar datos antes de los CDs y las unidades flash).

¿Logró hablar con él?

Si. La espera valió la pena cuando el Dr. Frank Stuart y el Dr. Michael Abecassis salieron y hablaron conmigo. Fui directo al grano. Les dije que estaba interesado en trasplante de riñón, páncreas, e hígado, cirugía hepatobiliar, trasplante de hígado de donante vivo y trasplante pediátrico. Quería saber si había alguna oportunidad para mí en Northwestern. Yo entendia lo que imnplicaba hacer las tres sub-especialidades diferentes y, por esa razón, dije claramente que estaba dispuesto a invertir el tiempo que fuera necesario si tuviera la oportunidad. Se sorprendieron por mi sueño tan claro y ambicioso. Mi pobre inglés no nos impidió tener una conversación de una hora y media. A diferencia de la conversación anterior con el especialista de Chicago que visitó Colombia, los Doctores. Stuart y Abecassis me dieron esperanza. Dijeron que podía hacer las tres sub-especialidades en trasplante multivisceral de riñón, hígado, páncreas, trasplante de hígado de donante vivo, trasplante pediátrico y cirugía hepatobiliar.

Mi pregunta era si había una opción para inscribirme en su programa. Tuvieron la amabilidad de presentarme a un cirujano de trasplante chileno que se estaba entrenando con ellos y que me dio un recorrido por el hospital e incluso me permitió ver parte de una cirugía. Después de la gira, volví a los Doctores. Stuart y Abecassis que me dijeron que si pasaba por el proceso de exámenes y homologaba el título como médico, podrían considerarme. Ellos no dijeron que No. Me dieron esperanza.

Seguí adelante y tomé las pruebas. Yo creo que cometí todos los errores posibles en mis USMLE (pruebas de homologación) pero perseveré y finalmente lo logré. Apliqué a por lo menos 20 programas de trasplante en los EE. UU. Algunos nunca me respondieron. Otros me enviaron cartas recomendando que lo intentara nuevamente en unos años. Seguí perseverando hasta que pasé la prueba de USMLE y recibí la certificación ECFMG. Completé las tres sub-especialidades en la Universidad de Northwestern, (Northwestern Memorial Hospital y Lurie Children's Hospital) en 2006.

Mi intención era regresar a mi país. De hecho me sentí mal por no regresar a Colombia, dejando a mi gente sin ese valioso recurso, pero el poder crear un programa de trasplantes enfocado a los Hispanos, me ilusionaba para poder cumplir mi deseo de ayudar a mi gente. Cuando me surgió la oportunidad de quedarme en los Estados Unidos, y elegí aprovecharla porque reconocí que era una oportunidad para ayudar a la población hispana aquí en los Estados Unidos, ya que no había un programa de trasplante hispano en los Estados Unidos en ese momento. El nuestro fue el primero en el país. Vi la oportunidad de retribuir a mi gente y todavía les estamos sirviendo.

¿Cuál es su mensaje para los jóvenes hispanos que leen este libro?
Se humilde. No busques atajos. Persevera e invierte el tiempo necesario para lograr tus objetivos. Haz el esfuerzo. Se puede lograr. Sigue intentándolo. Nunca te rindas. Si tienes un sueño claro, debes perseguirlo. Debes tocar puertas. La vida te presentará muchas oportunidades, pero es tu responsabilidad perseguirlas. Cuanto más trabajes, más probabilidades tendrás de tener éxito. La suerte favorece a quienes trabajan duro.

Cuéntenos más sobre su posición actual y lo que ha logrado.
Soy un cirujano de trasplantes de adultos y pacientes pediatricos el Hospital Northwestern Memorial y el Hospital de Niños Lurie. El Hospital Northwestern Memorial ocupa el puesto número uno en Illinois y esta entre los diez primeros hospitales del país.

Soy el director del Programa Hispano de Trasplantes. También soy Director quirúrgico del Programa de trasplante de hígado, Director del Programa de trasplante de hígado de donante vivo y cirugía hepatobiliar. Desarrollé el programa hispano de trasplante de riñón aquí en el Northwestern Memorial Hospital en 2006 y el programa hispano de trasplante de hígado en 2010.

Comenzamos el Programa de trasplante hispano del Hospital Northwestern para resolver una necesidad insatisfecha en la población hispana, no con fines de investigación. Sin embargo, cuando comenzamos a crecer, comenzamos a considerar hacer investigación.

Al principio, se cuestionó la necesidad de un programa de trasplante enfocado en pacientes hispanos. Sin embargo, sabíamos que había un número desproporcionadamente inferior de hispanos que recibían trasplantes en comparación con su representación en las listas de espera. Comencé el programa yo solo, luego una trabajadora social se incoroporo al programa para ayudarme con la educación, romper las barreras culturales, ayudarme con los problemas de seguro / migratorios y otras tareas. Más importante aún, ella comenzó con programas de divulgación, a responder preguntas y ayudar a atraer más pacientes al centro. Con el tiempo, a medida que el programa creció, trajimos más personas de habla hispana. Ahora, tenemos casi 50 miembros del equipo de trasplantes bilingües y biculturales, incluidos tres cirujanos de trasplantes, dos hepatólogos, un nefrólogo, dos cirujanos de trasplantes entrenandose con nosotros, dos trabajadores sociales, varias enfermeras, coordinadores de trasplantes, coordinadores financieros, asistentes, un inmunólogo y más. Hay muy pocos servicios de trasplante culturalmente competentes y lingüísticamente apropiados en los Estados Unidos. El Programa Hispano de Trasplantes de Northwestern Medicine es el primero de su clase en los EE. UU.

Es importante mencionar que, desde la implementación del Programa Hispano de trasplante de riñón del Hospital Northwestern Memorial, se han con seguido tres logros principales que merecen destacarse:

1. el acceso a la atención de trasplante (medido por el incremento de pacientes en la lista de espera de trasplante de riñón) ha aumentado en un 91% entre los pacientes hispanoamericanos;

2. el número de trasplantes de riñón de donantes vivos en hispanos ha aumentado en un 74%. Antes de la implementacion del programa Hispano, solo el 9% de los trasplantes se realizaban en hispanos. Despues de su implementacion los hispanos representan el 25% de todos los pacientes trasplantados en el Hospital

3. Las disparidades en los hispanos disminuyeron: la proporción de trasplantes de riñón de donantes vivos hispanos comparado con pacientes. no hispanos ha aumentado en un 70%. Resultados similares se han visto en el programa de trasplante de hígado hispano. Aunque el programa de trasplante hispano fue una respuesta a una necesidad, también se ha convertido en un importante tema de investigación.

Gracias a nuestros resultados[344, 345] pudimos recibir nuestra primer premio R01 de los Institutos Nacionales de Salud (NIH). Nuestro objetivo es aumentar la donación de riñón vivo en los hispanos. Estamos implementando y evaluando el programa Hispano de trasplante del Hospital Northwestern en otros centros del país. Estamos enseñando a instituciones como Mayo Clinic (Arizona) y Baylor (Dallas, Texas) cómo implementar y evaluar programas de trasplante cultural y lingüísticamente competentes y congruentes. El premio NIH R01 es un gran logro, porque solo el 2% de los cirujanos de trasplantes en los EE. UU. han recibido un premio R01.

Yo viajo a menudo a otros centros para ayudarlos dando charlas y brindando consejos sobre cómo desarrollar este tipo de programa. El programa se usa actualmente como modelo para otras instituciones en los EE. UU. Esperamos haber influido en el campo de trasplantes para proporcionar una mejor educación, un mejor acceso a los trasplantes y mejores resultados. El acceso es crítico porque muchos pacientes ni siquiera saben que existe esta opción.

El programa de trasplante hispano del Hospital Northwestern ha sido un esfuerzo muy satisfactorio para mí porque no solo nos permite ayudar a la comunidad hispana y a los médicos hispanos a obtener capacitación y cumplir sus sueños, sino que también me ha ayudado a crecer profesionalmente.

Secundario a estos esfuerzos, he recibido múltiples premios / reconocimientos que incluyen:

- Premio The Life Goes On del Secretario de Estado de Illinois Jesse White (2008) por promover la donación y el trasplante de órganos entre los hispanos.

-Crain's Chicago Business 'Top 40 under 40 (2009) por desarrollar el programa de trasplante hispano en el Northwestern Memorial Hospital y los esfuerzos por aumentar la donación y el trasplante de órganos en la comunidad hispana.

- El premio " Salvavidas de la vida real" de los Heroes de la Esperanza (2013) de Gift of Hope, Organ and Tissue Donor Network, organización de rescate de órganos (OPO).

-El Premio " Regalo de vida" de la Fundacional Nacional del Riñon en Illinois (2016) por desarrollar un sitio bilingüe y culturalmente sensible (Informate.com) en la red de internet para aumentar el conocimiento sobre la donación y el trasplante renal de donante vivo entre las comunidades latinas / hispanas.

- He sido miembro de multiple organizaciones influyentes en la donacion y trasplante de organos. Por ejemplo, soy el único miembro Hispano de la Junta directiva de la Organización de rescate de organos (Gift of hope) OPO . He sido miembro de La junta directiva de la Fundación Nacional del Riñón de Illinoia, miembro del comité de asuntos de diversidad del OPTN / UNOS. También fui presidente inaugural del comité de asuntos de diversidad de la Sociedad Americana de Cirujanos de Trasplantes.

¿Cuál es el aspecto más gratificante de su rol?

Creo que lo más gratificante es ser un instrumento de esperanza, dar una nueva opción de vida a muchas personas que morirían sin un trasplante. Recuerdo que una paciente de trasplante de hígado pasó 17 minutos en un paro cardíaco (muerte clínica) durante la cirugía, y que sobrevivió y aún disfruta de la vida con su familia. Verlos salir del hospital te da una sensación de satisfacción y logro que no se puede comparar.

Otro aspecto gratificante es la oportunidad de ayudar a otros hispanos que sueñan con practicar en los EE. UU. Mi objetivo ha sido dar esperanza en lugar de lo que escuché cuando estaba buscando oportunidades. He asesorado a varios cirujanos, residentes, estudiantes universitarios y de secundaria en Northwestern. Varios cirujanos de trasplantes. en entrenamiento han venido inicialmente como observadores y se motivaron a realizar la subespecialidad en trasplantes. Hemos ayudado a abrir puertas a otros cirujanos hispanos. Hemos entrenado al menos a diez de ellos, uno nacido en EE. UU., el resto entrenados en América Latina (Colombia, México, Venezuela, Argentina, Chile y Brasil).

En relación con esta maravillosa historia, ¿tiene un autor o una cita de un autor favorito en el que piensa con frecuencia?

Si. Mi cita favorita es de San Francisco de Asís: "Comienza haciendo lo que sea necesario; entonces haz lo que sea posible; y de repente estarás haciendo lo imposible".

LATANYA BENJAMIN

Latanya Benjamin, MD, FAAD es dermatóloga pediatra doble certificada, ex profesora de la Universidad de Stanford y reconocida cirujana dermatológica pediátrica.

¿Cuándo y cómo se interesó en la medicina?

A temprana edad, sabía que quería ser médico o maestro. Mi primer recuerdo es de cuando mi madre me trajo un libro que encontró en la biblioteca con información sobre información básica sobre cómo convertirse en médico. Me convertí en la primera generación de mi familia en emigrar a este país y en el primer médico de mi familia. Como a muchos otros, mis padres me apoyaron y me inculcaron el valor de estudiar y trabajar duro en la escuela para obtener buenas calificaciones. Sin embargo, sin otro ejemplo real u orientación en casa que me ayudara a saber cómo convertirme en médico, siento que simplemente lo fui averiguando todo a lo largo del camino.

¿Puede contarnos sobre un momento que cambió su vida relacionado con su elección de carrera?

Sabía que iba a ser pediatra desde los 15 años. En mi último año de la facultad de medicina, estaba deliberando sobre qué especialidad en pediatría sería la más adecuada. Hasta este punto, no tuve exposición a la dermatología en la escuela de medicina. Fue durante el tiempo que estaba aplicando a una residencia que comencé a asistir a una clínica de dermatología pediátrica los viernes por la tarde y ¡todo hizo clic! Inmediatamente supe que esta era mi elección de carrera. Abarcaba todo lo que amaba: continuidad en la atención, atención aguda, atención crónica, atención procesal. Había encontrado una carrera que combinaba mis dos grandes pasiones, cuidar niños (pediatría) y dermatología. Esa misma noche llamé a mis padres porque estaba a punto de ser aceptada en una residencia pediátrica y les dije que no entenderían lo que iba a hacer, pero que había encontrado mi camino, que de alguna manera averiguaría cómo lo lograría y que el trayecto sería muy largo.

¿Cuáles son sus responsabilidades clave en su función actual y cómo llegó a este puesto?

Mi responsabilidad clave es proporcionar la mejor atención dermatológica de vanguardia para niños. Soy una experta en quien de mis pacientes pueden confiar y desempeño funciones adicionales que ayudan a dar forma al futuro de mi especialidad para los médicos jóvenes en capacitación. Disfruto enseñando a los estudiantes y como profesor asociado, he enseñado a los estudiantes de medicina en todos los niveles de capacitación. Tengo puestos como director ejecutivo / junta directiva en sociedades dermatológicas nacionales y locales y me siento a la mesa para múltiples juntas de asesoría médica. Tengo corazón para la defensa y el voluntariado y disfruto devolviendo a las comunidades.

¿Cuál es el aspecto más satisfactorio de su rol actual?

Cuidar a los niños y apoyar a otros para que tengan éxito en sus aspiraciones profesionales en medicina.

¿De qué está más orgullosa en su trayectoria personal y profesional?

Dos cosas. Haber enseñado como profesor en la Universidad de Stanford, publicando el primer libro de texto médico dedicado a la cirugía de dermatología pediátrica y otros procedimientos para niños, y haber dado a luz a mi hija.

¿Cuáles son sus valores personales y profesionales más importantes?

Permanecer siempre ético. La honestidad, integridad, profesionalismo y la ética de trabajo duro. Profesionalmente, significa hacer siempre lo mejor para el paciente y escuchar y valorar las opiniones y preocupaciones de los padres. Personalmente, me siento orgullosa de esforzarme y buscar la excelencia en todo lo que hago.

¿Cuál es la principal lección que ha aprendido desde que comenzó su carrera en medicina?

¡La perseverancia te servirá! El trayecto es más largo y más difícil de lo que puedas imaginar. Permanece fluido y adáptate. Eso te permitirá beneficiarte y crecer a pesar de los desvíos inesperados en tu carrera y de las sorpresas de la vida. Con el tiempo, es hermoso descubrir quién eres y quién no eres.

Si pudiera retroceder en el tiempo y hacer algo diferente, ¿que sería?

Sería audaz, haría preguntas y hablaría. Evitaría hacer el viaje sola; estudiaría con compañeros, buscaría apoyo e identificaría un mentor mucho antes.

¿Cómo define usted el éxito?

El éxito es diferente para todos. Para mí, es crear la vida que deseas y mereces tener, con tu corazón en el lugar correcto, queriendo también el bien para los demás.

¿Tuvo un mentor? ¿Puede decirnos cómo él o ella le ayudó a llegar a donde estás?

Durante un año de pregrado en la Universidad de Florida, fui miembro del club hispano. Fui emparejada con una mentora que nunca olvidaré, la Dra. Lourdes Corman. Ella fue la primera mentora que tuve en la universidad que me guió mientras seleccionaba a qué facultades de medicina aplicar. Me contó sobre varias escuelas de medicina que nunca conocí, una de las cuales terminó siendo la escuela de medicina de la que luego obtendría mi título de médico.

¿Qué ha recibido en términos de asesoramiento y tutoría que la haya llevado a donde está hoy?

Durante mi entrenamiento en Northwestern, el director de mi beca, el Dr. Anthony Mancini, me dio el mejor consejo. Él dijo: "¿Por qué dejar para mañana lo que puedes hacer hoy?" Esto realmente me ayudó durante un período durante el cual me sentí abrumada y me ayuda a seguir siendo productiva hasta el día de hoy.

Según su experiencia, ¿cuál es la principal ventaja de una carrera en medicina? ¿Lo ve como un área de oportunidad clave para los hispanos?

La medicina me brinda la capacidad de servir a la humanidad al ofrecer mi conocimiento, compasión y cuidado durante tiempos difíciles y a veces momentos críticos en la vida de un paciente. Incluso la capacidad de consolar y tranquilizar es muy útil como especialista en medicina. En una clínica, ya sea que vea a una, cuatro u ocho personas en una hora, ese es el mínimo de cuántas vidas, familias y comunidades estás impactando. Y en algunos casos, hasta puedes convertirte en parte de la historia de esa persona. Para mí esa es la principal ventaja de una carrera en medicina.

Los hispanos son la población de más rápido crecimiento en los Estados Unidos, superando la cantidad de médicos que ingresan a la medicina. Por lo tanto, existe una gran necesidad y es un área clave de oportunidad para que esta población sea atendida por otra persona que comprenda la cultura y la familia hispana. Te conviertes en un modelo a seguir para varias generaciones con solo ver a un médico hispano caminando por la puerta.

¿Por qué decidió involucrarse en el desarrollo de nuevos talentos hispanos en medicina? ¿Cómo ha enriquecido esto su propia trayectoria?

Existe una gran necesidad de diversidad en la medicina, especialmente en el campo de la dermatología. Soy muy activa como mentora en el desarrollo de nuevos talentos hispanos en medicina. Me dedico a ayudar a los jóvenes estudiantes y aprendices, especialmente a las mujeres, a darse cuenta de que pueden elevarse a nuevas alturas debido a sus capacidades, compasión e intelecto. Los veo a todos como individuos competentes que merecen desempeñar el papel en el que quieren estar. Esto me recuerda lo lejos que he llegado y lo lejos que todos tenemos que llegar. Para mí es importante devolver lo que me han dado.

¿Qué pasos debemos tomar para abordar la escasez de médicos hispanos en los Estados Unidos? ¿Por qué es importante ayudar a aumentar la representación latina en la medicina?

Creo que dos cosas son muy necesarias. Primero, programas de becas para minorías subrepresentadas tendrían un gran impacto. Muchas veces la barrera es una cuestión de finanzas. La mayoría de las personas no se dan cuenta de cuánto dinero se requiere para financiar una carrera en medicina. Lo mínimo son los préstamos para la matrícula, el costo de tomar múltiples exámenes, el dinero necesario para aplicar y entrevistarse en múltiples programas de capacitación en todo el país, el costo para obtener credenciales, licencia y verificación varias veces a lo largo de la carrera y el costo asociado con cursos de CME y asistencia a conferencias médicas para mantener la licencia médica. El segundo sería programas efectivos de tutoría para dar a los hispanos una exposición temprana al campo de la medicina, así como también proporcionar exposición más allá de la atención primaria a las diversas subespecialidades dentro de la medicina, que tienden a ser más lucrativas. Los mentores que sirven como modelos a seguir ofrecerían orientación sobre diferentes etapas a lo largo de la carrera. Hay mucho talento entre los latinos y necesitan nuestra ayuda para convertirse en médicos competentes y culturalmente sensibles.

Si tuviera recursos ilimitados, ¿qué acción priorizaría para ayudar a los jóvenes hispanos que viven en los Estados Unidos y que estén interesados en seguir

carreras en medicina?

Brindaría asistencia financiera y desarrollaría programas de tutoría activos y efectivos en todas las escuelas de todo el país para ofrecer a los estudiantes exposición temprana a diferentes campos de la medicina. Los estudiantes de secundaria y preparatoria tendrían primero oportunidades de observación y los estudiantes universitarios se asociarían con médicos hispanos en ejercicio.

¿Qué consejo tiene para otros que quieren seguir su camino?

¡Ve a por ello! Se necesita valor para seguir este camino y lograr el sueño, así que no tengas miedo de trabajar duro y creer en la gratificación tardía.

¿Tiene un autor o una cita de un autor favorito que piensa a menudo?

"El viaje de mil millas comienza con un solo paso".- Lao Tzu

Si estuviera dando un discurso en una escuela secundaria o en la graduación de la escuela de medicina, ¿qué consejo le daría?

Toma la decisión de elegir la medicina por tí mismo. Asegúrate de que sea realmente tu pasión y propósito y no por el deseo de tus padres o familiares o porque imaginas que te hará rico. La carrera lleva mucho tiempo, mucha dedicación y trabajo duro y solo tú puedes caminar el camino. Aprovecha todas las posibilidades de exposición ... ve tanto, haz tanto, se tanto, da tanto como puedas. Esta es la filosofía por la que vivo.

¿Qué libro (s) recomendaría a los jóvenes estudiantes hispanos interesados en una carrera en medicina?

Tus libros de texto. Estudia, estudia mucho. Cuanta más medicina básica aprendas, no importa qué campo elijas, mejor médico serás.

¿Algunas palabras de sabiduría como despedida?

Ser una minoría en medicina es un honor y un privilegio. Soy una persona de etnia mixta. Siento que esta comprensión cultural más profunda me hace más identificable con las familias a las que sirvo. ¡Siéntete orgulloso de ser único! Tu existencia te garantiza servir a otras personas como modelo a seguir en medicina.

MARIETTA VASQUEZ

Marietta Vázquez, M.D. es profesora de Pediatría en la Facultad de Medicina de la Universidad de Yale.

Es especialista en enfermedades infecciosas, vicepresidenta de diversidad, equidad e inclusión y directora de la Clínica Infantil Hispana de Yale.

El Dr. Vázquez se graduó Cum Laude de la Facultad de Medicina de la Universidad de Yale y ha recibido el Premio Morris Y. Krosnick, el Premio al Desarrollo de la Facultad de Medicina Minoritaria de la Fundación Robert Wood Johnson, el Premio May Gailani Junior Faculty, el Premio de Ciencias Charles C. Shephard y el premio Physician Traiblazer.

Cuéntenos sobre sus primeros años de vida y cómo se interesó en la medicina

Soy hija de padres cubanos quienes llegaron a los Estados Unidos principios de la década de 1960, luego que el régimen de Castro subiera al poder. Mis padres se casaron y se establecieron en Puerto Rico, donde yo nací y crecí. Mi historia comienza en esas calles soleadas donde mi mente construyó un sueño: ser médico.

Mis estudios me han llevado entre Puerto Rico y los Estados Unidos. Completé la escuela secundaria en Puerto Rico y asistí a la Universidad de Yale. Luego de completar el bachillerato en Yale, regresé a mi país para estudiar medicina en la Facultad de Medicina de la Universidad de Puerto Rico. Durante mi tiempo como estudiante en la escuela de medicina, me interesé en el campo de las enfermedades infecciosas pediátricas, pero como no hay programas de becas en Puerto Rico, sabía que tenía que regresar a los Estados Unidos para recibir capacitación en subespecialidades. Comprendí temprano la importancia de la automotivación y la búsqueda de oportunidades por mí misma en la campo de la medicina e investigación científica .

Mis años como estudiante de medicina coincidieron con el comienzo de la epidemia del SIDA. Esta

enfermedad me interesó mucho pues este terrible y nuevo nuevo virus estaba afectando a muchos niños en Puerto Rico y sabíamos muy poco. Me interesé en participar en la investigación para obtener más información. La investigación del SIDA/VIH en ese momento no era prioridad en la Universidad de Puerto Rico; habían pocas oportunidades para estudiantes de medicina ,en investigación . Yo veía el ámbito médico como fascinante, como si la ciencia estuviera en un punto de inflexión: yo ansiaba aprender, ayudar, ser parte de algo más grande que yo. En nuestra juventud, ¿no es eso lo que todos anhelamos?

Sabiendo que el Centro para el Control de la Enfermedades (CDC) era el epicentro de la investigación clínica en SIDA pediátrico, comencé a buscar nombres de investigadores y líderes en el CDC con quien yo pudiese hacer un internado y participar en investigación. Buscando nombres de investigadores en HIV me encontré con un nombre hispano. Pregunté en mi escuela de medicina y me dijeron que esta persona era de Puerto Rico, como yo! Le escribí una carta muy larga acerca de quién era y qué quería lograr yo en el futuro, y por qué merecía ser aceptada para una pasantía de verano en el CDC. Vertí toda mi alma en esa carta. Luego me senté y esperé, y esperé, y esperé. En aquel entonces no había correo electrónico, todo era más lento y las personas eran más difíciles de contactar. Pero nada es imposible. Terminé obteniendo esa pasantía de investigación de verano en el CDC consolidando mi interés en una carrera en investigación de enfermedades infecciosas. Después de la escuela de medicina, regresé a los Estados Unidos, específicamente a Yale, y completé el entrenamiento de residencia pediátrica. En ese momento, era la única hispana en el programa de pediatría de Yale. Comencé en ese programa en 1994 y no fue sino hasta el 2017 cuando se unió otro puertorriqueño.

¿Puede compartir un momento que cambió su vida en su carrera?
Cuando pienso en un punto de inflexión en mi carrera, recuerdo una interacción muy simple, una que me mostró cómo yo, como médico, podía conectarme y ayudar a la comunidad latina, aunque estando tan lejos de casa.
Durante los primeros meses después de llegar a los Estados Unidos, tuve una niña como paciente quien tenía leucemia. Sus padres eran trabajadores agrícolas y además de proveerle cuidado médico ayudé a su familia a comprender su

complicada enfermedad Con ella aprendí la importancia de no solamente curar, sino también escuchar, conversar y avocar por los pacientes.

El 40% de los pacientes quienes compartían un código postal con el Hospital de New Haven, que es la ciudad donde se encuentra Yale, provenía de hogares que declaraban el español como idioma principal. Esto significaba que una gran proporción de nuestros pacientes eran hispanos. Durante mi entrenamiento como residente en pediatría, a menudo sentía que habitaba dos mundos muy diferentes: la comunidad diversa a la que servíamos y Yale, una prestigiosa torre de marfil académica. Sentía como si estuviera sola en un puente entre esos dos mundos a los que estaba conectada, pero no del todo. Me tomó tiempo, pero finalmente aprendí cómo esto formó mi rol como alguien quien trabaja para mediar diferencias. Muchos de los pacientes que atendí eran hispanos; siempre lo vi como un beneficio para mí, ya que aprendí mucho de ellos; pero no fue sino hasta unos años después que comencé a comprender la bidireccionalidad de la relación en términos de su beneficio para la comunidad, y empecé a soñar con tener un día una clínica para pacientes hispanos.

Los últimos 25 años de mi carrera como médico-científico han sido años de gran desarro y aprendimiento. Adquirí experiencia en el cuidado de pacientes, desarrollé una carrera de investigación en el campo de vacunas, me involucré en la medicina global y en la educación médica y tuve la fortuna de ser capaz de ayudar a otros médicos. legué a un punto el en que sentía había crecido profesionalmente como científico, pero el sueño de crear una clínica para hispanos seguía en mi mente. Pasé horas enteras pensando en ello, conversándolo con colegas, amigos e incluso con mis pacientes.

Finalmente, hace ocho años comencé una clínica hispana para niños y sus familias en Yale. Se sintió como el momento adecuado: la proporción de hispanos en la comunidad había aumentado y con los años había más conexión entre la institución y la comunidad.

La clínica se llama Y-CHiC, un acrónimo de Yale-Clinic for Hispanic Children o Yale Clínica Hispana para Chicos; proporciona atención médica competente en términos culturales y de idioma. Alrededor del 90-95% de los pacientes en Y-CHiC son inmigrantes de toda América Latina. En Y-CHiC proveemos cuidao médico de gran calidad en español y a la misma vez también celebramos la cultura, la comida y la música de los países hispanos con el propósito de unir a los pacientes y hacerlos sentir seguros y cómodos. Si las personas entran y escuchan su música, y prueban su comida y escuchan a su médico hablar su idioma, esto les da un sentido de pertenencia y confianza. Esa es una de las cosas de las que estoy más orgullosa.

Muchos de nuestros proveedores de salud no son hispanos, pero a través de ese espacio no sólo aprenden más sobre medicina, sino también sobre lo que significa ser hispano, sobre la competencia cultural y lingüística que mejora nuestro servicio.

Creo que el trabajo que hacemos en nuestra clínica es un gran ejemplo de los pequeños pasos que podemos tomar en la dirección correcta. Hemos demostrado que no se necesita un equipo completo de cincuenta profesionales exclusivamente hispanos, pero que una sola persona puede marcar la diferencia.

Nuestros pacientes de Y-CHiC atienden con más frecuencia a sus citas, sienten que su médico conoce a sus hijo mejor. Los datos han demostrado que cuando el cuidado médico se ofrece en le mismo idioma del paciente conduce a una mejor comprensión entre el paciente y el médico. En términos más prácticos--comprender el idioma y abordar los aspectos culturales de los determinantes sociales de la salud contribuye a lograr mejores resultados de salud.

Hay un dicho que expone que "se hace más difícil ser aquello lo que no ves". Puedes decirles a los jóvenes latinos que van a ser presidente de los Estados Unidos, pero si nunca han visto a un presidente hispano de los Estados Unidos, ese menos probable que crean genuinamente que pueden lograrlo. Creo que esto se aplica a nuestros pacientes. Cuando van a un centro médico y ven a alguien como ellos, se desarrolla más confianza.

Eventualmente, los hispanos nos convertiremos en la población más grande de los Estados Unidos, pero la realidad es que no hay suficientes médicos hispanos para que cada paciente hispano sea atendido siempre por médicos hispanos. Siempre recordaré haber recibido en la clínica pacientes de Guatemala que hablaban dialectos que no entiendo. ¿Deberían tener un médico exclusivo para ellos? Idealmente, sí. Pero de manera realista, lo que se merecen, lo que todos merecemos, en mi opinión, son profesionales capaces, educados en competencia cultural. Creo que es nuestro deber no sólo mejorar y diversificar nuestro campo médico, sino también educar, y la educación es uno de mis objetivos primordiales como vicepresidente de diversidad, equidad e inclusión en mi rol: entrenar a otros en competencia cultural y ayudarles en competencia lingüística. Sueño con que este objetivo se convierta en una regla generalizada. Para que todos nos entendamos mejor.

Siempre lo comparo con las vacunas contra la gripe. Cuando era aprendiz sabíamos que todos deberían vacunarse contra la influenza. Si usted es un proveedor de atención médica y no recibe la vacuna contra la gripe, puede ser perjudicial para sus pacientes. Pero no fue hasta hace poco que la vacuna contra la gripe se tornó obligatoria. Veo la capacitación en diversidad y competencia cultural de manera muy similar. Este tipo de educación debería ser obligatoria. Cuando los hospitales y departamentos son citados por falta de diversidad, entonces toman medidas. Sin embargo, ¿es lo correcto ser reactivo en lugar de proactivo? No.

En resumen, tenemos una comunidad que necesita y merece médicos con quienes puedan identificarse. Junto con un equipo, he visitado ferias comunitarias, escuelas locales y tantos eventos como podamos organizar. En estos eventos, presentamos actividades de aprendizaje con la esperanza de inspirar a nuestros jóvenes a seguir sus sueños y, con suerte, seguir una carrera en el campo de la medicina. Algunas actividades incluyen mostrarles cómo escuchar el corazón de alguien, cómo hacer reflejos tendinosos profundos, cosas que son muy, muy simples pero que inspirarán mucho a los niños. He aprendido que a veces lo máximo que puedo aportar es simplemente decir: "Soy médico, hablo tu idioma, vengo del mismo país del que vinieron tus padres y déjame decirte cómo llegué a dónde estoy ahora."

Sin embargo, también aprendí que no puedo hacer esto sola. Para organizar estos eventos, incluso el más pequeño, necesito al menos un equipo de veinte. Les garantizo que una sola persona puede marcar la diferencia, pero ¿qué pasa si nuestra primera tarea es inspirar a otros, inspirar a nuestros compañeros? Las cosas que podríamos lograr juntos son infinitas.

Cuando me preguntas qué haría si tuviera recursos ilimitados, sólo puedo pensar en la educación. Creo que una gran parte de por qué los jóvenes hispanos en nuestros sistemas escolares no reciben la ayuda que necesitan es la falta de conciencia. Es que a veces los maestros no entienden las realidades de los padres y las dificultades que atraviesan. No entienden que tal vez sus padres temen ser deportados. Tal vez los maestros no entiendan que la tasa de depresión y suicidio en nuestro país es la más alta entre las jóvenes hispanas. Tal vez no entiendan que los estudiantes quienes no son ciudadanos estadounidenses sólo tienen acceso a una educación pública hasta la escuela secundaria. ¿Y qué pasa después de eso? Si eres una persona joven que obtuvo buenas calificaciones y se desempeñó muy bien académicamente, verás que tus compañeros van a la universidad, pero tú no puedes asistir. Tendrías que pagar no sólo la matrícula completa, sino que incluso podrías tener que pagar la tarifa internacional por no ser ciudadano de los Estados Unidos.

Entonces mi respuesta sería educación universal. Si tuviera recursos ilimitados, comenzaría haciendo que la atención médica y la educación fuesen un derecho y no un privilegio y que todos tengan acceso no solo a la educación primaria y secundaria, sino también a la educación universitaria. Creo que eso sería de gran ayuda.

Los mentores también son instrumentales. Puedo atribuir parte de mi éxito académico a una valiosa tutoría. Uno de mis mentores, quizás el más notable en toda mi carrera, es un hombre blanco mayor. Aunque no es de mi edad, ni de mi raza, ni de mi género, ni de mi etnia, esta persona ha impactado mi carrera de manera significativa y sirvió de ejemplo para la manera como yo sirvo de mentora a otros.

Algunos de mis aprendices a lo largo de los años han sido jóvenes que buscaban posibles mentores y encontraron mi nombre "hispano" y se comunicaron conmigo, tal como lo hice yo hace muchos años. Tener motivación y resistencia ha valido la pena. Ahora es mi turno de alentar a otros soñadores a seguir adelante, a luchar por sus sueños, a aprovechar cada oportunidad que puedan tener, a ser lo mejor que puedan ser y hacer algo con sus vidas para ayudar a otros y retribuir.

Al final, debemos entender de dónde venimos, cuáles son nuestros valores, buscar oportunidades de crecimiento y ser valientes para perseguir sus sueños.

NINA RAMIREZ

Dr. Ramirez, M.D., FAAAAI, FCCP es alergóloga e inmunóloga en ejercicio en Pembroke Pines, FL.

Especialista certificada y capacitada en alergia, inmunología y neumología pediátrica

Graduada de la Facultad de Medicina Weill-Cornell en 1978, la doctora Ramírez se desempeña actualmente como consultor de Asthma and Allergy Associates of Florida y es disertadora nacional para varias de las principales compañías farmacéuticas de los EE. UU.

En 2018 se convirtió en la 69a presidenta de la Sociedad de Alergia, Asma e Inmunología de Florida y permanece activa como miembro de su Junta Ejecutiva.

Nací y crecí en la isla de Manhattan, Nueva York. El viaje de mi vida comenzó en una institución de la Ivy League, el Hospital Columbia Presbyterian's Babies, directamente enfrente de la bodega de mis padres en el alto Manhattan. Nacida de dos padres maravillosamente solidarios de la Isla de Puerto Rico, fui bendecida con su ética de trabajo, su espíritu y su determinación para tener éxito cuando se presentaran las oportunidades. Sin su amor y su fe en mí, hoy no compartiría esta historia contigo. Nadie podría haber imaginado que a la edad de 25 años, recibiría un título de doctor en medicina de otra institución de clase mundial de la Ivy League, Weill-Cornell College of Medicine. Décadas después mi viaje continúa.

Asistí a una de las escuelas secundarias especializadas en la ciudad de Nueva York conocida como la High School of Music and Art. Como muchos de mis compañeros de clase, continuar con los estudios de música en un conservatorio parecía inevitable. Sorprendentemente, como violinista, mi interés en las ciencias comenzó con la biología en la escuela secundaria. Nunca asistí a un conservatorio después de la secundaria. Por defecto, pensé en ser maestra. Fue durante mi segundo año en la universidad que mi profesor de química me animó a pensar en una carrera en medicina. Aparentemente vio algo especial en mí que yo no veía en mí misma y me retó a "hacer mi tarea" antes de tomar cualquier decisión sobre el futuro. Entonces, en el verano entre mi segundo y tercer año en la Universidad de

Fordham, fui voluntaria por las noches en el Hospital Columbia Presbyterian. Fui designada como un flotador para ir a donde me necesitaban. Una tarde, me asignaron a la sala de emergencias y me pidieron que ayudara a una cirujana que necesitaba ayuda para reparar una gran laceración en el brazo de una adolescente. Estos fueron los días antes de que los estatutos de privacidad hubieran evitado este acto del destino. La sala de emergencias tenía poco personal. Recuerdo que el cirujano me preguntó si me molestaba ver sangre. Pensé en mi padre, que era carnicero en la bodega. A menudo tenía sangre en su delantal blanco por cortar carne. Solo sonreí y respondí con un no seguro. Lo siguiente que supe fue que me pidieron que me lavara las manos y me vistiera con una bata, gorra, guantes y máscara. Durante las siguientes 2 horas, me senté en un taburete con retractores para el cirujano. Nunca fui igual después de esa noche. Regresé en el otoño de mi tercer año a la Universidad de Fordham y me declaré pre-med. Siempre estaré agradecida por el aliento que me dio mi profesor.

A partir de ese momento mi destino se hizo más evidente. Desarrollé un agudo sentido de visión de túnel manteniéndome enfocada a pesar de mi ingenuidad sobre los desafíos que me esperaban. Los primeros 2 años de la escuela de medicina requirieron un esfuerzo tremendo para comprender la gran cantidad de materias nuevas relacionadas con las ciencias básicas. Tuve desafíos, luchas y contratiempos en el camino. Pero en el tercer año sentí que se había encendido una bombilla en mi cabeza y las cosas comenzaron a encajar. Al igual que el "ascenso del fénix", comencé a elevarme y desarrollar un mayor enfoque en mi camino futuro. Ahora, años después, puedo marcar la diferencia en la vida de otros. Como médico, mi interés es cuidar a los bebés, niños y adultos con enfermedades alérgicas, incluido el asma persistente grave. Debido a los tremendos avances en nuestra comprensión de estos estados de enfermedad, podemos ofrecer a quienes sufren alivio y esperanza continua. Es enormemente gratificante ver que el sufrimiento de una persona llega a su fin.

Irónicamente, me convertí en maestra después de todo. Enseño a los pacientes sobre su enfermedad y opciones de tratamiento; educo a los demás médicos sobre estrategias de tratamiento a largo plazo y comparto estas buenas noticias cuando asesoro a estudiantes de medicina y residentes en capacitación.

Actualmente soy consultora capacitada y certificada por la Junta en Alergia-

Inmunología y Neumología Pediátrica y Adulta. Después de completar una residencia en pediatría en el Hospital Mount Sinai en la ciudad de Nueva York, realicé una capacitación adicional como neumólogo en el Centro Médico Nacional Mount Sinai y Children's Hospital en Washington, DC. Los siguientes 15 años mi carrera se centró en el cuidado de bebés, niños, y adultos jóvenes con una variedad de enfermedades respiratorias.

En el año 2000, durante mi vigésimo segundo año de haberme graduado de la escuela de medicina, tuve la oportunidad de regresar a una capacitación adicional en el campo de Alergia e Inmunología en la Universidad del Sur de Florida. Me senté y aprobé el examen de certificación de la Junta de Alergia-Inmunología en 2014, veinte años después de mi certificación inicial como neumólogo pediátrico. En 2018 me convertí en la primera latina, cuarta mujer y 69va presidenta de la Sociedad de Alergia, Asma e Inmunología de Florida.

A lo largo de mi trayectoria he sido dotada de maravillosos profesores y mentores que me han animado en el camino. No estaría donde estoy si no fuera por ellos. Algunos de mis mejores maestros también han sido los pacientes que he atendido a lo largo de los años. Me han enseñado cómo ser un mejor oyente y un médico más compasivo. Su bienestar me motiva a aprender más. Son una fuente de gran inspiración.

En una nota personal, no podría estar más orgullosa de mi hija, Natalie. Como actora y educadora, estoy impresionada por su uso del tiempo, su talento y los tesoros que ha recibido para fomentar un enorme crecimiento y sabiduría en sus alumnos. A menudo se ha desempeñado como mi entrenadora cuando me preparaba para hablar en público. Natalie saca lo mejor de mí.

Una carrera en medicina es un llamado universal. Como ciudadanos universales, nuestro trabajo como médicos es levantar la carga de nuestro prójimo, independientemente de su identidad o estatus social. Con la demografía de los Estados Unidos cambiando rápidamente, muchos de nuestros pacientes son hispanos y naturalmente gravitan y buscan médicos con quienes comparten un vínculo común. Este es de hecho un privilegio y un desafío para impartir nuestro conocimiento de una manera significativa. Si bien muchos son bilingües, no hay duda de que algunos prefieren narrar su historia en español. ¡Lo que tienen que decir es importante y prefieren decirlo en español!

Me preguntaste que qué haría con el acceso a recursos ilimitados para alentar a estudiantes como ustedes. Esta no fue una tarea difícil. Comenzaría un futuro club de médicos en los niveles de primaria, secundaria y preparatoria en las principales ciudades metropolitanas con una gran presencia latina. Este espectáculo itinerante llevaría a médicos hispanos a sus auditorios en todo Estados Unidos para hablar sobre una carrera en medicina. Las camisetas dirían: "Si se puede! ¡Sí puedes!" El sueño comienza temprano. El camino es largo, ¡pero vale la pena cada desafío!
Mi consejo para aquellos que buscan un camino similar es tener paciencia, fortaleza, aptitud y mucha actitud. Habrá quienes duden de su sinceridad y capacidad. Hubo quienes dudaron de la mía.

Del libro de Felix Marti-Ibanez, To Be A Doctor, estas palabras resumen mejor el viaje. 'Ser médico es, en otras palabras, ser una persona completa, una buena persona que cumple su tarea como científico con calidad e integridad profesional; como un ser humano con un corazón amable y altos ideales; y como miembro de la sociedad, con honestidad y eficiencia ... te estás embarcando en una carrera noble en la que no hay espacio para aficionados o diletanti, una carrera en la que todos debemos aspirar a ser dueños de lo que emprendamos ...' Este libro me lo regalaron al graduarme de la escuela de medicina en 1978. La dedicación decía: "A Nina: corre una buena carrera y lucha una buena batalla y que el amor, la paz y la satisfacción sean tuyos a través de la medicina"

Ahora es el momento de correr una buena carrera y luchar en la noble batalla. ¡La sociedad te necesita!

PILAR ORTEGA

Pilar Ortega, MD
Profesor asistente clínico
Instructor: Español médico en el Departamento de Educación Médica,
Departamento de Medicina de Emergencia de la Universidad de Illinois
en Chicago, Centro Hispano de Excelencia en Medicina

¿Cuándo y cómo se interesó por la Medicina o la Ciencia?

Cuando estaba en la escuela primaria, me gustaban todas las materias escolares. En retrospectiva, siempre tuve una mentalidad científica y me interesó explorar la naturaleza con un ojo científico. Coleccionaba insectos muertos del patio trasero para diseccionarlos y creaba mis propios experimentos científicos con cáscaras de patatas o con cualquier artículo desechado que encontrara en la cocina de mi madre. No obstante, en ese momento, cada vez que me preguntaban sobre "qué quería ser de mayor", siempre decía que no estaba segura. Incluso escribí "indecisa" en mis libros de graduación. La verdad es que, además de mis tendencias científicas, también era una lectora voraz de todos los temas; además me encantaba escribir poesía y pintar. Creo que resistí la presión social de definirme según mi futura carrera, y estoy muy orgullosa de haber tenido la fuerza de voluntad para resistir esta imposición social a una edad temprana. De hecho, incluso ahora, considero que no solo soy médica, sino también escritora, artista, líder, docente e investigadora, entre otras cosas. Me parece que la capacidad de ser flexible en mis metas y aspiraciones y de mantener un interés dinámico en el trabajo interdisciplinario que rompe los límites y barreras ha sido fundamental para mi éxito.

¿Puede hablarnos sobre un momento que le cambió la vida relacionado con su elección de carrera?

Cuando era estudiante de secundaria, encontré un hospital local donde podía ser voluntaria. Esta experiencia me permitió visualizarme en diferentes roles y comprender que podría identificarme mejor como médica. Gracias a este voluntariado, casi en la misma semana, tuve la oportunidad de presenciar una cirugía abdominal en el hospital y disecar una rana en el club de pre-medicina que comencé en mi escuela secundaria. Ver la belleza de la anatomía interna, la conexión entre los seres vivos y el deseo de ser una aprendiz y sanadora de por vida solidificó mi decisión de seguir una carrera en medicina. Dibujé lo que vi y relacioné mi arte con la ciencia. También decidí especializarme en filosofía para mi título universitario, nuevamente por un profundo interés en la interconexión de la vida y los vínculos entre ciencia y humanidades.

¿Cuáles son sus responsabilidades clave en su puesto actual y cómo llegó a este puesto?

Tengo varios roles actuales, cada uno de los cuales representa aproximadamente una cuarta parte de mi tiempo profesional. Mi tiempo clínico es como médica tratante de emergencias, en el que trabajo en el departamento de emergencias de un centro de trauma ocupado, supervisando a los residentes y estudiantes de medicina y atendiendo a una gran población hispana. También trabajo como miembro de la facultad en una gran escuela de medicina urbana en el departamento de Educación Médica. En esta función, diseño, dirijo y enseño el programa de español médico para estudiantes de medicina. Mis otras funciones son voluntariados profesionales como Presidenta y Co-Fundadora de la Organización Médica por el Progreso Latino (MOLA, por sus siglas en inglés), y como Directora del Comité de Español Médico (MST, por sus siglas en inglés). MOLA es una organización sin fines de lucro de médicos y profesionales de la salud latinos que trabajan para el avance profesional, la competencia lingüística y cultural, el bienestar personal y la equidad en la salud para el bien de toda la comunidad hispana / latina. Dirijo un grupo que consta de 21 miembros de la junta, más de 400 miembros y 100 aprendices en la administración de becas, programas de tutoría, eventos de salud pública y abogacía. El MST es un consorcio internacional voluntario de expertos interdisciplinarios en educación del español médico que estamos diseñando y desarrollando estrategias para la educación y evaluación de las habilidades médicas comunicativas en español y colaborando en los esfuerzos de investigación e implementación de educación médica interinstitucional. Realizamos reuniones virtuales mensuales, solicitamos subvenciones y llevamos a cabo proyectos juntos. Actualmente soy investigadora principal de varios estudios nacionales para evaluar y estandarizar la educación del español médico.

¿Cuál es el aspecto más gratificante de su función actual?

La capacidad de diseñar la descripción de mi trabajo de una manera que incluya todos los aspectos de la medicina que me apasionan ha sido increíblemente gratificante. También significa que estoy constantemente reevaluando mis prioridades y que estoy lista para redefinir mi carrera a medida que avanzan las cosas en cada campo. Aunque esto significa que las cosas siempre están cambiando para mí, también es increíblemente liberador y emocionante porque me siento empoderada para dirigir mi carrera de acuerdo a donde veo las mayores necesidades y oportunidades y según la manera que mejor encajen con mi vida y prioridades personales.

¿De qué está más orgullosa en su trayectoria personal y profesional?

Estoy muy orgullosa de haber defendido constantemente lo que valoro en mi carrera y en mi vida. Cuando mi esposo y yo decidimos comenzar a expandir nuestra familia, tomamos la decisión conjunta de turnarnos para tomarnos una licencia personal de nuestros trabajos para ser los principales cuidadores de nuestros hijos y al mismo tiempo permitirnos terminar nuestras carreras médicas. Primero pausé yo mi residencia, lo que me permitió amamantar a nuestros dos primeros hijos todo el tiempo que quisiera, y luego reanudé y completé mi residencia tres años más tarde de lo que lo hubiera hecho en el camino más tradicional. Esos tres años de descanso laboral fueron la mejor decisión en ese momento para mi familia, mi felicidad personal y mi carrera. Durante mi tiempo fuera del trabajo clínico, tuve tiempo adicional para escribir y publicar la segunda edición de mi libro, Spanish and the Medical Interview. Esto definió mi carrera como educadora médica y se ha convertido en una parte fundamental de mi trayectoria profesional incluso después de regresar a la medicina clínica.

¿Cuál es la principal lección que ha aprendido desde que comenzó su carrera en medicina?

He aprendido el poder de decir que sí cuando se presentan las oportunidades, y de aprender a hacerlo en el camino. Cuando uno está comenzando una carrera en medicina, puede parecer que otros lo tienen todo resuelto y saben cómo hacerlo todo, pero la verdad es que la mayoría de nosotros estamos aprendiendo progresivamente sobre la marcha. En retrospectiva, es este concepto de aprendizaje permanente, la búsqueda de respuestas y el enfoque científico de la naturaleza humana lo que me atrajo a la medicina. Después de convertirme en médica, he aprendido que algunos de los médicos a los que admiro como los más inteligentes y reflexivos son también las personas más humildes y genuinas. Son los que admiten cuando no saben algo. Son los que buscan la opinión de los demás sobre una cuestión médica difícil, buscando genuinamente un intercambio activo de ideas, incluso cuando obviamente son ellos mismos las personas más calificadas en la sala sobre ese tema. Son los que preguntan por tu vida y tu familia y se preocupan por sus compañeros y sus pacientes como personas, porque saben que eres más que las letras que siguen a tu nombre, o la falta de ellas.

¿Cómo define usted el éxito?

El éxito para mí es la convicción de que la forma en que paso mi tiempo está contribuyendo de manera positiva a mi vida y la de los demás.

¿Tuvo un mentor? ¿Puedes decirnos cómo te ayudó a llegar a donde estás?

He tenido varios mentores a lo largo del camino que han sido increíbles partidarios y líderes en mi camino. Uno de ellos fue mi maestra de gobierno y constitución en la escuela secundaria, quien me enseñó a ser una oradora eficaz, a tener confianza en mí misma y a tener grandes sueños. En la universidad, uno de mis mentores más influyentes fue alguien con quien trabajé en el Departamento de Salud de la ciudad de Baltimore, quien me enseñó el poder del activismo comunitario y la defensa y permitió que mi pasión por la justicia social creciera. En la escuela de medicina, mi mentor más importante fue el decano asociado que apoyó el primer curso de español médico que impartí, aunque él mismo no era hispano ni hispanohablante. Él creyó en mis primeras propuestas para realizar investigación sobre concordancias lingüísticas (investigación sobre médicos y pacientes que hablan el mismo idioma) y para lanzar la educación médica formal en español como materia de la facultad de medicina. En la residencia, el director de mi programa me enseñó que un residente feliz es mejor médico y siempre respetó y apoyó mi decisión de pausar a mitad de la residencia para dedicarme a la maternidad a tiempo completo.

Según su experiencia, ¿cuál es la principal ventaja de una carrera en Medicina? ¿Lo ve como un área clave de oportunidad para los hispanos?

Una carrera en medicina es un área de gran oportunidad para los hispanos. Dado el rápido y continuo crecimiento de la población de hispanos / latinos en los EE. UU., esta población es uno de los grupos más desatendidos con el porcentaje más bajo de médicos que coinciden con su perfil racial / étnico o de idioma. A pesar de que la población hispana sigue en aumento, el porcentaje de graduados y médicos hispanos de la escuela de medicina se ha mantenido estancado. Se ha demostrado que las minorías subrepresentadas tienen más probabilidades de servir a comunidades desatendidas subrepresentadas y que la atención concordante da como resultado una mayor calidad, mejores resultados de salud y una mayor satisfacción. Los hispanos / latinos que ingresan a carreras de medicina ya tienen muchas de las habilidades multiculturales y multilingües preexistentes que les permite brindar atención con confianza y competencia a los latinos. Dadas estas habilidades adicionales y la experiencia vivida, en mi opinión, los hispanos / latinos tienen muchas calificaciones positivas que los preparan para ser médicos, defensores y líderes extraordinarios. Deben maximizar su conjunto de habilidades en estas áreas antes de ir a la escuela de medicina y, al presentar la solicitud, deben mostrar su experiencia y pasión por cuidar a los desatendidos, si esto es realmente consistente con sus objetivos profesionales.

¿Por qué decidió involucrarse en el desarrollo de nuevos talentos hispanos en Medicina? ¿Cómo ha enriquecido esto su propia trayectoria?
Me di cuenta de que era hispana cuando me mudé de la ciudad donde me crié (Miami, Florida) para asistir a la universidad (Baltimore, Maryland). Antes, todos mis amistades eran personas hispanas; entre nosotros hablábamos inglés, español o un idioma intermedio. Nuestras mamis nos hacían arroz con pollo, plátanos maduros, empanadas, arepas, enchiladas, gallopinto o yuca. Cuando me encontré en una institución universitaria de élite en la que había muy, muy pocas personas que sabían lo que eran esas cosas, y mucho menos cómo pronunciarlas, me di cuenta de cuánto valoraba y atesoraba mi identidad personal como mujar hispana / latina. Recuerdo la primera vez que fui con un grupo de amigos a un restaurante y pedí una "quesadilla" y al escuchar mi "acento" (con lo que quiero decir que pronuncié correctamente la palabra "quesadilla"), la mesera inmediatamente dijo: " Oh! ¿Eres de algún lugar?" Después de esta y otras experiencias similares, supe que mi lugar en la medicina, o cualquier carrera que eligiera, estaría íntimamente relacionada con mi identidad personal como latina. Pronto formé mi primera organización para la salud hispana, llamada Programa Salud en la Universidad Johns Hopkins y trabajé con el Departamento de Salud de la Ciudad de Baltimore para crear una conferencia para cientos de profesionales de la salud para enseñar y promover la competencia cultural en la atención médica para latinos, me certifiqué como intérprete médico, y comencé a hacer alcance comunitario a pequeña escala para jóvenes de grupos minoritarios en Baltimore.

¿Qué pasos debemos tomar para abordar la escasez de médicos hispanos en los Estados Unidos? ¿Por qué es importante ayudar a aumentar la representación de los latinos en la medicina?

Este es un tema complejo que involucrará la colaboración de grandes organizaciones en educación médica combinada con el trabajo comunitario. Por ejemplo, el proceso de admisión a la escuela de medicina se inclina en gran medida a favor de los estudiantes con un excelente desempeño en los exámenes estandarizados. Las minorías subrepresentadas, incluidas las personas latinas, no suelen sobresalir en estos exámenes estandarizados. Irónicamente, el desempeño en estos exámenes nunca se ha correlacionado con el desempeño clínico como médico, lo que significa que no hay una buena razón para sopesar estos exámenes tanto en las admisiones a la escuela de medicina, excepto que es más fácil (y, según las apariencias, más "objetivo") utilizar un número que evaluar al solicitante de una forma más global u holística. Sin embargo, en realidad, los resultados de estos exámenes no solamente carecen de objetividad, sino que también discriminan a los grupos subrepresentados y valoran injustamente características que no confieren un beneficio al desempeño académico posterior del candidato ni a sus futuros pacientes. Los líderes recientes en la medicina académica han pedido un enfoque más holístico de las admisiones a la escuela de medicina.

Sin embargo, un proceso de admisión más holístico no provocará un aumento palpable de médicos hispanos si los latinos y otros grupos subrepresentados no aspiran a ser médicos ni se postulan como candidatos para la escuela de medicina. Por esta razón, el trabajo comunitario es fundamental para inspirar a los jóvenes y darles permiso para soñar y planificar una carrera en medicina. Esta es la razón por la que en 2017, junto con varios colegas, fundé la Organización Médica por el Progreso Latino (MOLA). Los estudiantes de la escuela primaria, la escuela secundaria y la universidad deben ver a médicos y médicas, investigadores, profesionales de la salud y líderes en los que ellos mismos se vean reflejados. Al verse en nuestros rostros, al escucharse en nuestras voces, estos jóvenes pueden llegar a considerar la posibilidad de seguir una carrera médica. MOLA brinda estas experiencias a los jóvenes de Chicago, los conecta con mentores, los alienta y los guía en la realización de trabajos de investigación y académicos, y brinda vías para el apoyo de becas.

Finalmente, como profesionales médicos y, lo que es más importante, como sociedad, debemos comprometernos con los valores de lograr la excelencia a través de la diversidad, la inclusión y la equidad. Tenemos que ampliar nuestra visión de la diversidad para incluir la aceptación de las personas tal como son en todas las dimensiones. Dentro de esa visión ampliada, debemos incluir la valoración del multilingüismo y las diferencias culturales en nuestra sociedad desde la primera infancia y en todos los niveles a partir de entonces.

Si tuviera recursos ilimitados, ¿qué acción priorizaría para ayudar a los jóvenes hispanos que viven en los Estados Unidos y que están interesados en seguir una carrera en Medicina?

Aseguraría fondos para organizaciones comunitarias como MOLA para formar una red de seguridad para la tutoría, el asesoramiento y la creación de redes para que los jóvenes hispanos busquen carreras en la medicina. Esta red de seguridad también es imporante para los hispanos/as que están ya más avanzados en sus carreras, por ejemplo, los que alcanzan la meta de entrar a la escuela de medicina o de entrar a la residencia. A menudo, cuando llegan a estas posiciones de éxito, se sienten aislados al encontrar que son entre las pocas personas hispanas / latinas en sus instituciones; esto puede ser abrumador y agotador. Organizaciones como MOLA pueden ayudar a crear un entorno propicio que trascienda las limitaciones y barreras institucionales y ayude a promover el avance profesional saludable y el éxito personal de los latinos en la medicina en cada etapa de sus vidas.

¿Qué consejo daría a otras personas que quieran seguir su camino?

Les daré primero un consejo filosófico y luego una recomendación práctica: Mi primera recomendación es alinear quién eres como persona (los elementos críticos de tu identidad, como quieras definirla) con quién eres en tu carrera. Para mí, mi identidad como mujer hispana e hispanhablante es fundamental para lo que soy, y por lo tanto he convertido esta identidad en el punto central de lo que soy como médica, educadora médica, autora e investigadora. Esto me produce una gran satisfacción en mi vida laboral y personal. He escuchado a otros recomendar que es más saludable tener su vida personal completamente separada de su vida laboral, pero a mí esto nunca me ha funcionado. En mi opinión, ser muy consciente de quién eres y permitir que permee tu vida profesional es el significado de la autenticidad y la pasión, y puede ayudarte a ser consciente de cualquier sesgo inconsciente que puedas llevar contigo. A mi punto de vista, la creencia de que la medicina se puede practicar "objetivamente" es falsa; como seres humanos, los médicos evalúan constantemente los problemas y toman decisiones a través de nuestros lentes imperfectos. En lugar de disuadirme de la medicina, este conocimiento me libera para ser mi yo auténtico, lo que incluye ser consciente de mis limitaciones, prejuicios, habilidades y talentos, ponerlo todo sobre la mesa.

Mi segundo consejo es practicar y mejorar tu español. Como hispano / latino / latina / latinx en medicina, se te ha dado un don del lenguaje dentro de tu herencia. Incluso si sientes que tus habilidades en español están oxidadas, debes tomar medidas para mejorarlas, cuanto antes, mejor. El multilingüismo se está volviendo cada vez más importante a nivel mundial, y no menos en los EE. UU., Donde nuestra población de pacientes continúa diversificándose. Si estás en la escuela secundaria o la universidad, considera una concentración o asignatura secundaria ("minor") de español o al menos algunas clases avanzadas de español. Si estás en la escuela de medicina, habla con el liderazgo de su escuela sobre las oportunidades educativas de español médico. Si estás en la residencia o ya eres médico/a licenciado/a, comunícate con tu escuela de medicina local para auditar un curso si no se ofrece uno en tu propia institución. Si estás negociando un trabajo, habla con el liderazgo de tu departamento sobre cómo reconocerán los gastos y las mejoras en la calidad de la atención que aportas a su práctica médica al brindar atención al paciente concordante con su idioma.

Si estuviera dando un discurso en la graduación de una escuela secundaria o de medicina, ¿qué consejo darías?

Ser quien eres no solo está bien, ¡es mejor que cualquier otra cosa que puedas ser! Te animo a que dejes que tu identidad brille con orgullo. Quién soy como mujer hispana e hispanhoablante ha sido lo que ha definido mi carrera. Ser mi yo auténtico en mi vida profesional me ha brindado oportunidades de liderazgo que nunca antes imaginé posibles, porque nunca existieron antes de que las creara. A veces es difícil forjar tu propio camino debido a la incertidumbre del proceso y, quizás, al miedo al fracaso. Sin embargo, ni el éxito ni el fracaso están predeterminados, y ambos son términos relativos. Las cosas que no salen según lo planeado son en realidad la regla más que la excepción. Esto no es un fracaso. Recuerda siempre que habrá otros como tú que vendrán después y te verán como líder en forjar el camino que tuviste el valor de crear y recorrer.

CONCLUSIONES

ANA MARIA
IRÁ A LA
UNIVERSIDAD

Conocí a Ana María en línea hace más de dos años.

Cuando hablé con ella recientemente para hacerle saber que el libro estaba casi listo, me alegró saber que había progresado tanto.

"¿Sabías que el gobierno tiene un programa que te ayuda a pagar por tus aplicaciones a la escuela de medicina?" Ana María me preguntó.

"No. ¡No lo sabía! "

"Yo tampoco lo sabía, pero investigué un poco y descubrí que pueden pagar por mis diez aplicaciones.

"Trabajo duro para poder ir a la escuela. Mis padres todavía están luchando. Nada ha cambiado en casa, pero hice un trabajo voluntario de EMS por un tiempo y comencé a dar clases particulares a niños de mi vecindario que provienen de familias inmigrantes y que aún no hablan bien inglés. No es que gane mucho dinero haciendo eso porque estas familias son pobres, pero gané lo suficiente para pagar parte de mi capacitación para EMT, ¡y se siente bien ayudar a estos niños de todos modos!

"Tengo un plan. Comencé a trabajar como técnico de emergencias médicas todos los fines de semana y estoy tratando de ahorrar tanto como pueda. Como tendré que seguir trabajando, sé que me tomará más tiempo graduarme que las personas con más recursos, pero eso no me preocupa.

"Además, comencé a hablar con mucha gente sobre mi sueño y acabo de conocer a un médico en el café donde voy a hacer mi tarea ..." hizo una pausa, "debido a la Internet gratuita", susurró, "y él dijo que tratará de dejarme ir al hospital para seguir a uno de los residentes como observadora".

" Estoy tan feliz de escuchar eso, Ana María! Parece que haz progresado mucho".

"¡Si! Estoy tan contenta de no haber dejado que ese consejero me desanime. Gracias por contar mi historia en tu libro. Solo quiero aprovechar la oportunidad para decirles a otros jóvenes como yo que no se rindan. Es difícil, sabes. Trabajo duro y a veces ¡todo lo que como es un sándwich durante todo el día! Pero vale la pena. Realmente quiero retribuir. Espero que algún día pueda ayudar a pacientes que no hablan inglés, como mi mamá y mi papá. No quiero que otros padres pasen por lo que mis padres han experimentado con mi hermana ".

"Al contrario", le dije, "gracias por inspirarme. Creo que ambas podemos alentar a todos los que leen este libro a compartir al menos una cosa que hayan aprendido de él: tal vez tu historia, Ana María, o la historia de uno de los médicos que entrevisté, o tal vez una de las piezas de información sobre los datos estadísticos. Todos necesitamos conocer mejor a nuestra comunidad. El conocimiento es poder."

"¿Hay algo más que quieras decirles a otros estudiantes como tú?"

"Solo una cosa: no te rindas y no dejes que nadie te diga que no puedes lograr tu sueño".

No hay una respuesta simple a la pregunta "¿Por qué necesitamos más médicos y científicos hispanos en los Estados Unidos?" En su artículo, "Disparidades en los recursos humanos: abordar la falta de diversidad en las profesiones de la salud" [120] Grumbach y Mendoza explican las razones por las que se necesita una mayor diversidad en las profesiones de la salud. Existe una razón basada en derechos civiles y en el reconocimiento de la historia de segregación y desigualdad del país que justifica la necesidad de políticas como la acción afirmativa; una razón de negocios, basada en un mejor servicio al cliente y un menor costo a largo plazo cuando los pacientes no necesitan regresar para recibir atención médica adicional; una razón educativa, respaldada por los beneficios que experimentan los individuos educados en una población escolar diversa; y una razón de salud pública, respaldada por investigaciones que demuestran que los pacientes tratados por médicos racialmente concordantes o por médicos que tienen competencia lingüística y cultural están más satisfechos con el encuentro clínico y obtienen mejores resultados. Uno de los objetivos clave de este libro es precisamente apoyar esta razón de salud pública.

Al igual que otras minorías, los hispanos reciben atención médica de menor calidad que los blancos. Los datos presentados a lo largo de este libro cuentan una historia convincente de desigualdad en la que menos hispanos siguen carreras en medicina, no por falta de interés o habilidad, sino por falta de oportunidades que comienzan temprano en la vida. Sin embargo, los números también nos dicen que los hispanos hoy van a la escuela en números récord y que aquellos que llegan a la universidad tienen tanto éxito como los estudiantes de otras razas. Además, los números nos muestran que los médicos hispanos atienden a un mayor porcentaje de pacientes hispanos, y que más pacientes hispanos eligen ver a médicos hispanos y valoran más sus interacciones con esos médicos. Por lo tanto, los números demuestran la importancia de una atención de salud cultural y lingüísticamente competente.

Tanto organizaciones públicas como privadas han llevado a cabo enormes esfuerzos para proporcionar capacitación en competencia cultural a los proveedores de atención médica. Sin embargo, la capacitación estandarizada y los métodos para medir sus resultados aún no están ampliamente establecidos. Los programas de competencia cultural son heterogéneos y van desde seminarios web o seminarios cortos de una hora, hasta varias semanas de capacitación en línea o en persona.

Quiero enfatizar mi creencia de que la capacitación en competencia cultural y lingüística es absolutamente crítica. Sin embargo, cuando se les preguntó sobre los beneficios de estas diferentes modalidades de capacitación, muchos médicos estuvieron de acuerdo en que unas pocas horas de educación jamás podrían preparar a un proveedor de atención médica para hacer frente a la tremenda diversidad de su población de pacientes. Se necesitan programas estandarizados con métodos apropiados para medir los resultados de salud del paciente después de la intervención.

La competencia lingüística es el conocimiento lingüístico que poseen los hablantes nativos de un idioma. Con tal disparidad en el número de médicos de habla hispana en comparación con sus colegas de habla inglesa, proporcionar atención lingüísticamente apropiada es aún más difícil. Además, la comunicación efectiva no solo se trata del dominio del idioma, sino de la capacidad de apreciar la cultura en relación con el idioma hablado. Esto abarca desde comprender los ingredientes de un plato tradicional que podría haber causado un síntoma, hasta familiarizarse con los nombres de los remedios naturales utilizados con frecuencia; desde saber qué palabras o frases usar para ayudar a un paciente a hacer frente a un diagnóstico difícil, hasta saber cómo explicar las indicaciones relacionadas con la toma de medicamentos. Incluso el médico más culturalmente competente y compasivo podría tener dificultades para manejar a un paciente que no habla su idioma. Los intérpretes ayudan, pero no siempre están disponibles, especialmente en situaciones de emergencia, en centros de atención médica con un gran volumen de pacientes, en ubicaciones rurales y remotas, o cuando surgen necesidades específicas, como la interpretación para poblaciones pediátricas o de ancianos. [347] La situación actual es obviamente excepcional, pero la pandemia de COVID-19 está demostrando el tremendo impacto de un desastre de salud pública en personas desfavorecidas, incluidas aquellas con bajo dominio del inglés, en situaciones de alta demanda.

> *"La experiencia me ha enseñado que no se puede valorar los sueños de acuerdo a las probabilidades de que se hagan realidad. Su valor real está en despertar dentro de nosotros la voluntad de aspirar."*
>
> *—Sonya Sotomayor*

Aumentar el número de hispanos en profesiones de salud requerirá cambios significativos a muchos niveles y llevará años. Este libro no trata sobre intervenciones políticas. Recientemente se han publicado otras excelentes obras sobre esos temas.[181] En cambio, como lo demuestran las historias de los médicos hispanos en la Sección Cuatro de este libro, este libro contiene que el éxito es posible a nivel individual con esfuerzo y perseverancia.

La clave para algunos estudiantes puede estar en la aceptación, por sí mismos y por nuestra sociedad en general, de que el camino "tradicional" hacia la escuela de medicina no aplica a muchos estudiantes del siglo XXI, particularmente a aquellos expuestos a factores de riesgo como los descritos en este libro.

Esto lleva a la idea, propuesta por numerosos autores y organizaciones, de un **estudiante postradicional**, [347-349] un individuo que puede tomar numerosos caminos hacia la escuela de medicina. El término define un grupo heterogéneo de individuos: desde graduados de secundaria y desertores escolares, hasta estudiantes con habilidades limitadas en el idioma inglés; desde los millennials que sienten la necesidad de personalizar sus experiencias de aprendizaje, hasta los adultos jóvenes que ya están en la fuerza laboral, que son padres solteros, o que consideran hacer un cambio de carrera, o intentan reanudar una carrera que se suspendió por razones financieras. Es posible que estos estudiantes no se ajusten al cronograma educativo tradicional y, a menudo, necesiten ayuda para cumplir con los requisitos de ingreso, navegar el sistema, obtener ayuda financiera, comprender las opciones de carrera y ganar salarios para mantenerse a sí mismos y a sus familias.

La organización Excelencia in Educación ha propuesto utilizar una lente latina para reimaginar el viaje educativo del estudiante postradicional, de manera similar a como lo ha hecho nuestra protagonista, Ana María. Su nuevo perfil de estudiante describe a un estudiante que puede no estar listo para la universidad pero está listo para tomar cursos de preparación académica; un estudiante que podría matricularse en una universidad comunitaria o asistir a la universidad a tiempo parcial. También incluye a alguien que ya tiene un trabajo o que podría ingresar a la fuerza laboral para ahorrar dinero para ayudar con la matrícula universitaria, alguien que podría trabajar a tiempo parcial y tomar más tiempo para obtener un título. Un estudiante que podría vivir fuera del campus con familiares o compañeros de cuarto y tomar decisiones de acuerdo con el costo y la ubicación.

De acuerdo con esta personalidad del estudiante postradicional, muchos hispanos con los que hablé mientras escribía este libro me dijeron que sabían que querían convertirse en médicos, pero que no sabían por dónde empezar. Algunos habían estado fuera de la escuela y trabajado por un tiempo porque necesitaban mantener a sus familias. Otros aún no habían terminado la escuela secundaria y no sabían dónde encontrar información sobre el costo de la escuela de medicina, el proceso de aplicación, etc. Por esta razón, además de los recursos en línea compartidos a lo largo del libro, quería terminar ofreciendo con humildad un punto de partida que compartí con varios estudiantes que conocí durante este viaje y que consideraron útil.

Pienso en un proceso de tres pasos en el trayecto de un estudiante tradicional o post tradicional hacia la escuela de medicina. No hace falta que les diga que esta descripción es tal vez una simplificación excesiva, pero úsenla como punto de partida y como una forma simole de organizar su viaje. Piensen en cada uno de los tres pasos como un cubo vacío que deben llenar con información hasta que tengan un plan en marcha.

Los primeros tres pasos hacia la escuela de medicina:

1. Decide si la escuela de medicina es adecuada para ti.

Ya sea que estés tomando esta decisión debido a un evento que le cambió la vida, como la experiencia de Ana María con su hermana, o porque realmente crees que ayudar a los demás es tu esencia, no hay duda de que la medicina como carrera requiere esfuerzo y sacrificio. Piénsalo bien antes de decidir si la escuela de medicina es para tí. Habla con tu familia y amigos, habla con médicos y estudiantes de medicina en tu comunidad que pueden compartir sus historias. Conviértete en voluntario en tu hospital local y participa en actividades relacionadas con la atención médica, incluso si solo está en línea en estos tiempos de distanciamiento social, para obtener una comprensión clara de el camino a seguir. Busca ayuda de asesores y consejeros y usa recursos en línea como los incluidos en este libro. Es importante destacar que, una vez que hayas tomado tu decisión, no dejes que nadie te desanime. Si hubiera escuchado a todas las personas que me dijeron que esta carrera tomaría demasiado tiempo y que sería demasiado difícil, no estaría donde estoy. Busca un mentor, alguien que te aliente y te ayude a establecer objetivos ambiciosos pero realistas.

> "El primer paso indispensable para obtener las cosas que quieres de la vida es este: decide lo que quieres."
> – Ben Stein

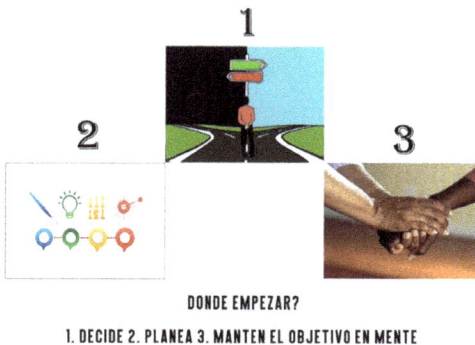

DONDE EMPEZAR?
1. DECIDE 2. PLANEA 3. MANTEN EL OBJETIVO EN MENTE

FIGURA 53. UN PLAN DE TRES PASOS HACIA LA ESCUELA DE MEDICINA

Una vez que hayas tomado la decisión de ir a la escuela de medicina, necesitas un plan de acción. Realiza la mayor cantidad de investigación posible, usa los recursos proporcionados en este

"Un objetivo sin un plan es simplemente un deseo."
- Antoine de Saint-Exupéry

libro y comparte recursos adicionales con otros. Habla con personas que ya están en la escuela de medicina y que pueden compartir sus experiencias. Habla con tu médico de atención primaria o busca un médico en tu comunidad que esté dispuesto a pasar unos minutos discutiendo tu carrera profesional contigo. Ve a blogs confiables y sitios web, como la AAMC y la AMA, y elabora un plan basado en la cantidad de tiempo y dinero que te tomaría de acuerdo a tus circunstancias específicas, prepararte para aplicar a la escuela de medicina. La AAMC ofrece excelente información sobre cada aspecto del trayecto hacia la escuela de medicina y más allá. Haz preguntas como "¿Estoy preparado para las pruebas?" Si tu respuesta es "No", encuentra recursos gratuitos para ayudarte a estudiar o determinar cuánto costaría un curso de preparación y si ofrecen ayuda financiera. No asumas que debido a que los cursos de preparación son caros, no tienes acceso a ellos. Existen opciones para la preparación de exámenes e incluso hay programas de verano que son gratuitos. He incluido algunos enlaces en este libro, pero solicita más información a otros estudiantes de medicina. Incluso pueden estar dispuestos a ayudarte y a compartir sus materiales contigo. Además, considera aplicaciones y videos de YouTube subidos por escuelas de medicina y organizaciones sin fines de lucro que abordan el proceso de aplicación y admisión, así como la preparación de exámenes.

No puedo enfatizar demasiado la importancia de un plan de acción. Las personas exitosas en todos los ámbitos de la vida te dirán que no se puede tener éxito sin un plan. Realiza una investigación exhaustiva sobre los tipos de escuelas a las que podrías aplicar, el costo de la aplicación y de la matricula, las oportunidades para ayuda financiera, la cantidad de tiempo que te tomaría completar tu capacitación si todavía estuvieras trabajando a tiempo parcial, etc. Establece calendarios y objetivos, teniendo en cuenta que sus objetivos deben ser INTELIGENTES. Usa la palabra en ingles como recordatorio SMART: [350-352]

- **ES**pecífico. — identifica tu objetivo claramente
- **M**edible: como planeas medir tus logros?
- **A**lcanzable: tu objetivo debe tener por lo menos 50% probabilidades de éxito.
- **R**elevante — Tu objetivo debe ser importante y relevante para tí
- **T**iempo predeterminado: Debes comprometerte a lograrlo en un período de tiempo específico.

3. Mantén el objetivo final en mente

El proceso será arduo y puede llevar mucho tiempo, especialmente si tienes un trabajo u otras responsabilidades, pero siempre ten en cuenta cuál es el objetivo: ayudar a los demás proporcionando una atención lingüística y culturalmente competente que mejore la vida de las personas. Recordar regularmente tu objetivo final te ayudará a mantenerte enfocado y fuerte durante todo el proceso. Finalmente, mírate en el espejo como la chica de la portada de mi libro en inglés, y usa el mantra "¡Sí, se puede!"

"Comenzar con el fin en mente significa comenzar con una comprensión clara de tu destino. Significa saber a dónde vas para que entiendas mejor dónde estás ahora y para que los pasos que tomes siempre vayan en la dirección correcta."

- Stephen R. Covey

Sé un sembrador de sueños

Primero PIENSA

Segundo CREE

Tercero SUEÑA

Y finalmente, ATREVETE

- Walt Disney

APÉNDICE

GLOSARIO

Acceso: la capacidad de utilizar los servicios de salud necesarios para un paciente o población en términos de lo siguiente: características del sistema de prestación de servicios de salud, como disponibilidad, organización y financiamiento de servicios; características de la población tales como demografía, ingresos, comportamiento de búsqueda de atención; y si la atención solicitada satisfizo adecuadamente las necesidades médicas básicas del individuo o del grupo.

Adjusted Cohort Graduation Rate (ACGR) - recolectado por primera vez para 2010-11, el ACGR es una medida de la tasa de graduación del porcentaje de estudiantes de escuelas públicas de EE. UU. Que se gradúan a tiempo. Para calcular el ACGR, los estados dividen el número de aquellos que se gradúan, por el número de estudiantes de una cohorte ajustada para la clase que se gradúa. Los estados identifican la "cohorte" de estudiantes de noveno grado por primera vez en un año escolar en particular, y ajustan este número agregando a los estudiantes que se transfieren a la cohorte después del noveno grado y restando a los estudiantes que se transfieren, emigran a otro país o pasan lejos. El ACGR es el porcentaje de estudiantes en esta cohorte que se gradúan dentro de cuatro años. Los estados calculan el ACGR para escuelas y distritos individuales y para el estado en su conjunto utilizando datos detallados que rastrean a cada estudiante a lo largo del tiempo. En muchos estados, estos registros a nivel de estudiante han estado disponibles a nivel estatal solo en los últimos años. Como ejemplo, la fórmula ACGR para 2012-13 se calculó así:

Número de miembros de la cohorte que obtuvieron un diploma regular de escuela secundaria al final del año escolar 2012-13

Número de estudiantes de noveno grado por primera vez en otoño de 2009 (cohorte inicial) más estudiantes que se transfirieron, menos estudiantes que se transfirieron, emigraron o murieron durante los años escolares 2009-10, 2010-11, 2011-12 y 2012-13

Factor de confusión – Un componente de un estudio de investigación que tiene una fuerte relación con una de las variables, lo que hace imposible separar cuánto del efecto observado se debió a la intervención y cuánto se debió al factor de confusión.

Competencia cultural – se refiere al conocimiento, las habilidades interpersonales, los comportamientos, las actitudes y las políticas que permiten a los educadores y profesionales de la salud comprender, apreciar y respetar las diferencias y similitudes culturales en situaciones interculturales. La competencia cultural reconoce estas variaciones en las costumbres, valores, creencias y patrones de comunicación al incorporar estas variables en la evaluación y el tratamiento de las personas y en la capacitación de todos los profesionales de la salud. El objetivo es proporcionar información y servicios en el idioma y el contexto educativo y cultural más apropiado para las personas que atiende.

Gentilicio – identifica residentes o nativos de un lugar en particular y generalmente se deriva del nombre del lugar. Por ejemplo, estadounidense, peruano, ecuatoriano. La palabra gentilicio no tiene en cuenta el origen étnico. Por ejemplo, un ecuatoriano puede ser residente de Ecuador perteneciente a cualquier grupo étnico. La etnia se identifica con un etnónimo (ver más abajo).

Persona Desfavorecida – se refiere a un ciudadano, nacional o residente permanente legal de los Estados Unidos, el Estado Libre Asociado de Puerto Rico o las Islas Marianas, las Islas Vírgenes de los Estados Unidos, Guam, Samoa Americana, el Territorio Fiduciario de las Islas del Pacífico, la República de Palau, la República de las Islas Marshall, o el Estado Federado de Micronesia que es alguien que (a) proviene de un entorno que ha impedido que el individuo obtenga el conocimiento, la habilidad y las habilidades necesarias para inscribirse y graduarse de una escuela (desfavorecido ambientalmente); o (b) proviene de una familia con un ingreso anual por debajo de un nivel que se basa en umbrales de bajos ingresos de acuerdo con el tamaño de la familia publicado por la Oficina del Censo de los EE. UU., ajustado anualmente por los cambios en el Índice de Precios al Consumidor, y ajustado por el Secretario del HHS para la adaptación a este programa (económicamente desfavorecido). [27]

Desfavorecido económicamente – un individuo de una familia con un ingreso anual por debajo de un nivel basado en umbrales de bajos ingresos, de acuerdo con el tamaño de la familia establecido por la Oficina del Censo de los EE. UU., Ajustado anualmente por los cambios en el Índice de Precios al Consumidor, y ajustado por el Secretario del Departamento de Salud y Servicios Humanos de EE. UU., Para su uso en todos los programas de profesiones de la salud. Una familia es un grupo de dos o más personas. El Secretario actualiza anualmente estos niveles de ingresos en el Registro Federal.

Desfavorecido educativamente – una persona que proviene de un entorno social, cultural o educativo que ha demostrado de manera directa y demostrable que la persona obtiene el conocimiento, las habilidades y las habilidades necesarias para desarrollar y participar en un programa de educación o capacitación de profesiones de la salud.

Desventajas medioambientales: – el entorno de un individuo le impidió obtener el conocimiento, las habilidades y las habilidades necesarias para inscribirse y graduarse de una escuela de profesiones de la salud.

Logro educativo: el nivel más alto de educación completado por un individuo o grupo

Etnia: ascendencia étnica u origen de un individuo o grupo de individuos. A los fines de la presentación de informes de desempeño, la Oficina de Administración y Presupuesto (OMB) requiere que clasifique el origen étnico como "Origen hispano o latino" y "Origen no hispano o latino". Las personas que se identifican como "hispanas o latinas" son de origen u origen cubano, mexicano, puertorriqueño, sudamericano o centroamericano u otra cultura española, independientemente de su raza.

Etnónimo: (del griego: éthnos, "nación" y ónoma, "nombre")- un nombre aplicado a un grupo étnico dado.

Población con disparidad de salud (HDP): una población que tiene una disparidad significativa en la tasa general de incidencia, prevalencia, morbilidad, mortalidad o supervivencia de la enfermedad en la población, en comparación con el estado de salud de la población general. También incluye poblaciones para las cuales existe una disparidad significativa en la calidad, resultados, costo, uso, acceso o satisfacción con los servicios de atención médica, en comparación con la población general.

Desigualdad en salud: según la OMS, las desigualdades en salud pueden definirse como diferencias en el estado de salud o en la distribución de los determinantes de salud entre los diferentes grupos de población. Las desigualdades pueden deberse a factores inevitables, como la genética, y por lo tanto pueden ser difíciles o imposibles de cambiar para el individuo afectado.

Desigualdad en salud: desigualdades evitables en salud entre grupos de personas dentro de los países y entre países. Estas inequidades surgen de las condiciones sociales y económicas, mala gobernanza, corrupción o discriminación. Sus efectos en la vida de las personas determinan su riesgo de enfermedad y las acciones tomadas para evitar que se enfermen o tratar la enfermedad cuando ocurre.

La diferencia entre los términos inequidad y desigualdad puede ser difícil de entender. En general, la desigualdad se refiere principalmente a la condición de ser desigual, y se puede expresar en números. La desigualdad puede considerarse como un sinónimo de injusticia e injusticia, por lo que generalmente se relaciona con asuntos más cualitativos.

Área de escasez de profesionales de la salud (HPSA, por sus siglas en inglés): una designación federal que se utiliza para identificar áreas, poblaciones e instalaciones que tienen escasez de proveedores de atención primaria, dentales y / o de salud mental, según la proporción de proveedores disponibles específicos de la disciplina para: la población del área, un grupo de población específico; o el número de aquellos atendidos por la instalación. Para la atención médica primaria, la proporción población / proveedor debe ser de al menos 3,500 a 1 (3,000 a 1 si hay necesidades inusualmente altas en la comunidad) para ser considerada como una escasez de proveedores.

El examen de admisión médica (MCAT): evalúa la mayoría de los cursos requeridos para ingresar a una escuela de medicina (física, química orgánica, química general, biología, bioquímica, psicología y sociología, junto con una sección de análisis crítico y razonamiento verbal).

Área médicamente desatendida (MUA): condados, un grupo de condados o divisiones civiles, o un grupo de secciones del censo urbano en el que los residentes tienen escasez de servicios de salud personal.

La designación de área médicamente desatendida se basa en un índice de servicios médicos insuficientes, que se deriva de la proporción de médicos de atención médica primaria de un área por 1,000 habitantes, tasa de mortalidad infantil, porcentaje de la población con ingresos por debajo del nivel de pobreza y porcentaje de la población 65 años o más.

Comunidad médicamente desatendida (MUC): una ubicación geográfica o población de individuos elegibles para ser designados por el gobierno federal como un Área de escasez de profesionales de la salud, un área de servicio insuficiente, una población de servicio insuficiente o un área de escasez certificada por el gobernador para fines de clínicas de salud rurales. Como término general, MUC también incluye poblaciones tales como personas sin hogar, trabajadores migrantes o temporeros y residentes de viviendas públicas.

Poblaciones desatendidas médicamente (MUP, por sus siglas en inglés): grupos de población designados por el gobierno federal que tienen escasez de servicios de salud personal, a menudo definidos como grupos que enfrentan barreras económicas, culturales o lingüísticas para la atención médica, y acceso limitado a los servicios. El Índice de servicios médicos inferiores designa MUP.

Evaluación Nacional del Progreso Educativo (NAEP): mide el conocimiento de los estudiantes de tres áreas de contenido: ciencias físicas, ciencias de la vida y ciencias de la tierra y el espacio en los grados 4, 8 y 12 en escuelas públicas y privadas de todo el país. Los puntajes de NAEP en ciencias varían de 0 a 300 para los tres grados.

Promotores: un promotor / promotora es un miembro de la comunidad hispana / latina que no es un profesional de la salud, pero recibe capacitación especializada para proporcionar educación básica en salud en la comunidad.

SAT – Introducido en 1926, el "Examen de Evaluación Escolar", que ha sido renombrado varias veces, es el examen más comúnmente realizado por estudiantes de tercer y cuarto año de secundaria antes de solicitar la admisión a la universidad. La prueba evalúa lectura, escritura y matemáticas y puede incluir un ensayo opcional, dependiendo de la institución. La escala general de puntuación oscila entre 400 y 1600.

Determinantes sociales de la salud: las circunstancias en que las personas nacen, crecen, viven, trabajan y envejecen, así como los sistemas establecidos para hacer frente a las enfermedades.

Tasa de finalización (Status completion rate) – El NCEs lo define como "el porcentaje de adultos jóvenes de 18 a 24 años en los Estados Unidos que poseen un diploma de escuela secundaria o una credencial alternativa". "A diferencia de las tasas de graduación de la escuela secundaria, que miden el porcentaje de estudiantes que se gradúan durante un año escolar específico, las tasas de finalización de estado incluyen a todas las personas en un rango de edad específico que poseen un diploma de escuela secundaria o una credencial alternativa, independientemente de cuándo se obtuvo".

Minoría subrepresentada (URM): un individuo de un grupo racial y / o étnico considerado inadecuadamente representado en una profesión específica en relación con la representación de ese grupo racial y / o étnico en la población general. Nota: A los fines de las profesiones de la salud, consideramos que las personas de los siguientes orígenes raciales y étnicos están subrepresentadas: indios americanos o nativos de Alaska, negros o afroamericanos, nativos de Hawái u otras islas del Pacífico, hispanos (todas las razas). HRSA define una minoría subrepresentada como "poblaciones raciales y étnicas que están subrepresentadas en las profesiones de salud en relación con el número de personas que son miembros de la población involucrada. Esta definición incluiría a negros o afroamericanos, hispanos o latinos, indios americanos o nativos de Alaska.
El Índice de servicios médicos insuficientes designa a los MUA como un subconjunto de una comunidad médicamente desatendida. Visite Medically Underserved Areas and Populations para más información.

Insuficientemente representado en medicina: desde 2004, la AAMC se ha referido a los médicos de algunos grupos minoritarios raciales y étnicos como subrepresentados en medicina (URM)**.**

Poblaciones Vulnerables: grupos de individuos con mayor riesgo de disparidades de salud en virtud de su raza o etnia, estado socioeconómico, geografía, género, edad, estado de discapacidad u otros factores de riesgo asociados con el sexo y el género.

LISTA DE FIGURAS

hispanos en los EE. UU.

REFERENCIAS

1. Scioscia, *A. Critical Connection*. Phoenix New Times, 2000. Available from: http://www.phoenixnewtimes.com/2000-06-29/news/critical-connection/.

2. Harsham, P., *A misinterpreted word worth 71 million*. J Med Econ, 1984. **61**(12): p. 289-292.

3. Chen, A.H., M.K. Youdelman, and J. Brooks, *The legal framework for language access in healthcare settings: Title VI and beyond*. Journal of general internal medicine, 2007. **22 Suppl 2**(Suppl 2): p. 362-367. Available from: https://www.ncbi.nlm.nih.gov/pmc/articles/PMC2150609/.

4. Quan, K. and J. Lynch, *The High Costs of language barriers in medical malpractice*, S. Lichtman and M. Youdelman, Editors. 2010, University of California, Berkeley.

5. Van Kempen, *A., Legal risks of ineffective communication*. Virtual Mentor, 2007. **9**(8): p. 555-8. Available from: https://www.ncbi.nlm.nih.gov/pubmed/23218150.

6. Passel, J., C. D'Vera, and M. Lopez, *Hispanics Account for More than Half of Nation's Growth in Past Decade*. Journal, 2011. Available from: https://www.pewresearch.org/hispanic/2011/03/24/hispanics-account-for-more-than-half-of-nations-growth-in-past-decade/.

7. Wagner, *A., The Americans Our Government Won't Count*. The New York Times, 2018(March 30). Available from: https://www.nytimes.com/2018/03/30/opinion/sunday/united-states-census.html.

8. Wang, H. *2020 Census Could Lead To Worst Undercount Of Black, Latinx People In 30 Years*. NPR News, 2019. Available from: https://www.npr.org/2019/06/04/728034176/2020-census-could-lead-to-worst-undercount-of-black-latinx-people-in-30-years.

9. Kissam, E., *Differential undercount of Mexican immigrant families in the U.S. census*. Statistical Journal of the International Association of Official Statistics, 2017.

10. Elliott, D., et al., 2020 Census. *Who's at risk of being miscounted?* Urban Insitute, 2019. Available from: http://apps.urban.org/features/2020-census/.

11. Oxford University Press, *Oxford English Dictionary, in Oxford English Dictionary*. Oxford University Press. Available from: https://www.oed.com/.

12. Merriam-Webster. *'Latinx' and the gender inclusivity*. 2018; Available from: https://www.merriam-webster.com/words-at-play/word-history-latinx.

13. Merriam Webster Dictionary. *Merriam Webster Dictionary*. September 12, 2019]; Available from: https://www.merriam-webster.com/dictionary/Hispanic.

14. Learner's Dictionary, Learner's Dictionary. Available from: http://www.learnersdictionary.com/definition/Hispanic.

15. Federal Interagency Committee on Education, *Report of the Ad Hoc Committee on Racial and Ethnic Definitions of the /federal Interagency Committee on Education*. Journal, 1975. Available from: https://files.eric.ed.gov/fulltext/ED121636.pdf.

16. Mora, G.C., *Making Hispanics : how activists, bureaucrats, and media constructed a new American*. 2014, Chicago The University of Chicago Press. Available from: https://www.press.uchicago.edu/ucp/books/book/chicago/M/bo15345128.html.

17. Author The roots of "*Hispanic*". Periodical The roots of "Hispanic", 2003. Available from: https://www.washingtonpost.com/archive/politics/2003/10/15/the-roots-of-hispanic/3d914863-95bc-40f3-9950-ce0c25939046/.

18. National Public Radio, *Who Put The 'Hispanic' In Hispanic Heritage Month?,*

in Code Switch. 2017: npr.prg. Available from: https://www.npr.org/sections/codeswitch/2017/09/23/552036578/who-put-the-hispanic-in-hispanic-heritage-month.

19. Carter, C., *Changing Views of Identity in the Face of Globalization Among Hispanic Communities in Diaspora* 2012, Illinois State University.

20. Lopez, M. *Hispanic Identity*. 2013. Available from: https://www.pewresearch.org/hispanic/2013/10/22/3-hispanic-identity/.

21. Waldinger, R. *Transnationalism. Between Here and There: How attached are Latino immigrants to their native country?* Pew Research Center 2007 October 25, 2007; Available from: https://www.pewresearch.org/hispanic/2007/10/25/vi-transnationalism/.

22. O'Hare, W., *Differential Undercounts in the U.S. Census SpringerBriefs in Population Studies*. 2019.

23. Pew Research Center, *What Census Calls Us: A Historical Timeline*. Available from: https://www.pewsocialtrends.org/interactives/multiracial-timeline/.

24. Office of Management and Budget, *Revisions to the Standards for the Classification of Federal Data on Race and Ethnicity*. Federal Register, 1997. 62(210). Available from: https://www.govinfo.gov/content/pkg/FR-1997-10-30/pdf/97-28653.pdf.

25. Pew Research Center. *From Ireland to Germany to Italy to Mexico: How America's Source of Immigrants Has Changed in the States*, 1850 – 2013. 2015; Available from: https://www.pewresearch.org/hispanic/2015/09/28/from-ireland-to-germany-to-italy-to-mexico-how-americas-source-of-immigrants-has-changed-in-the-states-1850-to-2013/.

26. Flores, A., M. Lopez, and J. Krogstad U.S. *Hispanic population reached new high*

in 2018, but growth has slowed. FactTank, 2019. Available from: https://www.pewresearch.org/fact-tank/2019/07/08/u-s-hispanic-population-reached-new-high-in-2018-but-growth-has-slowed/.

27.   Affirmative Action Program. Report to Congress, *PUBLIC LAW 94-311—JUNE 16, 1976. 1976*. Available from: https://uscode.house.gov/statutes/pl/94/311.pdf.

28.   Humes, K.R., N. Jones, and R. Ramirez, *Overview of Race and Hispanic Origin: 2010* U.S. Census Bureau, 2010 Census Brief, 2011. Available from: www.census.gov/prod/cen2010/briefs/c2010br-02.pdf.

29.   U.S. Census Bureau. *U.S. Census Bureau, 2013-2017 American Community Survey 5-Year Estimates*. 2017; Available from: https://factfinder.census.gov/faces/tableservices/jsf/pages/productview.xhtml?pid=ACS_17_5YR_DP05&src=pt.

30.   Alberti, N., 2005 National Census Test: *Analysis of the Race and Ethnicity Questions*. Census Test Evaluations Memorandum Series. US Census Bureau, 2006.

31.   Ríos, M., F. Romero, and R. Ramirez, *Race Reporting Among Hispanics: 2010*. U.S. Census Bureau Working Paper Series 2014(102). Available from: www.census.gov/population/www/documentation/twps0102/twps0102.pdf.

32.   Schuster, L., *Race and ethnicity, as measured by the Census*. 2019. Available from: https://www.bostonindicators.org/article-pages/2019/april/race-and-ethnicity-as-measured-by-the-census.

33.   Edozie, R., et al., *Changing Faces of Greater Boston*. 2019.

34.   Alba, R., *The Likely Persistence of a White Majority. How Census Bureau statistics have misled thinking about the American future.* . The American Prospect 2016. Available from: https://prospect.org/article/likely-persistence-white-majority-0.

35.   Compton, E., et al., *2010 Census Race and Hispanic Origin Alternative Questionnaire Experiment*. Journal, 2012. Available from: https://www.census.gov/2010census/pdf/2010_Census_Race_HO_AQE.pdf.

36.	Mathews, K., et al., *2015 National Content Test. Race and Ethnicity Analysis Report*. Journal, 2017. Available from: https://www.census.gov/programs-surveys/decennial-census/2020-census/planning-management/final-analysis/2015nct-race-ethnicity-analysis.html.

37.	U.S. Census Bureau, *2020 CENSUS PROGRAM MEMORANDUM SERIES*: 2018.06. 2018. Available from: https://www2.census.gov/programs-surveys/decennial/2020/program-management/memo-series/2020-memo-2018_06.pdf.

38.	Baum, M., et al., *Estimating the Effect of Asking About Citizenship on the U.S. Census*. The Shorenstein Center on Media, Politics and Public Policy, 2019.

39.	Mellnik, T. and K. Rabinowitz, *Where a citizenship question could cause the census to miss millions of Hispanics. And why that's a big deal*. The Washington Post, 2019(June 27). Available from: https://www.washingtonpost.com/politics/2019/06/06/where-citizenship-question-could-cause-census-miss-millions-hispanics-why-thats-big-deal/?noredirect=on&utm_term=.e990459d426c.

40.	Cohn, D. It's official: *Minority babies are the majority among the nation's infants, but only just*. 2016. Available from: https://www.pewresearch.org/fact-tank/2016/06/23/its-official-minority-babies-are-the-majority-among-the-nations-infants-but-only-just/.

41.	Lopez, M., A. Gonzales-Barrera, and G. Lopez, *Hispanic Identity Fades Accross generations as immigrant connections fall away,* P.R. Center, Editor. 2017. Available from: https://www.pewresearch.org/hispanic/2017/12/20/hispanic-identity-fades-across-generations-as-immigrant-connections-fall-away/.

42.	42.	Lewontin, R., *The Apportionment of Human Diversity*. Evolutionary Biology. Dobzhansky T., Hecht M.K., Steere W.C. (eds), 1972: p. 381.

43.	Barbujani, G., et al., *An apportionment of human DNA diversity*. Proc Natl Acad Sci U S A, 1997. **94**(9): p. 4516-9. Available from: https://www.ncbi.nlm.nih.gov/pubmed/9114021.

44.	Marks, J., *The Facts about Human Variation*. Human Evolutionary Biology, ed.

M.P. Muehlenbein. 2010: Cambridge University Press.

45.   Hubbard, R., *Race & Genes*. Journal, 2006. Available from: http://raceandge-nomics.ssrc.org/Hubbard/.

46.   Hammonds, E., *Straw Men and Their Followers: The return of biological race*. Journal, 2006. Available from: http://raceandgenomics.ssrc.org/Hammonds/.

47.   American Anthropological Association *American Anthropological Association Statement on "Race"*. 1998. Available from: https://www.americananthro.org/ConnectWithAAA/Content.aspx?ItemNumber=2583.

48.   Graves, J., *"What We Know and What We Don't Know: Human Genetic Variation and the Social Construction of Race"*. Journal, 2006. Available from: "What We Know and What We Don't Know: Human Genetic Variation and the Social Construction of Race".

49.   Duster, T., *Race Identity, in International Encyclopedia of the Social & Behavioral Sciences*, N.J. Smelser and P.B. Baltes, Editors. 2001, Pergamon: Oxford. p. 12703-12706. Available from: http://www.sciencedirect.com/science/article/pii/B0080430767019513.

50.   Broman, C.L., *Race Identity, in International Encyclopedia of the Social & Behavioral Sciences (Second Edition)*, J.D. Wright, Editor. 2015, Elsevier: Oxford. p. 833-836. Available from: http://www.sciencedirect.com/science/article/pii/B9780080970868321201.

51.   Fukuyama, F., *Identity : the demand for dignity and the politics of resentment*. First edition. ed. 2018, New York: Farrar, Straus and Giroux. xvii, 218 pages.

52.   Croll, P.R. and J. Gerteis, *Race as an Open Field: Exploring Identity beyond Fixed Choices*. Sociology of Race and Ethnicity, 2017. 5(1): p. 55-69. Available from: https://doi.org/10.1177/2332649217748425.

53.   Parker, K., et al., *Multiracial in America*. 2015. Available from: https://www.

pewresearch.org/hispanic/dataset/2014-national-survey-of-latinos/.

54.   Pew Research Center. *2015 National Survey of Latinos*. 2015; Available from: https://www.pewresearch.org/hispanic/dataset/2015-national-survey-of-latinos/.

55.   Lopez, M., A. Gonzalez-Barrera, and G. López, *"Hispanic Identity Fades Across Generations as Immigrant Connections Fall Away"*. Pew Research Center, 2017.

56.   Pew Research Center, *Second-Generation Americans. A portrait of the adult children of immigrants*. Journal, 2013.

57.   Parker, K., et al. *Chapter 7: The Many Dimensions of Hispanic Racial Identity*. 2015. Available from: https://www.pewsocialtrends.org/2015/06/11/chapter-7-the-many-dimensions-of-hispanic-racial-identity/.

58.   Macintosh, T., et al., *Socially-assigned race, healthcare discrimination and preventive healthcare services*. PLoS One, 2013. 8(5): p. e64522. Available from: https://www.ncbi.nlm.nih.gov/pubmed/23704992.

59.   Vargas, E.D., G.R. Sanchez, and B.L. Kinlock, *The Enhanced Self-Reported Health Outcome Observed in Hispanics/Latinos Who are Socially-Assigned as White is Dependent on Nativity*. J Immigr Minor Health, 2015. 17(6): p. 1803-10. Available from: https://www.ncbi.nlm.nih.gov/pubmed/25410381.

60.   Krogstad, J., L. M, and M. Rohal, *English Proficiency on the rise among Latinos. U.S. born driving language changes*. Pew Research Center, 2015(May).

61.   Lopez, M. *Is speaking Spanish necessary to be Hispanic? Most Hispanics say no*. Factank 2015; Available from: https://www.pewresearch.org/fact-tank/2016/02/19/is-speaking-spanish-necessary-to-be-hispanic-most-hispanics-say-no/.

62.   Alonso, J., J. Durand, and R. Gutierrez, *THE FUTURE OF SPANISH IN THE UNITED STATES: THE LANGUAGE OF HISPANIC MIGRANT COMMUNITIES*. First Edition ed. 2014: Editorial Ariel.

63. National Center for Education Statistics. *Interpreting NAEP Reading Results*. Available from: https://nces.ed.gov/nationsreportcard/reading/interpret_results. aspx.

64. Ho, P. and G. Kao, *Educational Achievement and Attainment Differences Among Minorities and Immigrants. , in Handbook of the Sociology of Education in the 21st Century. Handbooks of Sociology and Social Research. ,* B. Schneider, Editor. 2018, Springer.

65. Jaschik, S., SAT Scores *Are Up, Especially for Asians, in Inside Higher Ed. 2018*. Available from: https://www.insidehighered.com/admissions/article/2018/10/29/ sat-scores-are-gaps-remain-significant-among-racial-and-ethnic-groups.

66. California Assessment of Student Performance and Progress. *California Science Test (CAST)*. 2020; Available from: https://caaspp-elpac.cde.ca.gov/caaspp/Dash-ViewReportCAST?ps=true&lstTestYear=2019&lstTestType=X&lstGroup=1&lstSub-Group=1&lstSchoolType=A&lstGrade=13&lstCounty=00&lstDistrict=00000&lst-School=0000000.

67. Rattani, S., SAT: *Does racial bias exist?* Creative Education, 2016. 7: p. 2151-2162.

68. Aronson, J. and M. Inzlicht, *The ups and downs of attributional ambiguity: stereotype vulnerability and the academic self-knowledge of African American college students*. Psychol Sci, 2004. 15(12): p. 829-36. Available from: https://www. ncbi.nlm.nih.gov/pubmed/15563328.

69. Steele, C.M. and J.A. Aronson, *Stereotype threat does not live by Steele and Aronson (1995) alone*. Am Psychol, 2004. 59(1): p. 47-8; discussion 48-9. Available from: https://www.ncbi.nlm.nih.gov/pubmed/14736323.

70. Steele, C.M. and J. Aronson, *Stereotype threat and the intellectual test performance of African Americans*. J Pers Soc Psychol, 1995. 69(5): p. 797-811. Available from: https://www.ncbi.nlm.nih.gov/pubmed/7473032.

71.   Koenig, J.A., S.G. Sireci, and A. Wiley, *Evaluating the predictive validity of MCAT scores across diverse applicant groups*. Acad Med, 1998. 73(10): p. 1095-106. Available from: https://www.ncbi.nlm.nih.gov/pubmed/9795629.

72.   Lucey, C.R. and A. Saguil, *The Consequences of Structural Racism on MCAT Scores and Medical School Admissions*: The Past Is Prologue. Acad Med, 2020. 95(3): p. 351-356. Available from: https://www.ncbi.nlm.nih.gov/pubmed/31425184.

73.   Jencks, C., *The Black-White Test score gap,* ed. C. Jencks. 1998: RR Donnelly & sons.

74.   Author *SAT to Give Students 'Adversity Score' to Capture Social and Economic Background*. Periodical SAT to Give Students 'Adversity Score' to Capture Social and Economic Background, 2019. Available from: https://www.wsj.com/articles/sat-to-give-students-adversity-score-to-capture-social-and-economic-back-ground-11557999000.

75.   Author *SAT's New 'Adversity Score' Will Take Students' Hardships Into Account*. Periodical SAT's New 'Adversity Score' Will Take Students' Hardships Into Account, 2019. Available from: https://nyti.ms/2Q9zPXy.

76.   Author *SAT 'Adversity Score' Is Abandoned in Wake of Criticism*. Periodical SAT 'Adversity Score' Is Abandoned in Wake of Criticism, 2019. Available from: https://nyti.ms/2ZrVP6V.

77.   Graf, N. *Most Americans say colleges should not consider race or ethnicity in admissions In: Race in America 2019*. FactTank, 2019. Available from: https://www.pewresearch.org/fact-tank/2019/02/25/most-americans-say-colleges-should-not-consider-race-or-ethnicity-in-admissions/.

78.   Julian, E.R., *Validity of the Medical College Admission Test for predicting medical school performance*. Acad Med, 2005. **80**(10): p. 910-7. Available from: https://www.ncbi.nlm.nih.gov/pubmed/16186610.

79.   Sedlacek, W.E. and D.O. Prieto, *Predicting minority students' success in medical school*. Acad Med, 1990. 65(3): p. 161-6. Available from: https://www.ncbi.nlm.nih.gov/pubmed/2407258.

80.   Patterson, F., et al., *How effective are selection methods in medical education? A systematic review*. Med Educ, 2016. 50(1): p. 36-60. Available from: https://www.ncbi.nlm.nih.gov/pubmed/26695465.

81.   Patterson, F., L. Zibarras, and V. Ashworth, *Situational judgement tests in medical education and training*: Research, theory and practice: AMEE Guide No. 100. Med Teach, 2016. 38(1): p. 3-17. Available from: https://www.ncbi.nlm.nih.gov/pubmed/26313700.

82.   Puma, M.J., et al., *Prospects: Final report on student outcomes*. Journal, 1997. Available from: https://files.eric.ed.gov/fulltext/ED413411.pdf.

83.   Collier, C., *Seven Steps to Separating Difference From Disability*. 2011: Corwin Press.

84.   Case, R. and S. Taylor, *Language difference or learning disability? Answers from a linguistic perspective*. The Clearing House, 2005. **78**(3): p. 127-131.

85.   Barr, R., R. Dreeben, and N. Wiratchai, *How schools work*. 1983, Chicago: University of Chicago Press. xiii, 191 p.; Available from: https://www.press.uchicago.edu/ucp/books/book/chicago/H/bo22957290.html.

86.   Taylor, P., et al. *America's Changing workforce. Attitudes Towards Work. 2009*. Available from: https://www.pewsocialtrends.org/2009/09/03/iii-attitudes-toward-work/.

87.   de Brey, C., et al., *Status and Trends in the Education of Racial and Ethnic Groups 2018 (NCES 2019-038)*. Journal, 2019. Available from: https://nces.ed.gov/pubsearch/.

88.   Hussar, W.J. and T.M. Bailey, *Projections of Education Statistics to 2027 (NCES 2019-001)*. Journal, 2019. Available from: https://nces.ed.gov/pubs2019/2019001.pdf.

89.   Rumberger, R.W., *Dropping out : why students drop out of high school and what can be done about it*. 2011, Cambridge, Mass.: Harvard University Press. xii, 380 p.

90.   Steinberg, L., P. Blinde, and K. Chan, *Dropping out among language minority youth*. Review of Educational Research, 1984. **54**: p. 113-132.

91.   Gurin, P., *Expert Report of Patricia Gurin*. 5 Mich. J. Race & L. , 1999. 5(363).

92.   Alexander, C., E. Chen, and K. Grumbach, *How leaky is the health career pipeline? Minority student achievement in college gateway courses*. Acad Med, 2009. 84(6): p. 797-802. Available from: https://www.ncbi.nlm.nih.gov/pubmed/19474563.

93.   Khan, N.R., C.M. Taylor, 2nd, and K.L. Rialon, *Resident Perspectives on the Current State of Diversity in Graduate Medical Education*. J Grad Med Educ, 2019. 11(2): p. 241-243. Available from: https://www.ncbi.nlm.nih.gov/pubmed/31024664.

94.   Pololi, L., L.A. Cooper, and P. Carr, *Race, disadvantage and faculty experiences in academic medicine*. J Gen Intern Med, 2010. 25(12): p. 1363-9. Available from: https://www.ncbi.nlm.nih.gov/pubmed/20697960.

95.   Yu, P.T., et al., *Minorities struggle to advance in academic medicine: A 12-y review of diversity at the highest levels of America's teaching institutions*. J Surg Res, 2013. 182(2): p. 212-8. Available from: https://www.ncbi.nlm.nih.gov/pubmed/23582226.

96.   Adanga, E., et al., *An environmental scan of faculty diversity programs at U.S. medical schools*. Acad Med, 2012. 87(11): p. 1540-7. Available from: https://www.ncbi.nlm.nih.gov/pubmed/23018325.

97.   Lin, S.Y., et al., *Faculty diversity and inclusion program outcomes at an academic otolaryngology department*. Laryngoscope, 2016. 126(2): p. 352-6. Available from: https://www.ncbi.nlm.nih.gov/pubmed/26153871.

98.   Price, E.G., et al., *The role of cultural diversity climate in recruitment, promotion, and retention of faculty in academic medicine*. J Gen Intern Med, 2005. **20**(7): p. 565-71. Available from: https://www.ncbi.nlm.nih.gov/pubmed/16050848.

99.   Guevara, J.P., et al., *The Harold Amos Medical Faculty Development Program: Evaluation of a National Program to Promote Faculty Diversity and Health Equity*. Health Equity, 2018. **2**(1): p. 7-14. Available from: https://www.ncbi.nlm.nih.gov/pubmed/30283846.

100.   Nivet, M.A., *Minorities in academic medicine: review of the literature*. J Vasc Surg, 2010. **51**(4 Suppl): p. 53S-58S. Available from: https://www.ncbi.nlm.nih.gov/pubmed/20036099.

101.   Page, K.R., L. Castillo-Page, and S.M. Wright, *Faculty diversity programs in U.S. medical schools and characteristics associated with higher faculty diversity*. Acad Med, 2011. **86**(10): p. 1221-8. Available from: https://www.ncbi.nlm.nih.gov/pubmed/21869663.

102.   Rice, T.K., et al., *Enhancing the Careers of Under-Represented Junior Faculty in Biomedical Research: The Summer Institute Program to Increase Diversity (SIPID)*. J Natl Med Assoc, 2014. **106**(1): p. 50-57. Available from: https://www.ncbi.nlm.nih.gov/pubmed/25684827.

103.   Efstathiou, J.A., et al., *Long-term impact of a faculty mentoring program in academic medicine*. PLoS One, 2018. **13**(11): p. e0207634. Available from: https://www.ncbi.nlm.nih.gov/pubmed/30496199.

104.   Choi, A.M.K., et al., *Developing a Culture of Mentorship to Strengthen Academic Medical Centers*. Acad Med, 2019. **94**(5): p. 630-633. Available from: https://www.ncbi.nlm.nih.gov/pubmed/31026234.

105. Pace, B.S., et al., *Enhancing diversity in the hematology biomedical research workforce: A mentoring program to improve the odds of career success for early stage investigators*. Am J Hematol, 2017. **92**(12): p. 1275-1279. Available from: https://www.ncbi.nlm.nih.gov/pubmed/28857249.

106. Pololi, L. and S. Knight, *Mentoring faculty in academic medicine. A new paradigm?* J Gen Intern Med, 2005. **20**(9): p. 866-70. Available from: https://www.ncbi.nlm.nih.gov/pubmed/16117759.

107. Osman, N.Y. and B. Gottlieb, *Mentoring Across Differences*. MedEdPORTAL, 2018. **14**: p. 10743. Available from: https://www.ncbi.nlm.nih.gov/pubmed/30800943.

108. Ortega, G., et al., *Preparing for an Academic Career: The Significance of Mentoring*. MedEdPORTAL, 2018. 14: p. 10690. Available from: https://www.ncbi.nlm.nih.gov/pubmed/30800890.

109. Organization, W.H., *Global Reference List of 100 Core Health Indicators*. Journal, 2018. Available from: https://apps.who.int/iris/bitstream/handle/10665/259951/WHO-HIS-IER-GPM-2018.1-eng.pdf;jsessionid=7DC11EA8D-D6C5C40010E34D7571A45AA?sequence=1.

110. Sanchez, G., et al., *Latino Physicians in the United States, 1980-2010: A Thirty-Year Overview From the Censuses*. Acad Med., 2015. **90**: p. 906-912.

111. Salsberg, E., *Annual State of the Physician Workforce address*. AAMC. 2009. Journal, 2013. Available from: https://www.aamc.org/download/82844/data/annualaddress09.pdf.

112. Iglehart, J.K., *The residency mismatch*. N Engl J Med, 2013. **369**(4): p. 297-9. Available from: https://www.ncbi.nlm.nih.gov/pubmed/23782122.

113. Colleges, A.o.A.M., *The Complexities of Physician Supply and Demand. Projections from 2017 to 2032*. Journal, 2019. Available from: https://www.aamc.org/system/files/c/2/31-2019_update_-_the_complexities_of_physician_supply_and_demand_-_projections_from_2017-2032.pdf.

114. Colleges, A.o.A.M., *Myths and Facts: The Physician Shortage. Journal, 2019.* Available from: https://www.aamc.org/system/files/2019-09/myths-facts-physician-shortage-2019-Apr.pdf.

115. Institute of Medicine, *Graduate Medical Education That Meets the Nation's Health Needs.* Graduate Medical Education That Meets the Nation's Health Needs, ed. J. Eden, D. Berwick, and G. Wilensky. 2014, Washington (DC): Institute of Medicine. Committee on the Governance and Financing of Graduate Medical Education. Available from: https://www.ncbi.nlm.nih.gov/pubmed/25340242.

116. Ryan, C. Doc *Shortage or Maldistribution?* AAF Weekly Checkup, 2014. Available from: http://americanactionforum.aaf.rededge.com/uploads/files/serialized_products/Weekly_Checkup_20140814.pdf.

117. Xierali, I.M. and M.A. Nivet, *The Racial and Ethnic Composition and Distribution of Primary Care Physicians.* J Health Care Poor Underserved, 2018. 29(1): p. 556-570. Available from: https://www.ncbi.nlm.nih.gov/pubmed/29503317.

118. Komaromy, M., et al., *The role of black and Hispanic physicians in providing health care for underserved populations.* N Engl J Med, 1996. **334**(20): p. 1305-10. Available from: https://www.ncbi.nlm.nih.gov/pubmed/8609949.

119. Martinez, L., et al., *The Current State of the Latino Physician Workforce: A policy series generously supported by California Faces a Severe Shortfall in Latino Resident Physicians. Journal, 2019.*

120. Grumbach, K. and R. Mendoza, *Disparities in human resources: addressing the lack of diversity in the health professions.* Health Aff (Millwood), 2008. **27**(2): p. 413-22. Available from: https://www.ncbi.nlm.nih.gov/pubmed/18332497.

121. Terrell, C. and J. Beaudreau, *3000 by 2000 and beyond: next steps for promoting diversity in the health professions.* J Dent Educ, 2003. **67**(9): p. 1048-52. Available from: https://www.ncbi.nlm.nih.gov/pubmed/14518847.

122. Kelly-Blake, K., et al., *Rationales for expanding minority physician representation in the workforce: a scoping review.* Med Educ, 2018. Available from: https://www.ncbi.nlm.nih.gov/pubmed/29932213.

123. Institute of Medicine, *Unequal Treatment: Confronting Racial and Ethnic Disparities in Health Care (with CD)*, ed. B.D. Smedley, A.Y. Stith, and A.R. Nelson. 2003, Washington, DC: The National Academies Press. 432. Available from: https://www.nap.edu/catalog/12875/unequal-treatment-confronting-racial-and-ethnic-disparities-in-health-care.

124. Sullivan, L.W., *Missing Persons: Minorities in the Health Professions, A Report of the Sullivan Commission on Diversity in the Healthcare Workforce.* Journal, 2004. Available from: http://health-equity.lib.umd.edu/40/.

125. Reede, J., *Letter to the Editor.* JAMA, 2014. **311**(11): p. 1157.

126. Author *UC admits largest and most diverse class ever of Californian freshmen.* Periodical UC admits largest and most diverse class ever of Californian freshmen, 2019. Available from: https://www.latimes.com/california/story/2019-07-22/uc-diverse-diversity-class-student-admissions.

127. Grumbach, K. and E. Chen, *Effectiveness of University of California postbaccalaureate premedical programs in increasing medical school matriculation for minority and disadvantaged students.* JAMA, 2006. **296**(9): p. 1079-85. Available from: https://www.ncbi.nlm.nih.gov/pubmed/16954487.

128. Harvard College. *Admissions Statistics.* 2019; Available from: https://college.harvard.edu/admissions/admissions-statistics.

129. Winkleby, M.A., et al., *Increasing Diversity in Science and Health Professions: A 21-Year Longitudinal Study Documenting College and Career Success.* Journal of Science Education and Technology, 2009. **18**(6): p. 535-545. Available from: https://doi.org/10.1007/s10956-009-9168-0.

130. Cantor, J.C., L. Bergeisen, and L.C. Baker, *Effect of an intensive educational program for minority college students and recent graduates on the probability of acceptance to medical school*. JAMA, 1998. **280**(9): p. 772-6. Available from: https://www.ncbi.nlm.nih.gov/pubmed/9729987.

131. Smith, S.G., et al., *Pipeline programs in the health professions, part 2: the impact of recent legal challenges to affirmative action*. J Natl Med Assoc, 2009. **101**(9): p. 852-63. Available from: https://www.ncbi.nlm.nih.gov/pubmed/19806841.

132. Smith, S.G., et al., *Pipeline programs in the health professions, part 1: preserving diversity and reducing health disparities*. J Natl Med Assoc, 2009. **101**(9): p. 836-40, 845-51. Available from: https://www.ncbi.nlm.nih.gov/pubmed/19806840.

133. Butler, P., et al., *The Diverse Surgeons Initiative: An Effective Method for Increasing the number of under-represented minorities in Academic Surgery*. Journal of the American College of Surgeons, 2010. **211**(4): p. 561-565.

134. Jolly, P., C. Erikson, and G. Garrison, *U.S. graduate medical education and physician specialty choice*. Acad Med, 2013. **88**(4): p. 468-74. Available from: https://www.ncbi.nlm.nih.gov/pubmed/23425979.

135. Committee on the Governance and Financing of Graduate Medical Education; Board on Health Care Services; Institute of Medicine, *Background on the Pipeline to the Physician Workforce, in Graduate Medical Education That Meets the Nation's Health Needs*, Eden J, Berwick D, and W. G, Editors. 2014, National Academies Press (US). Available from: https://www.ncbi.nlm.nih.gov/books/NBK248023/.

136. Program, N.R.M., *U.S. Medical Students Learn 2014 National Resident Matching Program® (NRMP®)*. 2014. Available from: http://www.nrmp.org/wp-content/uploads/2014/03/2014-National-Resident-Matching-Program-NRMP-Main-Residency-Match-Results-Press-Release.pdf.

137. Crosby, F.J., A. Iyer, and S. Sincharoen, *Understanding affirmative action. Annu Rev Psychol*, 2006. 57: p. 585-611. Available from: https://www.ncbi.nlm.nih.gov/pubmed/16318608.

138. Bowen, W. and D. Bok, *The Shape of the River: Long-Term Consequences of Considering Race in College and University Admissions*. 1998: Princeton University Press.

139. Gladwell, M., *Malcolm Gladwell, David and Goliath: Underdogs, Misfits, and the Art of Battling Giants.* 2009: Little Brown and Company.

140. Jack, A.A., *The Privileged Poor: How Elite Colleges Are Failing Disadvantaged Students* 1st Edition ed. 2019: Harvard University Press.

141. Bergmann, B., *In defense of affirmative action.* 1996, New York: Basuc Books.

142. Berry, R., *Affirmative action in higher education: Costs, benefits, and implementation*. Journal of public budgeting, accounting & financial management, 2004. **16**(2): p. 257-276. Available from: https://pdfs.semanticscholar.org/80f7/c0e886011b37396e136eb61b8d659c1c0fe5.pdf.

143. Magnus, S.A. and S.S. Mick, *Medical schools, affirmative action, and the neglected role of social class*. Am J Public Health, 2000. **90**(8): p. 1197-201. Available from: https://www.ncbi.nlm.nih.gov/pubmed/10936995.

144. Lakhan, S.E., *Diversification of U.S. medical schools via affirmative action implementation*. BMC Med Educ, 2003. 3: p. 6. Available from: https://www.ncbi.nlm.nih.gov/pubmed/13678423.

145. Chavez, L. *Affirmative action doctors can kill you. Jewish World Review*, 2001. Available from: http://www.jewishworldreview.com/cols/chavez062101.asp.

146. Carlisle, D.M., J.E. Gardner, and H. Liu, *The entry of underrepresented minority students into US medical schools: an evaluation of recent trends*. Am J Public Health, 1998. **88**(9): p. 1314-8. Available from: https://www.ncbi.nlm.nih.gov/pubmed/9736869.

147. Chapman, C.H., et al., *Current status of diversity by race, Hispanic ethnicity, and sex in diagnostic radiology*. Radiology, 2014. **270**(1): p. 232-40. Available from: https://www.ncbi.nlm.nih.gov/pubmed/23901125.

148. Chapman, C.H., W.T. Hwang, and C. Deville, *Diversity based on race, ethnicity, and sex, of the US radiation oncology physician workforce*. Int J Radiat Oncol Biol Phys, 2013. **85**(4): p. 912-8. Available from: https://www.ncbi.nlm.nih.gov/pubmed/23122983.

149. Landry, A.M., et al., *Under-represented minorities in emergency medicine*. J Emerg Med, 2013. **45**(1): p. 100-4. Available from: https://www.ncbi.nlm.nih.gov/pubmed/23490110.

150. Day, C.S., D.E. Lage, and C.S. Ahn, *Diversity based on race, ethnicity, and sex between academic orthopaedic surgery and other specialties: a comparative study*. J Bone Joint Surg Am, 2010. **92**(13): p. 2328-35. Available from: https://www.ncbi.nlm.nih.gov/pubmed/20926728.

151. Rayburn, W.F., et al., *Racial and Ethnic Differences Between Obstetrician-Gynecologists and Other Adult Medical Specialists*. Obstet Gynecol, 2016. **127**(1): p. 148-52. Available from: https://www.ncbi.nlm.nih.gov/pubmed/26646119.

152. Xierali, I.M., M.A. Nivet, and M.R. Wilson, *Current and Future Status of Diversity in Ophthalmologist Workforce*. JAMA Ophthalmol, 2016. **134**(9): p. 1016-23. Available from: https://www.ncbi.nlm.nih.gov/pubmed/27416525.

153. Health Workforce Research, *Program on Health Workforce Research and Policy. Developing an open-source model for projecting physician shortages in the United States,*. Journal, 2012. Available from: https://www.shepscenter.unc.edu/workforce_product/developing-open-source-model-projecting-physician-shortages-united-states/.

154. Pungello, E., et al., *Early Educational Intervention, Early Cumulative Risk, and the Early Home Environment as Predictors of Young Adult Outcomes Within a High-Risk Sample*. Child Development, 2010. **81**(1): p. 410. Available from: http://onlinelibrary.wiley.com/doi/10.1111/j.1467-8624.2009.01403.x/full. .

155. Karberg, E., et al., *Family stability and instability among low-income Hispanic mothers with young children*. Journal, 2017. Available from: http://www.hispanicresearchcenter.org/publications/family-stability-and-instability-among-low-income-hispanicmothers-with-young-children/.

156. Wildsmith, E., M. Ramos-Olazagasti, and M. Alvira-Hammond, *The Job Characteristics of Low-Income Hispanic Parents*. Journal, 2018. Available from: https://www.hispanicresearchcenter.org/wp-content/uploads/2019/08/Hispanics-Center-Employment-Profiles-FINAL1.pdf.

157. Gennetian, L., et al., *Income instability in the lives of Hispanic children*. Journal, 2015. Available from: http://www.hispanicresearchcenter.org/publications/income-instability-in-the-lives-of-hispanic-children/.

158. Rojas-Flores, L. *Latino US-Citizen Children of Immigrants: A Generation at High Risk. Summary of Selected Young Scholars Program Research*. 2017.

159. 159. Pew Trusts. 2011; Available from: https://www.pewtrusts.org/en/projects/archived-projects/pre-k-now.

160. Cabrera, N. and A. Hennigar, *The Early Home Environment of Latino Children: A Research Synthesis*. Report 2019-20-45. Journal, 2019. Available from: http://www.hispanicresearchcenter.org/publications/the-earlyhome-environment-of-latino-children-a-research-synthesis.

161. Votruba-Drzal, E., et al., *Center-Based Preschool and School Readiness Skills of Children from Immigrant Families*. Early Education and Development, 2015. **26**(4).

162. Vitaro, F., *Linkages between early childhood, school success, and high school completion. Encyclopedia on Early Childhood Development*, 2014. Available from: http://www.child-encyclopedia.com/sites/default/files/textes-experts/en/839/linkages-between-early-childhood-school-success-and-high-school-completion.pdf.

163. Bakken, L., N. Brown, and B. Downing, *Early Childhood Education: The Long-Term Benefits, Journal of Research in Childhood Education*. 2017. **31**(2): p. 255.

164. Smith, *A. School Completion/Academic Achievement-Outcomes of Early Childhood Education*. 2014. School Success. Available from: http://www.child-encyclopedia.com/sites/default/files/textes-experts/en/839/school-completionacademic-achievement-outcomes-of-early-childhood-education.pdf.

165. De Brey, C., et al., *Status and trends in the education of racial and ethnic groups 2018*. 2019, U.S. Department of Education. National Center for Education statistics. Available from: https://nces.ed.gov/pubsearch/.

166. Galvez, M., et al., *Associations Between Neighborhood Resources and Physical Activity in Inner-City Minority Children*. Acad. Pediatr., 2013. 13: p. 20-26.

167. Ramirez, A., et al. *The state of Latino early childhood development: A research review*. Salud America, 2017. Available from: https://salud-america.org/wp-content/uploads/2017/11/Early-Child-Dev-Res-Review.pdf.

168. Vikraman, S., C. Fryar, and C. Ogden *Caloric intake from fast food among children and adolescents in the United States*, 2011-2012. NCHS Data Brief, 2012.

169. Liu, G., et al., *The obesity epidemic in children: Latino children are disproportionately affected at younger ages*. Int. J. Pediatr. Adolesc. Med., 2015. 2: p. 12-18.

170. Stephen, C. and R. Monique, *The Influence of Race-Ethnicity and Physical Activity Levels on Elementary School Achievement*. Journal of Educational Research, 2018. **111**(4): p. 473-486.

171. Hanson, M.J., et al., *Neighborhood Community Risk Influences on Preschool Children's Development and School Readiness*. 2011. **24**(1): p. 87-100. Available from: https://journals.lww.com/iycjournal/Fulltext/2011/01000/Neighborhood_Community_Risk_Influences_on.7.aspx.

172. Youngclaus, J. and L. Roskovensky, *An updated look at the economic diversity of U.S. medical students*. Journal, 2018. 18.

173. Musick, K. and A. Meier, *Are both parents always better than one? Parental conflict and young adult well-being*. Soc Sci Res, 2010. 39(5): p. 814-30. Available from: https://www.ncbi.nlm.nih.gov/pubmed/20824195.

174. Murphey, D., L. Guzman, and A. Torres, *America's Hispanic Children: Gaining Ground, Looking Forward. Journal*, 2014. Available from: https://www.childtrends.org/publications/americas-hispanic-children-gaining-ground-looking-forward

175. Banerjee, P.A., *A systematic review of factors linked to poor academic performance of disadvantaged students in science and maths in schools*. Cogent Education, 2016. **3**(1). Available from: http://doi.org/10.1080/2331186X.2016.1178441.

176. Corcoran, L. and S. Grady, **Early Childhood Program Participation, Results from the National Household Education Surveys Program of 2016**. First Look Journal, 2019. Available from: https://nces.ed.gov/pubs2017/2017101REV.pdf.

177. Division, U.S.C.B.D.S.S., *Investigating the 2010 Undercount of Young Children – A Comparison of Demographic, Housing, and Household Characteristics of Children by Age. Journal*, 2017(January, 18 2017). Available from: https://www2.census.gov/programs-surveys/decennial/2020/program-management/final-analysis-reports/2020-2017_02-UndercountofYoungChildrenReport.pdf.

178. Genesee, F., et al., *English Language Learners in U.S. Schools: An overview of research findings*. Journal of Education for Students placed at risk, 2005. 10: p. 363. Available from: https://www.tandfonline.com/doi/abs/10.1207/s15327671espr1004_2.

179. Pryor, J., et al., *T-he American Freshman: Forty year trends, 1966-2006*. Journal, 2007.

180. Grimm, R., E. Solari, and M. Gerber, *A longitudinal investigation of reading development from kindergarten to grade eight in a Spanish-speaking bilingual population*. Read Writ, 2018. 31: p. 559.

181. Gandara, P.C. and F. Contreras, *The Latino education crisis : the consequences of failed social policies. 2009, Cambridge, Mass.: Harvard University Press*. 415 p.; Available from: Table of contents only http://www.loc.gov/catdir/toc/ecip0820/2008024118.html.

182. Burrus, J. and R. Roberts *Dropping Out of High School: Prevalence, Risk Factors, and Remediation Strategies. R&D Connections*, 2012. Available from: https://www.ets.org/Media/Research/pdf/RD_Connections18.pdf.

183. Yu, F. and D. Patterson, *Examining Adolescent Academic Achievement: A Cross-Cultural Review*. The Family Journal, 2010. **18**(3).

184. Faircloth, B. and J. Hamm, *Sense of Belonging Among High School Students Representing four Ethnic Groups*. Journal of Youth and Adolescence, 2005. **34**(4): p. 33-48.

185. Difo, O., *Encouraging Latino Students through Relational Teaching: A Case Study in Lawrence,* Massachusetts. 2015, Concordia University- Portland. Available from: https://pdfs.semanticscholar.org/e98d/194368eaac982bcc26fff-91094d3283281a4.pdf.

186. Belfield, C., H. Levin, and R. Rosen, *The Economic Value of Opportunity Youth. Corporation for National and Community Service and the White House Council for Community Solutions*, 2012. Available from: https://aspencommunitysolutions. org/wp-content/uploads/2018/07/Economic_Value_of_Opportunity_Youth_Report.pdf.

187. Bridgeland, J., J. Dijulio, and K. Burke, *The Silent Epidemic: Perspectives of High School Dropouts*. Journal, 2006. Available from: https://files.eric.ed.gov/fulltext/ED513444.pdf.

188. Choi, A., et al., *Developing a Culture of Mentorship to Strenghten Academic Medical Centers*. Acad Med., 2019. **94**(5): p. 630-633.

189. Johnson, J., B. Williams, and R. Jayadevappa, *Mentoring program for minority faculty at the University of Pennsylvania School of Medicine*. Acad Med., 1999. **74**(4): p. 376-379.

190. Efstathiou, J., et al., *Long-term impact of faculty mentoring program in academic medicine*. PLoS One, 2018. **13**(11): p. e0207634.

191. LH, P., et al., *A novel measure of "good" mentoring: testing its reliability and validity in four academic health centers*. J Contin Educ Health Prof, 2016. **36**(4): p. 263-268.

192. Health, N.I.o., *Draft Report of the Advisory Committee to the Director Working Group on Diversity in the Biomedical Research Workforce*. 2012. Available from: https://acd.od.nih.gov/documents/reports/DiversityBiomedicalResearchWorkforceReport.pdf.

193. Jamboor Vishwanatha, C., E. Pfund, and O. Kolawole, *NIH's mentoring makes progress*. Science Magazine, 2016. **354**(6314): p. 840-841.

194. Rice, T., et al., *Mentored Training to increase diversity among faculty in the biomedical sciences: The NHLBI Summer Institute Programs to Increase Diversity (SIPID) and the Programs to Increase Diversity among Individuals Engaged in health-related research (PRIDE)*. Ethnicity and Disease, 2017. **27**(3): p. 249-256.

195. Pace, B., et al., *Enhancing diversity in the hematology biomedical research workforce: A mentoring program to improve the odds of career success for early stage investigators*. Am. J. Hematol., 2017. **92**(12): p. 1275-1279.

196. Rice, T., et al., *Enhancing the Careers of Under-represented junior faculty in Biomedical Research: The Summer Institute Program to Increase Diversity* (SIPID). J Natl. Med. Assoc., 2014. **106**(1): p. 50-57.

197. Boyington, J.E., et al., *A Perspective on Promoting Diversity in the Biomedical Research Workforce: The National Heart, Lung, and Blood Institute's PRIDE Program. Ethn Dis, 2016.* **26**(3): p. 379-86. Available from: https://www.ncbi.nlm.nih.gov/pubmed/27440978.

198. Nelson Laird, T.F.J.R.i.H.E., *College Students' Experiences with Diversity and Their Effects on Academic Self-Confidence, Social Agency, and Disposition toward Critical Thinking*. 2005. **46**(4): p. 365-387. Available from: https://doi.org/10.1007/s11162-005-2966-1.

199. Mickelson, R.A. and M. Nkomo, *Integrated Schooling, Life Course Outcomes, and Social Cohesion in Multiethnic Democratic Societies*. 2012. **36**(1): p. 197-238. Available from: https://journals.sagepub.com/doi/abs/10.3102/0091732X11422667.

200. Wells, A.S. and R.L. Crain, *Perpetuation Theory and the Long-Term Effects of School Desegregation*. 1994. **64**(4): p. 531-555. Available from: https://journals.sagepub.com/doi/abs/10.3102/00346543064004531.

201. Frankenberg, E., *The Role of Residential Segregation in Contemporary School Segregation*. 2013. **45**(5): p. 548-570. Available from: https://journals.sagepub.com/doi/abs/10.1177/0013124513486288.

202. Fuller, B., et al., *Worsening School Segregation for Latino Children?* 2019. **48**(7): p. 407-420. Available from: https://journals.sagepub.com/doi/abs/10.3102/0013189X19860814.

203. Stewart, P. Scholars *Examine Segregation of Latino K-12 Students*. Diverse Education, 2019. Available from: https://diverseeducation.com/article/156524/.

204. Adelman, C., *Answers in the tool box : academic intensity, attendance patterns, and bachelor's degree attainment*. 1999, Washington, DC (Washington 20208-5531) Jessup, Md.: U.S. Dept. of Education Distributed by Education Publications Center, U.S. Dept. of Education. xii, 124 p.

205. Sacerdote, B., *Peer effects with random assignment: Results for Dartmouth roommates*. Quarterly Journal of Economics, 2000. 116: p. 681. Available from: https://www.nber.org/papers/w7469.pdf.

206. Burdick-Will, J., *School Violent Crime and Academic Achievement in Chicago.* . J. Sociol Educ., 2013. **86**(4). Available from: https://www.ncbi.nlm.nih.gov/pmc/articles/PMC3831577/.

207. McCoy DC, Roy AL, and S. GM., *Neighborhood crime and school climate as predictors of elementary school academic quality: a cross-lagged panel analysis*. Am J Community Psychol., 2013. **52**(1-2): p. 128-40. Available from: https://www.ncbi.nlm.nih.gov/pubmed/23764745.

208. Lacoe, J., *Unequally Safe: The Race Gap in School Safety*. Youth Violence and Juvenile Justice, 2015. **13**(2): p. 143-168.

209. Division of Adolescent and School Health. *National Center for HIV/AIDS, V.H., STD, and TB Prevention. Centers for Disease Control and Prevention, YOUTH RISK BEHAVIOR SURVEY. DATA SUMMARY & TRENDS REPORT 2007–2017*. Journal.; Available from: https://www.cdc.gov/healthyyouth/data/yrbs/pdf/trendsreport.pdf.

210. Sharkey, P., et al., *High Stakes in the Classroom, High Stakes on the Street: The Effects of Community Violence on students' Standardized Test Performance*. Sociological Science 2014. 1: p. 199-220. Available from: https://www.sociological-science.com/download/volume%201/may(3)/high-stakes-in-the-classroom-high-stakes-on-the-street.pdf.

211. U.S. Department of Education, O.f.C.R., *Securing Equal Educational Opportunity: Report to the President and Secretary of Education Under Section 203(b) (1) of the Department of Education Organization Act, FY 2016. Journal, 2016*. Available from: https://www2.ed.gov/about/reports/annual/ocr/report-to-president-and-secretary-of-education-2016.pdf.

212. Margolin, J., et al., *What Factors Predict the Success of Hispanic Students in Postsecondary STEM Majors?, in Annual Meeting of the American Educational Research Association 2018, AERA online paper repository: New York City, NY*. Available from: http://www.aera.net/Publications/Online-Paper-Repository/AERA-Online-Paper-Repository.

213. Johnson, R. *In Search of Integration: Beyond Black & White*. 2014. Available from: https://furmancenter.org/research/iri/essay/in-search-of-integration-beyond-black-white.

214. Hughes, J.N., et al., *Effect of Early Grade Retention on School Completion: A Prospective Study*. J Educ Psychol, 2018. **110**(7): p. 974-991. Available from: https://www.ncbi.nlm.nih.gov/pubmed/30778263.

215. Balfanz, R. and N. Legters, *Locating the dropout crisis. Which High Schools produce the nation's dropouts? Where are they located? who attends them?* Journal, 2004. Available from: https://files.eric.ed.gov/fulltext/ED484525.pdf.

216. Rendon, L.I., *Validating culturally diverse students: Toward a new model of learning and student development*. Innovative Higher Education, 1994. **19**(1): p. 33-51. Available from: https://doi.org/10.1007/BF01191156   https://www.csuchico.edu/ourdemocracy/_assets/documents/pedagogy/rendon,-l.-1994---val-

idation-theory.pdf.

217. Broton, K.M., *Rethinking the Cooling Out Hypothesis for the 21st Century: The Impact of Financial Aid on Students' Educational Goals*. Community College Review, 2019. **47**(1): p. 79-104. Available from: https://doi.org/10.1177/0091552118820449.

218. Schmit, S. and C. Walker, *Disparate Access/ Head Start and CCDBG data by race and ethnicity*. Journal, 2016. Available from: https://www.clasp.org/sites/default/files/public/resources-and-publications/publication-1/Disparate-Access.pdf.

219. Silver, J.K., et al., *Physician Workforce Disparities and Patient Care: A Narrative Review. Health Equity,* 2019. **3**(1): p. 360-377. Available from: https://www.ncbi.nlm.nih.gov/pubmed/31312783.

220. Carnethon, M.R., et al., *Association of cardiovascular risk factors between Hispanic/Latino parents and youth: the Hispanic Community Health Study/Study of Latino Youth*. Ann Epidemiol, 2017. **27**(4): p. 260-268 e2. Available from: https://www.ncbi.nlm.nih.gov/pubmed/28476328.

221. Daviglus, M.L., A. Pirzada, and G.A. Talavera, *Cardiovascular disease risk factors in the Hispanic/Latino population: lessons from the Hispanic Community Health Study/Study of Latinos (HCHS/SOL)*. Prog Cardiovasc Dis, 2014. **57**(3): p. 230-6. Available from: https://www.ncbi.nlm.nih.gov/pubmed/25242694.

222. Daviglus, M.L., et al., *Prevalence of major cardiovascular risk factors and cardiovascular diseases among Hispanic/Latino individuals of diverse backgrounds in the United States*. JAMA, 2012. **308**(17): p. 1775-84. Available from: https://www.ncbi.nlm.nih.gov/pubmed/23117778.

223. Appuhamy, R. and A. Appuhamy. *Determinants of health (video). 2020*; Available from: https://www.youtube.com/watch?v=zSguDQRjZv0&feature=youtu.be.

224. 224. Prevention., C.f.D.C.a., *Measuring Healthy Days.* . Journal, 2000. Available from: https://www.cdc.gov/hrqol/pdfs/mhd.pdf.

225. Katiria Perez, G. and D. Cruess, *The impact of familism on physical and mental health among Hispanics in the United States*. Health Psychol Rev, 2014. **8**(1): p. 95-127. Available from: https://www.ncbi.nlm.nih.gov/pubmed/25053010.

226. Handtke, O., B. Schilgen, and M. Mosko, *Culturally competent healthcare - A scoping review of strategies implemented in healthcare organizations and a model of culturally competent healthcare provision*. PLoS One, 2019. **14**(7): p. e0219971. Available from: https://www.ncbi.nlm.nih.gov/pubmed/31361783.

227. Shiels, M.S., et al., *Premature mortality from all causes and drug poisonings in the USA according to socioeconomic status and rurality: an analysis of death certificate data by county from 2000-15*. Lancet Public Health, 2019. **4**(2): p. e97-e106. Available from: https://www.ncbi.nlm.nih.gov/pubmed/30655229.

228. Quandt, S.A., et al., *Cholinesterase depression and its association with pesticide exposure across the agricultural season among Latino farmworkers in North Carolina. Environ Health Perspect, 2010*. **118**(5): p. 635-9. Available from: https://www.ncbi.nlm.nih.gov/pubmed/20085857.

229. McCurdy, S.A., et al., *Region of birth, sex, and agricultural work of immigrant Latino farm workers: the MICASA study.* J Agric Saf Health, 2014. **20**(2): p. 79-90. Available from: https://www.ncbi.nlm.nih.gov/pubmed/24897916.

230. Stoecklin-Marois, M., et al., *Heat-related illness knowledge and practices among California hired farm workers in The MICASA Study*. Ind Health, 2013. **51**(1): p. 47-55. Available from: https://www.ncbi.nlm.nih.gov/pubmed/23411756.

231. Xiao, H., et al., *Agricultural work and chronic musculoskeletal pain among Latino farm workers: the MICASA study. Am J Ind Med, 2013*. **56**(2): p. 216-25. Available from: https://www.ncbi.nlm.nih.gov/pubmed/23023585.

232. Goldman, N., *Will the Latino Mortality Advantage Endure? Res Aging, 2016*. **38**(3): p. 263-82. Available from: https://www.ncbi.nlm.nih.gov/pubmed/26966251.

233. Abraido-Lanza, A.F., M.T. Chao, and K.R. Florez, *Do healthy behaviors decline with greater acculturation? Implications for the Latino mortality paradox.* Soc Sci Med, 2005. **61**(6): p. 1243-55. Available from: https://www.ncbi.nlm.nih.gov/pubmed/15970234.

234. Kershaw, K.N., et al., *Relationships of nativity and length of residence in the U.S. with favorable cardiovascular health among Hispanics/Latinos: The Hispanic Community Health Study/Study of Latinos (HCHS/SOL).* Prev Med, 2016. 89: p. 84-89. Available from: https://www.ncbi.nlm.nih.gov/pubmed/27196144.

235. Boen, C.E. and R.A. Hummer, *Longer-but Harder-Lives?: The Hispanic Health Paradox and the Social Determinants of Racial, Ethnic, and Immigrant-Native Health Disparities from Midlife through Late Life.* J Health Soc Behav, 2019. **60**(4): p. 434-452. Available from: https://www.ncbi.nlm.nih.gov/pubmed/31771347.

236. Flores, M.E., et al., *The "Latina epidemiologic paradox": contrasting patterns of adverse birth outcomes in U.S.-born and foreign-born Latinas.* Womens Health Issues, 2012. **22**(5): p. e501-7. Available from: https://www.ncbi.nlm.nih.gov/pubmed/22944904.

237. Sanchez-Vaznaugh, E.V., et al., *Latina Birth Outcomes in California: Not so Par-adoxical.* Matern Child Health J, 2016. **20**(9): p. 1849-60. Available from: https://www.ncbi.nlm.nih.gov/pubmed/27025385.

238. Sparks, P.J., *Do biological, sociodemographic, and behavioral characteristics explain racial/ethnic disparities in preterm births?* Soc Sci Med, 2009. **68**(9): p. 1667-75. Available from: https://www.ncbi.nlm.nih.gov/pubmed/19285373.

239. Herd, D., et al., *Community Level Correlates of Low Birthweight Among African American, Hispanic and White Women in California.* Matern Child Health J, 2015. **19**(10): p. 2251-60. Available from: https://www.ncbi.nlm.nih.gov/pubmed/25998311.

240. Sims, M., T.L. Sims, and M.A. Bruce, *Race, ethnicity, concentrated poverty, and low birth weight disparities. J Natl Black Nurses Assoc, 2008.* **19**(1): p. 12-8. Available from: https://www.ncbi.nlm.nih.gov/pubmed/18807774.

241. Rice, W.S., et al., *Disparities in Infant Mortality by Race Among Hispanic and Non-Hispanic Infants.* Matern Child Health J, 2017. **21**(7): p. 1581-1588. Available from: https://www.ncbi.nlm.nih.gov/pubmed/28197819.

242. Cohen, R., M. Martinez, and E. Zammitti, *Health insurance coverage: Early release of estimates from the National Health Interview Survey.* Journal, 2018. Available from: https://www.cdc.gov/nchs/data/nhis/earlyrelease/Insur201808.pdf.

243. Heron, M., *Deaths: Leading Causes for 2017. Journal, 2019.* 686. Available from: https://www.cdc.gov/nchs/data/nvsr/nvsr68/nvsr68_06-508.pdf.

244. Hales, C.M., et al., *Prevalence of Obesity Among Adults and Youth: United States, 2015-2016.* NCHS Data Brief, 2017(288): p. 1-8. Available from: https://www.ncbi.nlm.nih.gov/pubmed/29155689.

245. Ogden, C.L., et al., *Prevalence of Obesity Among Adults, by Household Income and Education - United States, 2011-2014.* MMWR Morb Mortal Wkly Rep, 2017. **66**(50): p. 1369-1373. Available from: https://www.ncbi.nlm.nih.gov/pubmed/29267260.

246. Hanis, C.L., et al., *Diabetes Among Mexican Americans in Starr County, Texas. American Journal of Epidemiology, 1983.* **118**(5): p. 659-672. Available from: https://doi.org/10.1093/oxfordjournals.aje.a113677.

247. Stern, M.P., et al., *Does obesity explain excess prevalence of diabetes among Mexican Americans? Results of the San Antonio heart study. 1983.* **24**(4): p. 272-277. Available from: https://doi.org/10.1007/BF00282712.

248. American Cancer Society, *Cancer facts & Figures for Hispanics/Latinos 2018-2020*. Journal, 2018. Available from: https://www.cancer.org/content/dam/cancer-org/research/cancer-facts-and-statistics/cancer-facts-and-figures-for-hispanics-and-latinos/cancer-facts-and-figures-for-hispanics-and-latinos-2018-2020.pdf.

249. Marquez, I., N. Calman, and C. Crump, *A Framework for Addressing Diabetes-Related Disparities in US Latino Populations*. J Community Health, 2019. **44**(2): p. 412-422. Available from: https://www.ncbi.nlm.nih.gov/pubmed/30264184.

250. Wray, C.J., et al., *The effect of age on race-related breast cancer survival disparities*. Ann Surg Oncol, 2013. **20**(8): p. 2541-7. Available from: https://www.ncbi.nlm.nih.gov/pubmed/23435633.

251. Cragun, D., et al., *Racial disparities in BRCA testing and cancer risk management across a population-based sample of young breast cancer survivors*. Cancer, 2017. 123(13): p. 2497-2505.

252. Lara-Medina F, et al., *Triple-negative breast cancer in Hispanic patients: high prevalence, poor prognosis, and association with menopausal status, body mass index, and parity*. Cancer, 2011. **117**(16): p. 3658-3669. Available from: https://onlinelibrary.wiley.com/doi/full/10.1002/cncr.25961.

253. Maly, R., et al., *Racial/ethnic group differences in treatment decision-making and treatment received among older breast carcinoma patients.* . Cancer, 2006. **106**(4): p. 957-965. Available from: https://acsjournals.onlinelibrary.wiley.com/doi/full/10.1002/cncr.21680.

254. Olshefsky, A.M., et al., *Promoting HIV risk awareness and testing in Latinos living on the U.S.-Mexico border: the Tu No Me Conoces social marketing campaign*. AIDS Educ Prev, 2007. **19**(5): p. 422-35. Available from: https://www.ncbi.nlm.nih.gov/pubmed/17967112.

255. Mathews TJ, H.B., *Total fertility rates by state and race and Hispanic origin: United States, 2017.* . National Vital Statistics Reports. National Center for Health Statistics, 2018. **68**(1).

256. Tavernise, S., *Why Birthrates Among Hispanic Americans Have Plummeted*. The New York Times, 2019(March 7, 2019). Available from: https://www.nytimes.com/2019/03/07/us/us-birthrate-hispanics-latinos.html.

257. Alvira-Hammond, M., *Hispanic women are helphing drive the recent decline in the U.S. fertility rate. National Research Center on Hispanic children & families, 2019*. Available from: http://www.hispanicresearchcenter.org/wp-content/uploads/2019/03/Hispanic-fertility-trends-1989-2017.pdf.

258. Daniels K, A.J., *Current contraceptive status among women aged 15–49: United States*, 2015–2017. . NCHS Data Brief, no 327, 2018.

259. Alegria, M., et al., *Prevalence of psychiatric disorders across Latino subgroups in the United States*. Am J Public Health, 2007. **97**(1): p. 68-75. Available from: https://www.ncbi.nlm.nih.gov/pubmed/17138910.

260. Alvarez, K., et al., *Race/ethnicity, nativity, and lifetime risk of mental disorders in US adults*. Soc Psychiatry Psychiatr Epidemiol, 2019. **54**(5): p. 553-565. Available from: https://www.ncbi.nlm.nih.gov/pubmed/30547212.

261. Breslau, J., et al., *Specifying race-ethnic differences in risk for psychiatric disorder in a USA national sample*. Psychol Med, 2006. **36**(1): p. 57-68. Available from: https://www.ncbi.nlm.nih.gov/pubmed/16202191.

262. Heeringa, S.G., et al., *Sample designs and sampling methods for the Collaborative Psychiatric Epidemiology Studies (CPES)*. Int J Methods Psychiatr Res, 2004. **13**(4): p. 221-40. Available from: https://www.ncbi.nlm.nih.gov/pubmed/15719530.

263. Breslau, J., et al., *Lifetime risk and persistence of psychiatric disorders across ethnic groups in the United States*. Psychol Med, 2005. **35**(3): p. 317-27. Available from: https://www.ncbi.nlm.nih.gov/pubmed/15841868.

264. McGuire, T.G. and J. Miranda, *New evidence regarding racial and ethnic dispar-ities in mental health: policy implications.* Health Aff (Millwood), 2008. **27**(2): p. 393-403. Available from: https://www.ncbi.nlm.nih.gov/pubmed/18332495.

265. Iwelunmor, J., V. Newsome, and C.O. Airhihenbuwa, *Framing the impact of culture on health: a systematic review of the PEN-3 cultural model and its applica-tion in public health research and interventions.* Ethn Health, 2014. **19**(1): p. 20-46. Available from: https://www.ncbi.nlm.nih.gov/pubmed/24266638.

266. Gurung, R.A.R., *Multicultural approaches to health and wellness in America.* 2014, Santa Barbara, California: Praeger. 2 volumes.

267. Norris, W.M., et al., *Treatment preferences for resuscitation and critical care among homeless persons.* Chest, 2005. **127**(6): p. 2180-7. Available from: https://www.ncbi.nlm.nih.gov/pubmed/15947335.

268. Partida, Y., *Language barriers and the patient encounter. Virtual Mentor, 2007.* **9**(8): p. 566. Available from: https://www.ncbi.nlm.nih.gov/pubmed/23218152 https://journalofethics.ama-assn.org/sites/journalofethics.ama-assn.org/files/2018-06/msoc1-0708.pdf.

269. Lubrano di Ciccone, B., et al., *Interviewing patients using interpreters in an oncology setting: initial evaluation of a communication skills module.* Ann Oncol, 2010. **21**(1): p. 27-32. Available from: https://www.ncbi.nlm.nih.gov/pubmed/19622593.

270. Kutner M, et al., *The Health Literacy of America's Adults: Results From the 2003 National Assessment of Adult Literacy (NCES 2006–483).* Journal, 2006. Available from: https://nces.ed.gov/pubs2006/2006483.pdf.

271. Becerra, B.J., D. Arias, and M.B. Becerra, *Low Health Literacy among Immi-grant Hispanics. J Racial Ethn Health Disparities, 2017.* **4**(3): p. 480-483. Available from: https://www.ncbi.nlm.nih.gov/pubmed/27324821.

272. Elder, J.P., et al., *Health communication in the Latino community: issues and approaches. Annu Rev Public Health, 2009.* 30: p. 227-51. Available from: https://www.ncbi.nlm.nih.gov/pubmed/19296776.

273. Arcury, T.A., et al., *Treating skin disease: self-management behaviors of Latino farmworkers.* J Agromedicine, 2006. **11**(2): p. 27-35. Available from: https://www.ncbi.nlm.nih.gov/pubmed/17135140.

274. U.S. Department of Health and Human Services, *National Action Plan to Improve Health Literacy.* . Journal, 2010. Available from: https://health.gov/our-work/health-literacy/national-action-plan-improve-health-literacy.

275. David, R.A. and M. Rhee, *The impact of language as a barrier to effective health care in an underserved urban Hispanic community.* Mt Sinai J Med, 1998. **65**(5-6): p. 393-7. Available from: https://www.ncbi.nlm.nih.gov/pubmed/9844369.

276. Fletcher, S.W., et al., *Patients' understanding of prescribed drugs. J Community Health, 1979.* **4**(3): p. 183-9. Available from: https://www.ncbi.nlm.nih.gov/pubmed/457923.

277. Hanchak, N.A., et al., *Patient misunderstanding of dosing instructions.* J Gen Intern Med, 1996. **11**(6): p. 325-8. Available from: https://www.ncbi.nlm.nih.gov/pubmed/8803737.

278. Karliner, L.S., et al., *Language barriers and understanding of hospital discharge instructions.* Med Care, 2012. **50**(4): p. 283-9. Available from: https://www.ncbi.nlm.nih.gov/pubmed/22411441.

279. Carrasquillo, O., et al., *Impact of language barriers on patient satisfaction in an emergency department.* J Gen Intern Med, 1999. **14**(2): p. 82-7. Available from: https://www.ncbi.nlm.nih.gov/pubmed/10051778.

280. Manson, A., *Language concordance as a determinant of patient compliance and emergency room use in patients with asthma.* Med Care, 1988. **26**(12): p. 1119-28. Available from: https://www.ncbi.nlm.nih.gov/pubmed/3199910.

281. Woloshin, S., et al., *Language Barriers in Medicine in the United States.* JAMA, 1995. **273**(9): p. 724-728. Available from: https://doi.org/10.1001/jama.1995.03520330054037.

282. Perez-Stable, E.J., A. Napoles-Springer, and J.M. Miramontes, *The effects of ethnicity and language on medical outcomes of patients with hypertension or diabetes.* Med Care, 1997. **35**(12): p. 1212-9. Available from: https://www.ncbi.nlm.nih.gov/pubmed/9413309.

283. Cooper, L.A., et al., *Patient-Centered Communication, Ratings of Care, and Concordance of Patient and Physician Race.* Annals of Internal Medicine, 2003. **139**(11): p. 907-915. Available from: https://doi.org/10.7326/0003-4819-139-11-200312020-00009.

284. Guntzviller, L.M., J.D. Jensen, and L.M. Carreno, *Latino children's ability to interpret in health settings: A parent–child dyadic perspective on child health literacy.* Communication Monographs, 2017. **84**(2): p. 143-163. Available from: https://doi.org/10.1080/03637751.2016.1214871.

285. Aguado Loi, C.X., et al., *Application of mixed-methods design in community-engaged research: Lessons learned from an evidence-based intervention for Latinos with chronic illness and minor depression.* Eval Program Plann, 2017. 63: p. 29-38. Available from: https://www.ncbi.nlm.nih.gov/pubmed/28343021.

286. Rivera, Y.M., et al., *When a Common Language Is Not Enough: Transcreating Cancer 101 for Communities in Puerto Rico.* J Cancer Educ, 2016. **31**(4): p. 776-783. Available from: https://www.ncbi.nlm.nih.gov/pubmed/26365291.

287. Alden, D.L., et al., *The effects of culturally targeted patient decision aids on medical consultation preparation for Hispanic women in the U.S.: Results from four randomized experiments*. Soc Sci Med, 2018. 212: p. 17-25. Available from: https://www.ncbi.nlm.nih.gov/pubmed/29990671.

288. Martinez Tyson, D., et al., *Cultural adaptation of a supportive care needs measure for Hispanic men cancer survivors*. J Psychosoc Oncol, 2018. **36**(1): p. 113-131. Available from: https://www.ncbi.nlm.nih.gov/pubmed/28857692.

289. Saha, S., et al., *Do patients choose physicians of their own race? Health Aff (Millwood)*, 2000. **19**(4): p. 76-83. Available from: https://www.ncbi.nlm.nih.gov/pubmed/10916962.

290. LaVeist, T.A. and A. Nuru-Jeter, *Is Doctor-Patient Race Concordance Associated with Greater Satisfaction with Care? Journal of Health and Social Behavior, 2002.* **43**(3): p. 296-306. Available from: www.jstor.org/stable/3090205.

291. Lopez, S., A. Lopez, and K. Fong, *Mexican Americans' initial preferences for counselors: The role of ethnic factors.* Journal of Counseling Psychology 1991. **38**(4): p. 487–496.

292. Moy, E. and B.A. Bartman, *Physician Race and Care of Minority and Medically Indigent Patients*. JAMA, 1995. **273**(19): p. 1515-1520. Available from: https://doi.org/10.1001/jama.1995.03520430051038.

293. Walker, K.O., G. Moreno, and K. Grumbach, *The association among specialty, race, ethnicity, and practice location among California physicians in diverse specialties*. J Natl Med Assoc, 2012. **104**(1-2): p. 46-52. Available from: https://www.ncbi.nlm.nih.gov/pubmed/22708247.

294. Saha, S., et al., *Patient-physician racial concordance and the perceived quality and use of health care*. Arch Intern Med, 1999. **159**(9): p. 997-1004. Available from: https://www.ncbi.nlm.nih.gov/pubmed/10326942.

295. Marrast, L.M., et al., *Minority physicians' role in the care of underserved patients: diversifying the physician workforce may be key in addressing health disparities*. JAMA Intern Med, 2014. **174**(2): p. 289-91. Available from: https://www.ncbi.nlm.nih.gov/pubmed/24378807.

296. The University of Chicago. *National Survey of Early Care and Education*. Available from: https://www.norc.org/Research/Projects/Pages/national-survey-of-early-care-and-education.aspx.

297. Todd, K.H., et al., *Ethnicity and analgesic practice*. Ann Emerg Med, 2000. **35**(1): p. 11-6. Available from: https://www.ncbi.nlm.nih.gov/pubmed/10613935.

298. Heins, A., et al., *Physician race/ethnicity predicts successful emergency department analgesia*. J Pain, 2010. **11**(7): p. 692-7. Available from: https://www.ncbi.nlm.nih.gov/pubmed/20382572.

299. Todd, K.H., N. Samaroo, and J.R. Hoffman, *Ethnicity as a risk factor for inadequate emergency department analgesia*. JAMA, 1993. **269**(12): p. 1537-9. Available from: https://www.ncbi.nlm.nih.gov/pubmed/8445817.

300. Udyavar, N.R., et al., *Do outcomes in emergency general surgery vary for minority patients based on surgeons' racial/ethnic case mix?* Am J Surg, 2019. **218**(1): p. 42-46. Available from: https://www.ncbi.nlm.nih.gov/pubmed/30711193.

301. Adelekun, A.A., et al., *Recognizing Racism in Medicine: A Student-Organized and Community-Engaged Health Professional Conference*. Health Equity, 2019. **3**(1): p. 395-402. Available from: https://www.ncbi.nlm.nih.gov/pubmed/31406953.

302. Beach, M.C., et al., *Cultural competence: a systematic review of health care provider educational interventions*. Med Care, 2005. **43**(4): p. 356-73. Available from: https://www.ncbi.nlm.nih.gov/pubmed/15778639.

303. Loudon, R.F., et al., *Educating medical students for work in culturally diverse societies*. JAMA, 1999. **282**(9): p. 875-80. Available from: https://www.ncbi.nlm.nih.gov/pubmed/10478695.

304. Truong, M., Y. Paradies, and N. Priest, *Interventions to improve cultural competency in healthcare: a systematic review of reviews*. BMC Health Serv Res, 2014. 14: p. 99. Available from: https://www.ncbi.nlm.nih.gov/pubmed/24589335.

305. American Hospital Association, *Does your hospital reflect the community it serves? A Diversity and Cultural Proficiency Assessment Tool for Leaders Journal, 2004*. Available from: https://www.aana.com/docs/default-source/about-us-aana.com-web-documents-(all)/aha-strategies-for-leadership_a-diversity-and-cultural-proficiency-assessmen-_.pdf?sfvrsn=bc3a42b1_10.

306. Lie, D.A., et al., *Does cultural competency training of health professionals improve patient outcomes? A systematic review and proposed algorithm for future research*. J Gen Intern Med, 2011. **26**(3): p. 317-25. Available from: https://www.ncbi.nlm.nih.gov/pubmed/20953728.

307. Rudman, L.A., R.D. Ashmore, and M.L. Gary, *"Unlearning" automatic biases: The malleability of implicit prejudice and stereotypes*. Journal of Personality and Social Psychology, 2001. **81**(5): p. 856-868. Available from: https://psycnet.apa.org/record/2001-05123-009.

308. McElmurry, B.J., et al., *Implementation, outcomes, and lessons learned from a collaborative primary health care program to improve diabetes care among urban Latino populations*. Health Promot Pract, 2009. **10**(2): p. 293-302. Available from: https://www.ncbi.nlm.nih.gov/pubmed/18344318.

309. Shepherd, S.M., *Cultural awareness workshops: limitations and practical consequences*. BMC Med Educ, 2019. **19**(1): p. 14. Available from: https://www.ncbi.nlm.nih.gov/pubmed/30621665.

310. Noon, M., *Pointless Diversity Training: Unconscious Bias, New Racism and Agency*. 2018. **32**(1): p. 198-209. Available from: https://journals.sagepub.com/doi/abs/10.1177/0950017017719841.

311. Fernandez-Gutierrez, M., et al., *Health literacy interventions for immigrant populations: a systematic review*. Int Nurs Rev, 2018. **65**(1): p. 54-64. Available from: https://www.ncbi.nlm.nih.gov/pubmed/28449363.

312. Chaufan, C., et al., *Identifying Spanish Language Competent Physicians: The Diabetes Study of Northern California (DISTANCE)*. Ethn Dis, 2016. **26**(4): p. 537-544. Available from: https://www.ncbi.nlm.nih.gov/pubmed/27773981.

313. Betancourt, J., et al., *Improving Patient Safety Systems for Patients With Limited English Proficency*. A Guide for Hospitals. Journal, 2012. Available from: https://www.ahrq.gov/sites/default/files/publications/files/lepguide.pdf.

314. Karliner, L.S., *Protocols can lead to equitable emergency cardiac care for patients with language barriers, but quality communication remains important for access, outcomes and prevention*. Eur Heart J Qual Care Clin Outcomes, 2020. Available from: https://www.ncbi.nlm.nih.gov/pubmed/31999313.

315. Brown, S., et al., *Culturally competent diabetes self-management education for Mexican Americans: the Starr County border health initiative*. Diabetes Care, 2002. **25**(2): p. 259-268. Available from: https://care.diabetesjournals.org/content/25/2/259.long.

316. Rickheim, P., et al., *Assessment of Group Versus Individual Diabetes Education. A Randomized Study*. Diabetes Care, 2002. 25: p. 269-274. Available from: https://care.diabetesjournals.org/content/diacare/25/2/269.full.pdf.

317. Foreyt, J., A. Ramirez, and J. Hays, *Cuidando El Corazon - A weight-reduction intervention for Mexican Americans*. The American journal of clinical nutrition, 1991. 53: p. 1639S-1641S.

318. Olson, R., F. Sabogal, and A. Perez, *Viva La Vida: Helping Latino Medicare Beneficiaries With Diabetes Live Their Lives to the Fullest. American Journal of Public Health*, 2008. 98: p. 205-208. Available from: https://ajph.aphapublications.org/doi/pdf/10.2105/AJPH.2006.106062.

319. Elder, J.P., et al., *Long-term effects of a communication intervention for Spanish-dominant Latinas.* Am J Prev Med, 2006. **31**(2): p. 159-66. Available from: https://www.ncbi.nlm.nih.gov/pubmed/16829333.

320. Elder, J.P., et al., *Interpersonal and print nutrition communication for a Spanish-dominant Latino population: Secretos de la Buena Vida.* Health Psychol, 2005. **24**(1): p. 49-57. Available from: https://www.ncbi.nlm.nih.gov/pubmed/15631562.

321. Baquero, B., et al., *Secretos de la Buena Vida: processes of dietary change via a tailored nutrition communication intervention for Latinas.* Health Educ Res, 2009. **24**(5): p. 855-66. Available from: https://www.ncbi.nlm.nih.gov/pubmed/19339374.

322. Cameron, L.D., et al., *Cultural and Linguistic Adaptation of a Healthy Diet Text Message Intervention for Hispanic Adults Living in the United States.* J Health Commun, 2017. **22**(3): p. 262-273. Available from: https://www.ncbi.nlm.nih.gov/pubmed/28248628.

323. Thompson, B., et al., *Celebremos la salud! a community randomized trial of cancer prevention (United States).* Cancer Causes Control, 2006. **17**(5): p. 733-746.

324. Tejeda, S., et al., *Celebremos la Salud: a community-based intervention for Hispanic and non-Hispanic white women living in a rural area. J Community Health, 2009.* **34**(1): p. 47-55. Available from: https://www.ncbi.nlm.nih.gov/pubmed/18821000.

325. Scheel, J.R., et al., *Latinas' Mammography Intention Following a Home-Based Promotores-Led Intervention*. J Community Health, 2015. **40**(6): p. 1185-92. Available from: https://www.ncbi.nlm.nih.gov/pubmed/26063674.

326. Livaudais, J.C., et al., *Educating Hispanic women about breast cancer prevention: evaluation of a home-based promotora-led intervention*. J Womens Health (Larchmt), 2010. **19**(11): p. 2049-56. Available from: https://www.ncbi.nlm.nih.gov/pubmed/20849288.

327. Molina, Y., et al., *Breast cancer interventions serving US-based Latinas: current approaches and directions*. Womens Health (Lond), 2013. 9(4): p. 335-48; quiz 349-50. Available from: https://www.ncbi.nlm.nih.gov/pubmed/23826775.

328. Cupertino, A.P., et al., *Empowering Promotores de Salud to engage in Community-Based Participatory Research*. J Immigr Refug Stud, 2013. **11**(1): p. 24-43. Available from: https://www.ncbi.nlm.nih.gov/pubmed/25705141.

329. Larkey, L., *Las mujeres saludables: reaching Latinas for breast, cervical and colorectal cancer prevention and screening.* J Community Health, 2006. **31**(1): p. 69-77. Available from: https://www.ncbi.nlm.nih.gov/pubmed/16482767.

330. Welsh, A.L., et al., *The effect of two church-based interventions on breast cancer screening rates among Medicaid-insured Latinas*. Prev Chronic Dis, 2005. **2**(4): p. A07. Available from: https://www.ncbi.nlm.nih.gov/pubmed/16164811.

331. Sauaia, A., et al., *Church-based breast cancer screening education: impact of two approaches on Latinas enrolled in public and private health insurance plans*. Prev Chronic Dis, 2007. **4**(4): p. A99. Available from: https://www.ncbi.nlm.nih.gov/pubmed/17875274.

332. Barnack-Tavlaris, J., et al., *Abstract A20: Increasing pap testing with a community-based educational intervention in the Latina population*. Cancer Epidemiol Biomarkers Prev, 2010. 19: p. A20.

333. Navarro, A., et al., *Por La Vida model intervention enhances use of cancer screening tests among Latinas.* American Journal of Preventive Medicine, 1998. **15**(1). Available from: https://www.ajpmonline.org/article/S0749-3797(98)00023-3/abstract.

334. Ramirez, A.G. and A.L. McAlister, *Mass media campaign--A Su Salud.* Prev Med, 1988. **17**(5): p. 608-21. Available from: https://www.ncbi.nlm.nih.gov/pubmed/3237659.

335. Wetter, D.W., et al., *Reaching and treating Spanish-speaking smokers through the National Cancer Institute's Cancer Information Service. A randomized controlled trial.* Cancer, 2007. **109**(2 Suppl): p. 406-13. Available from: https://www.ncbi.nlm.nih.gov/pubmed/17149758.

336. Squiers, L., et al., *Cancer patients' information needs across the cancer care continuum: evidence from the cancer information service.* J Health Commun, 2005. 10 Suppl 1: p. 15-34. Available from: https://www.ncbi.nlm.nih.gov/pubmed/16377598.

337. Elder, J.P., et al., *Tobacco and alcohol use-prevention program for Hispanic migrant adolescents.* Am J Prev Med, 2002. **23**(4): p. 269-75. Available from: https://www.ncbi.nlm.nih.gov/pubmed/12406481.

338. Yancey, A.K., et al., *Increased cancer screening behavior in women of color by culturally sensitive video exposure.* Prev Med, 1995. **24**(2): p. 142-8. Available from: https://www.ncbi.nlm.nih.gov/pubmed/7597016.

339. Yancey, A.K. and L. Walden, *Stimulating cancer screening among Latinas and African-American women: A community case study.* Journal of Cancer Education, 1994. **9**(1): p. 46-52. Available from: https://www.tandfonline.com/doi/abs/10.1080/08858199409528265.

340. Wilkin, H.A., et al., *Does entertainment-education work with Latinos in the United States? Identification and the effects of a telenovela breast cancer storyline*. J Health Commun, 2007. **12**(5): p. 455-69. Available from: https://www.ncbi.nlm.nih.gov/pubmed/17710596.

341. Caicedo, L., K. BrintzenhofeSzoc, and J. Zabora, *Abstract B18: Impact of Nueva Vida's model on self-efficacy in Latinas with breast cancer, in AACR International Conference on the Science of Cancer Health Disparities*. 2010, Behavioral and Social Science: Miami, FL. Available from: https://cebp.aacrjournals.org/content/19/10_Supplement/B18.

342. Patel, T.A., et al., *Breast cancer in Latinas: gene expression, differential response to treatments, and differential toxicities in Latinas compared with other population groups*. Oncologist, 2010. **15**(5): p. 466-75. Available from: https://www.ncbi.nlm.nih.gov/pubmed/20427382.

343. Lopez, M. *Three-Fourths of Hispanics Say Their Community Needs a Leader. Most Latinos Cannot Name One*. 2013. Available from: https://www.pewresearch.org/hispanic/2013/10/22/three-fourths-of-hispanics-say-their-community-needs-a-leader/.

344. Gordon, E.J., et al., *Hispanic/Latino Disparities in Living Donor Kidney Transplantation: Role of a Culturally Competent Transplant Program*. Transplant Direct, 2015. **1**(8): p. e29. Available from: https://www.ncbi.nlm.nih.gov/pubmed/27500229.

345. Gordon, E.J., et al., *Culturally competent transplant program improves Hispanics' knowledge and attitudes about live kidney donation and transplant*. Prog Transplant, 2014. **24**(1): p. 56-68. Available from: https://www.ncbi.nlm.nih.gov/pubmed/24598567.

346. Tam, I., et al., *Spanish Interpreter Services for the Hospitalized Pediatric Patient: Provider and Interpreter Perceptions*. Acad Pediatr, 2020. **20**(2): p. 216-224. Available from: https://www.ncbi.nlm.nih.gov/pubmed/31445969.

347. Soares, L., *Post-traditional Learners and the Transformation of Postsecondary Education: A Manifesto for College Leaders*. Journal, 2013. Available from: http://louissoares.com/wp-content/uploads/2013/02/post_traditional_learners.pdf.

348. Bean, J.P. and B.S. Metzner, *A Conceptual Model of Nontraditional Undergraduate Student Attrition*. Review of Educational Research, 1985. **55**(4): p. 485-540. Available from: www.jstor.org/stable/1170245.

349. National Center for Education Statistics. *Nontraditional Undergraduates / Definitions and Data*. Available from: https://nces.ed.gov/pubs/web/97578d.asp.

350. Rubin, R. *Will the Real SMART Goals Please Stand Up? The Industrial-Organizational Psychologist, 2004*. 4. Available from: http://citeseerx.ist.psu.edu/viewdoc/download?doi=10.1.1.523.6999&rep=rep1&type=pdf.

351. Locke, E.A., *Toward a theory of task motivation and incentives. Organizational Behavior and Human Performance*, 1968. **3**(2): p. 157-189. Available from: http://www.sciencedirect.com/science/article/pii/0030507368900044.

352. Drucker, P.F., *The practice of management. 1st Perennial Library ed.* 1986, New York: Perennial Library. xii, 404 p.; Available from: https://www.harpercollins.com/9780060878979/the-practice-of-management/.